最新护理文书书写基本规范

(第二版)

主 编 杨 靓 康慧鑫 范杰梅 王永华

辽宁科学技术出版社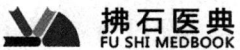

内容简介

本书系统地介绍了护理文书的概念、意义,书写的基本原则和要求;体温单,医嘱单、一般、危重、特殊护理以及手术室护理记录单的内容及要求;病室交班报告、整体护理病历、护理告知及知情同意书、护理文书工作流程、护理文书管理及护理文书相关制度;此外,还介绍了战时护理文书书写及登统计工作等。内容全面、论述清晰、编排合理,可供军地医院护理工作者及管理者工作、学习、带教之时参考。

图书在版编目(CIP)数据

最新护理文书书写基本规范/杨靓等主编. —2版. —沈阳:辽宁科学技术出版社,2021.11(2024.5重印)
ISBN 978-7-5591-2173-8

Ⅰ.①最… Ⅱ.①杨… Ⅲ.①护理-病案-书写规则 Ⅳ.①R197.323.1

中国版本图书馆CIP数据核字(2021)第162742号

版权所有 侵权必究

出版发行:	辽宁科学技术出版社
	北京拂石医典图书有限公司
	地址:北京海淀区车公庄西路华通大厦B座15层
联系电话:	010-57262361/024-23284376
E - mail:	fushimedbook@163.com
印 刷 者:	三河市双峰印刷装订有限公司
经 销 者:	各地新华书店

幅面尺寸:185mm×260mm	
字 数:490千字	印 张:19.75
出版时间:2021年11月第1版	印刷时间:2024年5月第4次印刷

责任编辑:陈 颖	责任校对:梁晓洁
封面设计:潇 潇	封面制作:潇 潇
版式设计:天地鹏博	责任印制:丁 艾

如有质量问题,请速与印务部联系 联系电话:010-57262361

定 价:68.00元

编委会

主　编　杨　靓　康慧鑫　范杰梅　王永华
副主编　张　岚　李　艳　黄小凤　吴亚玲
　　　　　刘雪玲　孙慧娟　王　芳　佟春雨
编　委（按姓氏拼音排序）
　　　　陈　凤　青岛大学附属医院
　　　　陈　佩　中国人民解放军南部战区总医院
　　　　陈　芸　中国人民解放军联勤保障部队第980医院
　　　　范杰梅　中国人民解放军东部战区总医院
　　　　高慧云　中国人民解放军南部战区总医院
　　　　郭成佳　中国人民解放军南部战区总医院
　　　　黄浩纯　中国人民解放军南部战区总医院
　　　　黄小凤　海军军医大学
　　　　康慧鑫　中国人民解放军南部战区总医院
　　　　李　艳　淄博市中心医院
　　　　刘　晗　中国人民解放军南部战区总医院
　　　　刘雪玲　中国人民解放军南部战区总医院
　　　　彭丹丹　中国人民解放军南部战区总医院
　　　　孙慧娟　北京医院
　　　　佟春雨　中国人民解放军北部战区总医院
　　　　汪　际　中国人民解放军海军第905医院
　　　　王　芳　中国人民解放军东部战区总医院
　　　　王永华　中国人民解放军西部战区总医院
　　　　吴　春　中国人民解放军南部战区总医院
　　　　吴亚玲　中国人民解放军联勤保障部队第920医院
　　　　杨　靓　中国人民解放军南部战区总医院
　　　　张　岚　中国人民解放军总医院第七医学中心

第二版前言

护理文书书写是指护理人员通过对病人评估、查体、化验、检查及护理等临床活动获得相关资料，并对其进行归纳、分析、整理，形成对护理活动的客观记录。

按照国务院《医疗事故处理条例》，卫生部、国家中医药管理局下发的《病历书写基本规范（试行）》（以下简称《规范》）和《医疗机构病历管理规定》（以下简称《规定》）要求，护理文书是病历的重要组成部分，是临床、教学、科研、管理的宝贵资料。护理文书书写应客观、真实、准确、及时、完整，保持动态连续性。

为了进一步提高临床护理文书书写质量，促进护理文书书写规范化，我们组织编写了《最新护理文书书写基本规范》，于2017年9月出版发行。在书中，我们根据各版最新的医疗护理文书书写规定，结合医院护理工作实际，融合医院信息化管理，以自身的成熟做法、经验体会为基础，参考、学习、吸纳国内外相关文献中的精华，首次将电子病历纳入书中，力求使其更具科学性、规范性、全面性和可操作性。图书上市以来，数次重印，得到了广大读者的认可。

随着医学的发展、医院信息化管理技术的进步、新冠疫情的出现等，护理文书书写也有了新的变化。鉴于此，我们在保持第一版图书特色的同时，对部分内容进行了更新，主要包括新增或更新大量电子病历，新增血栓风险因素Caprini评估表，增加在新冠疫情下防疫相关文书内容等。通过此次更新，希望能够满足新形势下医院护理工作者及管理者的需求。

再次向所引参考文献的各位专家、作者致以诚挚的谢意！

由于时间仓促，水平所限，错误疏漏之处在所难免，恳请专家、读者批评指导，我们将在今后的修订工作中积极改正错误、完善内容。

编者

2021年9月

第一版前言

护理文书书写是指护理人员通过对病人评估、查体、化验、检查及护理等临床活动获得相关资料，并对其进行归纳、分析、整理，形成对护理活动的客观记录。

按照国务院《医疗事故处理条例》，卫生部、国家中医药管理局下发的《病历书写基本规范（试行）》（以下简称《规范》）和《医疗机构病历管理规定》（以下简称《规定》）要求，护理文书是病历的重要组成部分，是临床、教学、科研、管理的宝贵资料。护理文书书写应客观、真实、准确、及时、完整，保持动态连续性。为了进一步提高临床护理文书书写质量，促进护理文书书写规范化，我们根据各版最新的医疗护理文书书写规定，结合医院护理工作实际，融合医院信息化管理，以自身的成熟做法、经验体会为基础，参考、学习、吸纳国内外相关文献中的精华，首次将电子病历纳入书中，力求使其更具科学性、规范性、全面性和可操作性。本书分十五章，书末附五个附录。力求体现"全""实"两大特点。

一是内容全面、系统。本书所叙述的护理文书除传统的体温单、医嘱单、护理记录单、手术记录单、病室交班报告外，还包括整体护理病历、护理告知知情同意书书写等新形势下的要求内容。此外，结合军队医院的任务，还加入了有关战时护理文书书写的内容。

二是内容具体、实用。基本涵盖了各种护理文书的书写内容、书写格式和具体示例，对各种护理文书书写都提出了具体要求和考评项目、内容和评价标准；详尽地叙述了护理文书管理并介绍了相关的各项规章制度，可作为临床的护理工作者及各级医院护理管理者工作、学习之时的实用参考书和工具书。

谨向所引参考文献的各位专家、作者致以诚挚的谢意！

由于时间仓促，水平所限，错误疏漏之处在所难免，恳请专家、读者批评指导。

编者
2017 年 5 月

目 录

第一章 概述 (1)
- 一、护理文书概念 (1)
- 二、护理文书的意义 (1)
- 三、护理文书书写的基本原则 (2)
- 四、护理文书书写的基本要求 (2)
- 五、护理文书中常用术语释义 (3)

第二章 体温单 (7)
- 一、书写内容及要求 (7)
- 二、示例 (8)
- 三、质量考评 (8)

第三章 医嘱单 (16)
- 一、医嘱单内容、种类和质控要求 (16)
- 二、长期医嘱单 (17)
- 三、临时医嘱单 (24)
- 四、备用医嘱内容及要求 (25)
- 五、重整医嘱 (32)
- 六、医嘱单计算机管理的注意事项 (32)

第四章 一般患者护理记录单 (34)
- 一、书写内容 (34)
- 二、护理病历书写的基本要求 (34)
- 三、示例 (48)
- 四、质量考评 (91)

第五章 特别护理记录单(重症监护记录) (92)
- 一、特别护理记录单 (92)
- 二、重症监护护理记录单 (93)
- 三、示例 (94)
- 四、质量考评 (115)

第六章 特殊护理记录单 (117)
- 一、产科护理记录单 (117)

二、新生儿护理记录单 ……………………………………………… (124)
　　三、精神疾病患者护理记录单 …………………………………… (127)
　　四、护理会诊单 …………………………………………………… (130)
　　五、静脉输液记录单 ……………………………………………… (133)
　　六、康复护理治疗单 ……………………………………………… (137)
　　七、血液透析治疗护理记录表 …………………………………… (140)
　　八、手术护理记录单 ……………………………………………… (143)

第七章　临床常用护理评估表单 ……………………………………… (151)
　　一、住院患者跌倒/坠床危险因素连续评估表 ………………… (151)
　　二、住院患者压力性损伤危险因素连续评估表 ………………… (151)
　　三、住院患者导管滑脱危险因素评估表 ………………………… (158)
　　四、人工气道及呼吸机相关肺炎监测评估表 …………………… (158)
　　五、深静脉置管及相关感染监测评估表 ………………………… (158)
　　六、留置导尿管及相关感染监测评估表 ………………………… (158)
　　七、住院患者自理能力评定表 …………………………………… (158)
　　八、疼痛评估表 …………………………………………………… (159)
　　九、血栓风险因素 Caprini 评估表 ……………………………… (159)

第八章　病区交班报告 ………………………………………………… (173)
　　一、书写内容 ……………………………………………………… (174)
　　二、书写要求 ……………………………………………………… (174)
　　三、书写顺序 ……………………………………………………… (174)
　　四、格式 …………………………………………………………… (175)
　　五、示例 …………………………………………………………… (175)
　　六、质量考评 ……………………………………………………… (175)

第九章　整体护理病历 ………………………………………………… (179)
　　一、入院病人护理评估单 ………………………………………… (179)
　　二、护理计划单 …………………………………………………… (182)
　　三、健康教育评估单 ……………………………………………… (185)
　　四、护理查房记录单 ……………………………………………… (195)
　　五、护嘱记录单 …………………………………………………… (199)
　　六、住院病人护理评价单 ………………………………………… (202)
　　七、住院病人出院指导单 ………………………………………… (204)
　　八、整体护理病历质量考评 ……………………………………… (207)

第十章　护理告知及知情同意书 ……………………………………… (209)
　　一、入院病人告知书 ……………………………………………… (209)
　　二、住院病人离院责任告知书 …………………………………… (209)

三、住院患者各种风险告知书 …………………………………………………（213）
　　四、特殊护理操作知情同意书 …………………………………………………（216）

第十一章　护理文书工作流程 …………………………………………………（223）
　　一、执行长期医嘱工作流程 ……………………………………………………（223）
　　二、执行临时医嘱工作流程 ……………………………………………………（224）
　　三、整体护理病历书写流程 ……………………………………………………（225）
　　四、护理记录单书写工作流程 …………………………………………………（226）
　　五、健康教育工作流程 …………………………………………………………（227）
　　六、护理计划单制订工作流程 …………………………………………………（228）
　　七、入院患者护理评估工作流程 ………………………………………………（229）
　　八、病区交班报告工作流程 ……………………………………………………（230）
　　九、护理查房工作流程 …………………………………………………………（231）

第十二章　护理文书管理 …………………………………………………………（232）
　　一、护理文书书写中存在的问题 ………………………………………………（232）
　　二、护理文书的责任制管理 ……………………………………………………（233）
　　三、护理文书的质量标准 ………………………………………………………（233）
　　四、护理文书的质量监控 ………………………………………………………（234）
　　五、护理文书的培训管理 ………………………………………………………（234）
　　六、护理文书的风险规范管理 …………………………………………………（235）
　　七、护理文书的归档管理 ………………………………………………………（236）

第十三章　战时护理文书书写及登统计工作 …………………………………（237）
　　一、战时护理文书书写及登统计工作的意义 …………………………………（237）
　　二、战时护理文书书写及登统计工作的路径 …………………………………（237）
　　三、战时护理文书的书写 ………………………………………………………（238）
　　四、战时护理登统计工作 ………………………………………………………（251）

第十四章　护理文书相关制度 …………………………………………………（256）
　　一、执行医嘱制度 ………………………………………………………………（256）
　　二、关于医嘱执行单签字及保存的规定 ………………………………………（256）
　　三、查对制度 ……………………………………………………………………（257）
　　四、抢救工作制度 ………………………………………………………………（257）
　　五、护理事故、缺陷登记报告制度 ……………………………………………（257）
　　六、住院护理病历排列顺序 ……………………………………………………（258）
　　七、出院（死亡）病历排列顺序 ………………………………………………（258）
　　八、住院病历管理制度 …………………………………………………………（260）
　　九、病房医疗文件管理制度 ……………………………………………………（260）
　　十、值班、交接班制度 …………………………………………………………（261）

十一、分级护理制度 …………………………………………………………（261）

第十五章　电子护理病历书写要求与质量监控 …………………………（263）

附录一　医疗机构病历管理规定 ……………………………………………（265）
附录二　病历书写基本规范 …………………………………………………（267）
附录三　《病历书写基本规范》修订情况浅析 ……………………………（274）
附录四　中医护理文件书写规范及要求 ……………………………………（279）
　　一、护理文件书写的基本要求 ………………………………………………（279）
　　二、体温单书写要求及内容 …………………………………………………（280）
　　三、医嘱单的内容及要求 ……………………………………………………（282）
　　四、护理记录单书写要求 ……………………………………………………（283）
　　五、手术清点及安全核查记录单填写要求 …………………………………（285）
附录五　电子护理病历范本 …………………………………………………（287）

参考文献 ………………………………………………………………………（301）

第一章 概 述

一、护理文书概念

护理文书是指护理人员在护理活动过程中形成的文字、符号、图表等资料的总称。它包括体温单、护理记录单、手术护理记录、长期医嘱单、临时医嘱单、病室护理交班报告等。它是护理工作的全面记录,是正确诊断、抉择治疗和护理的科学依据,体现着医院医疗、护理质量、管理水平和护士业务素质,也是临床、教学、科研的重要资料。根据《医疗事故处理条例》规定,体温单、医嘱单、护理记录属于病人复印或复制资料的范围,因此具有法律效力。

二、护理文书的意义

1. 护理文书是病人诊断、抢救、治疗、康复的重要依据　病人从入院开始,护士就为病人测量体温、脉搏、呼吸、血压等生命体征,观察病情,了解病人状况,并及时、准确地记录于护理文书上。特别是危重症病人及围手术期病人,更是需要严密观察,必要时几分钟就要测量生命体征,记录病情观察结果。护理文书中的医嘱单、护理记录单等记录着护士在执行医嘱,完成各项抢救、治疗、护理措施的详细情况,是临床第一手观察资料,为医师诊断、抢救、治疗病人提供重要的决策依据,对顺利完成抢救、手术、治疗及病人早日康复具有重要的意义。

2. 护理文书是医疗文书的重要组成部分　护理文书是护理临床实践的原始记录文件,是具有价值的科学资料。其主要内容包括:交班报告、危重患者护理记录单、一般患者护理记录单、医嘱本、体温单、医嘱单、整体护理病历等,是医院分级管理护理文书书写合格率要求达标的表格。护理文书是由各班护理人员共同努力完成的,目的明确,操作性及实用性强。如交班报告是护士值班的重要工作记录,通过交班报告可了解全病区每天重点病人的病情变化及治疗、护理效果等情况,病区医疗及护理工作的动态,使医疗及护理工作准确无误地连续顺利运行。因此护理文书不仅是医院病历的重要组成部分,也是医院医疗、护理、教学、科研、预防、保健及管理工作的重要档案资料。

3. 护理文书是护患纠纷判定法律责任的重要佐证　2002年国务院颁布施行的《医疗事故处理条例》及国家卫生部和国家中医药管理局联合印发的《病历书写基本规范》中,进一步明确了护理文书的法律地位。随着人们法律意识的提高,病人依照法律规定,衡量医疗护理行为和后果的意识不断增强,护理文书的法律敏感性显得尤其重要。因此,应将法律意识教育及相关政策法规性文件学习纳入护理工作及护理管理的始终,从而增强护理人员的职业法律意识,明确法律与护理工作的关系,提高护理文书书写中运用法律知识的能力,强化对病人负责和对护士负责,增强自我保护意识,使护理文书真正成为护理工作举证倒置的重要资料。

4. 护理文书是护理质量的重要内容　护理文书是护理质量的核心要素之一,是一项严谨而重要的工作,是护士根据医嘱和病情,对病人进行护理过程的客观记录,其质量的好坏不仅反映了护士的实际工作能力、工作责任心,而且也反映护理管理的整体水平。护理文书中的各种表格书写质量,在很大程度上反映了护理工作状况及护理质量,是医院分级管理质量评价指标中的重要一项,因此,应重视提高护理文书的书写质量。

5. 护理文书是教学、科研的重要资料　护理文书全面、及时、准确地记录下某一伤病发生、发展、转归过程中的临床护理全过程,是护理学科理论、技术的具体转化和体现。通过护理文书的学习,可以将书本的理论知识和具体实践紧密结合,巩固书本上所学的知识。所以,护理文书是护理教学的重要资料,也是护理科研取之不尽、用之不竭的宝库。通过一定数量护理文书的归纳、分析,可以总结出对某一伤病的护理客观规律和成熟的经验,从而促进护理学科的发展和护理水平的提高。

三、护理文书书写的基本原则

1. 符合国务院颁布的《医疗事故处理条例》及国家卫生部下发的有关法律法规要求的原则。
2. 符合医疗护理常规、制度、职责和规范的原则。
3. 符合维护护患双方合法权益,防范医疗护理纠纷的原则。
4. 符合病人早诊断、早治疗、早康复的原则。
5. 符合客观、真实、准确、及时、完整地记录病人病情变化的原则。
6. 符合有利于提高护理质量的原则。
7. 符合为医疗、教学、科研提供可靠客观资料的原则。
8. 符合集科学性、规范性、技术性、实用性和可操作性为一体,体现现代护理专业特点和学科发展水平的原则。
9. 符合有利于科学、规范护理管理,预防护理差错事故及纠纷的原则。
10. 符合方便、快捷,提高工作效率的原则。

四、护理文书书写的基本要求

1. 护理文书书写应客观、真实、准确、及时、完整,签全名,盖章无效。
2. 护理文书书写应表述准确,语句通顺,标点符号正确,医学术语确切,内容简明扼要,文笔通畅,文字工整,字迹清晰端正,不涂改,格式正确。书写过程中出现错字时,应当用双横线画在错字上,在画线的错字上方用同色笔更正并签全名,并应保持原记录清晰可辨。不得采用刮、粘、涂等方法掩盖或去除原来的字迹。
3. 每种表格的眉栏内容应包括科室、床号、姓名、住院病历号。
4. 护理文书应按规定内容书写。实习护士、试用期护士书写的内容,须经本科室执业护士(带教老师)审阅、修改并签全名。
5. 护理文书书写中应使用中文医学术语。通用的外文缩写和无正式译名的症状、体征、疾病名称等可以使用外文。
6. 因抢救危重症病人未能及时书写记录时,当班护士应在抢救后 6 小时内及时据实补记,并加以注明。
7. 日期用公历年,时间用北京时间,24 小时制记录。文书中使用的计量单位一律采用中华人民共和国法定计量单位。
8. 为保持医疗及护理记录的一致性,负责护士应与主管医师多沟通和交流,避免引起不必要的误会和纠纷。

五、护理文书中常用术语释义

为使护理文书书写规范、统一,现将护理文书中常用的术语释义如下。

1. **护理程序** 以恢复或增进护理服务对象的健康为目标所进行的一系列护理活动称之为护理程序。它是一种有目标、有系统、有理论根据的动态的并能进行评价的护理方法,分评估、诊断、计划、实施和评价五个阶段。通过这种系统的程序循环,可以随时调整病人所需要的护理,预防一些潜在性健康问题及防止护理并发症的发生,科学地评价效果,总结护理经验教训,提高护理质量,从而保证病人得到适合其个性的整体护理。

2. **护理诊断** 是对一个人生命过程中的生理、心理、社会文化、发展及精神方面健康问题的说明。这些问题是属于护理职责范围以内的,能用护理方法解决的。也可以说护理诊断是对有关需要护理措施来解决或减轻患者存在或潜在的健康问题的陈述。

3. **护理计划** 护理计划是为达到护理目标而设计的护理方案,是护理程序的中心部分,可使病人得到系统的整体护理。在此过程中,须建立目标和措施,并将护理诊断、目标、措施、护嘱等项目有次序地记录于护理病历的表格中。要使护理诊断确切、护理措施切实可行并取得较好的护理效果,须根据病程中各阶段病人的生理、心理上的具体问题去分析制订;根据病情变化与效果评价,随时更改和补充护理计划,体现疾病的阶段性和个体的差异性。

4. **护理措施** 是护士为病人提供的特定工作项目及其具体实施方法。包括根据护理目标而制订的具体措施及根据医嘱而拟定的具体措施两个方面。措施要具体,要便于执行和检查,使护理目标得以实现。措施应在护士职权范围之内,防止将医疗措施作为护理措施。

5. **护理质量** 护理质量是指护理工作中为病人提供护理技术和护理服务的效果和程度,是在临床护理过程中形成的客观表现。护理质量从广义的角度看,是指护理管理所涉及的各方面的工作质量总和;而狭义的护理质量,主要是指临床护理质量,主要包括基础护理、专科护理、康复护理、心理护理及预防和治疗病人现有的及潜在的健康问题等方面所达到的护理效果。

6. **护理质量标准** 护理质量标准是护理质量管理的基础,是护理实践的依据,是衡量整个工作单位及个人的工作数量、质量的标尺和砝码。护理质量标准是根据工作项目或管理要求或管理对象而分别确定的。护理质量管理的标准化,就是制定、修改质量标准,执行质量标准,并不断进行标准建设的工作过程。它具有系统性、统一性、规范性的特征。

7. **基础护理** 是指实施临床护理的基本理论、基本知识和基本技能,是专科护理的基础。其内容包括:观察病情,监测病人生命体征和生理信息,满足病人的身心需要,危重病人的抢救,基本护理技术,消毒隔离,病区护理管理等。

8. **生活护理** 生活护理属于基础护理的一部分,由于复杂的致病因素和疾病的特殊性,不仅引起病人机体功能的变化,同时也导致生理需要的变化,表现在生活上的需要也有特定的要求,如饮食、睡眠、排泄、活动、室温、光线、安全等方面的生理需要都不同于健康人,因而反映在生活上的各种护理需要也应随着疾病的变化而变化。满足这些生活上的护理需要,不应误解为所谓的"生活上的照顾"。

9. **心理护理** 是指在护理过程中,通过人际交往,以医护人员的言行来影响、改变病人的心理状态和行为,促进其康复的方法和手段。临床护理对改善病人的症状、体征起着重要作用,根据新的生物－心理－社会医学模式,为满足病人的心理、社会需要,更需依靠心理护理。临床护理和心理护理两者相互依存,其共同目标在于提高病人的"自我护理"能力,保持其身心的"稳态"。

10. 护理技术操作规程 是针对护理技术操作而规定的程序和标准。其实质是护理质量控制的标准,内容包括基础护理技术操作和专科护理技术操作。操作者须掌握其原则和理论依据,须符合人体解剖、生理和病理的特点,以避免增加病人痛苦;严格掌握清洗、消毒、无菌原则,操作目的必须符合疾病的诊断、治疗,保证病人生命安全。

11. 护理病历 是护理程序的文字记录,反映护理的全过程和护理质量。书写护理病历的目的是:提供病人病情动态的资料依据;作为护理工作交接班的资料记录;评定护理工作质量的依据;为护理科学研究提供临床资料;必要时可为医疗诉讼提供法律佐证。它包括护理病历首页、护理计划单、护理记录单、护嘱、健康宣教及出院指导等内容。

12. 意识 是人的心理最集中、最本质的体现,是人所特有的对客观事物的反映。其基本特征为:①社会性。人的意识不仅是自然界长期发展的结果,而且受社会条件所制约,是社会存在的产物。②自觉性。是意识最基本的特点,表现为人不仅能认识客观事物,而且能意识到自身的存在和自己的心理与行为;人在行动之前,总是有目的地制订计划、选择最佳方式方法等,并能预测行动可能取得的结果。③能动性。表现在意识能反映客观事物的本质和规律,预见事物发展过程,以指导人的有关活动。

13. 无意识 又称下意识,是指意识不到的心理活动。在无意识状态下所完成的不自觉的行为称为无意识的行为。无意识的心理活动和行为包括:睡眠状态下所发生的梦幻;所感知不到的,但实际上是由起作用的某些刺激所引起的反应;过去意识到的行为经过不断重复,在无意识状态下,这些动作和行为也能顺利完成;其他还有不自觉活动所引起的冲动等。无意识是精神分析学说的基本概念。此学说认为,心理的范围比意识要广,心理活动并不是都受意识支配的。心理可以分成意识和无意识两个对立的部分。无意识即原始冲动和本能,潜在地支持意识;意识则压制本能冲动,使它只能得到象征性的满足。

14. 医疗文书 包括病案资料的所有内容。包括病人医疗、护理,及各种检验、检查的所有内容。其作用为便于收集、管理、贮存和使用。

15. 护理常规 是对各专科疾病所制定的常规护理措施的规范条例。根据各专科疾病的发病机制、主要症状、治疗原则及并发症,协助诊断、治疗或判断疗效,以护理理论为依据结合实践经验制定临床实施的规范条例。按种类分为:①特殊症状护理。根据各种疾病所出现的共同症状,如高热、昏迷、休克等制定的常规护理。②各专科一般护理常规。根据专科疾病的共同特点找出疾病发展的规律而制定的护理常规,如内科、外科、妇产科、儿科等护理常规。③各种疾病的护理常规。按每种疾病的特点,制定具体的护理常规,如肾小球肾炎、病毒性心肌炎、病毒性肺炎等疾病的护理常规。根据业务、技术的操作特点,制定相应的护理措施。

16. 护理制度 是各项护理工作应遵循的法规。护理制度是在长期护理工作实践中总结出来的客观规律,是处理各项护理工作的准则,也是评价工作的依据;是维护正常工作秩序的保证,也是防范护理事故差错的重要措施;是护理工作达到工作程序化、管理制度化、操作规范化、确保病人安全,提高工作质量和工作效率的重要保障。护理制度主要有:病区(包括病人)管理制度、分级护理制度、护理查房制度、抢救工作制度、值班交接班制度、查对制度、消毒隔离制度、药品器材管理制度、饮食管理制度、病人入、出、转院制度、卫生宣教制度、差错事故管理制度等。

17. 护理事故 凡在护理工作中,由于不负责任、不遵守规章制度或技术操作规程,作风粗疏或业务不熟悉而给病人带来严重痛苦,造成残废或死亡等严重不良后果者称为护理事故。

事故等级分类:一级事故是指由于护理人员的过失,直接造成病人死亡者;二级事故是指促使病人死亡或造成残废者;三级事故是指造成病人轻度残废或严重痛苦。

18. **治疗性语言** 是指能起到心理治疗作用的语言。包括针对病人思想顾虑采用的开导性语言、对某些疾病的暗示性语言、对检查结果正常和预后良好的解释性语言及不良预后或难治病症患者的保护性语言等。

19. **保护性语言** 是针对病人的心理状态所使用的具有保护作用的语言。在治疗工作中对预后不良的病人,在沟通和表述病情时应注意措辞,避免对病人造成恶性刺激,对病人不愿透露的隐私,必须注意语言的保密性。

20. **保护性医疗** 主要专指医疗机构及其医务人员为保护病人健康权益,在某些特定情况下采取隐瞒病情真相或其他相关措施,以避免对病人形成不良心理刺激,造成不良后果或对治疗效果产生不利影响。保护性医疗措施的实施在我国有法可依,其提出和被接受的理由是:担心病人得知病情真相后,不能承受病情严重带来的心理打击,所以医师有权对病人隐瞒病情。近年来,虽然有愈来愈多的学者开始质疑保护性医疗措施的法律基础和伦理学基础,但我国对绝症患者习惯上仍多采取保护性医疗措施。

21. **药品** 是指用于预防、治疗、诊断疾病,有目的地调剂人的生理功能,并规定有适应证或者功能主治、用法和用量的物质。包括中药材、中药饮片、中成药、化学原料药及其制剂、抗生素、生化药品、放射性药品、血清、疫苗、血液制品和诊断药品等。

22. **不良反应** 是指药物对防治疾病无益甚至不利于机体的反应。一般可分为4种类型:副作用、毒性反应、继发反应和变态反应。药物作用具有双重性,即一方面有防治作用,另一方面又可发生不良反应。

23. **副作用** 是指药物在治疗剂量下出现的与治疗目的无关的作用。它可给病人带来不适或痛苦,一般较轻,危害不大,可以预料,应预先将可能发生的副作用告诉病人。

24. **毒性作用** 是指药物引起的机体病理变化或损害。毒性作用可因用药剂量过大或用药时间过久,药理作用加重或机体对某种药物特别敏感所引起。可表现为中枢神经、消化、心血管、血液、泌尿等系统,以及肝、肾等重要器官的功能性或器质性损坏,甚至危及生命。在临床用药时必须严格掌握剂量、方法和疗程,以免引起毒性作用。

25. **继发反应** 是指应用药物治疗后引起的一种不良后果。例如,长期应用广谱抗生素,使敏感菌株受到抑制而耐药菌株乘机繁殖,破坏生态平衡,造成的二重感染。为防止药物的继发反应,必须严格掌握适应证,合理选用药物,杜绝不恰当的联合用药和无明确指征的滥用。

26. **客观性病历资料** 是指记录病人的症状、体征、病史、辅助检查结果、医嘱等客观情况的资料,还包括为病人进行手术、特殊检查、其他特殊治疗时病人或其亲属签字的医疗文书资料,《医疗事故处理条例》中规定的患者可以复印或复制病历资料中的客观病历资料。

27. **主观性病历资料** 是指在医疗活动中医务人员通过对患者病情发展和治疗过程进行观察、分析、讨论并提出诊治意见等而记录的资料,多反映医务人员对患者疾病及其诊治情况的主观认识。不同医务人员,对于病程的不同时期均可能出现不同结果,甚至出现相反的观点或意见。发生医疗事故争议时,主观病历资料作为医疗机构须提交的材料之一上交医疗事故技术鉴定专家组。

28. **抢救** 是对病情严重危急者或突然遭受意外伤害者所进行的紧急救护。其目的在于挽救患者的生命,使病情缓解或减少损害的影响,预防并发症或后遗症的发生。

29. **抢救成功** 急、危重患者经过抢救,病情得到缓解,生命体征基本平稳24小时以上,可认为一次抢救成功。如果病情虽有暂时减轻,但患者 24 小时内死亡,应认为抢救无效。

30. 抢救次数　对急、危重患者的抢救,如果其病情得到缓解、生命体征基本平稳 24 小时以上,可记为一次抢救(抢救成功)。如果 24 小时后病情恶化,应作为第二次抢救。如果患者虽经过抢救,但 24 小时内死亡,也应记为一次抢救(抢救无效)。

31. 猝死　世界卫生组织定义为非暴力意外发生后 6~24 小时内死亡者称为猝死,现国内外多数学者主张发病后 1 小时内死亡者为猝死。

32. 临床死亡　指呼吸和心跳停止,大脑活动暂时停止,瞳孔散大、固定和对光反射消失。呼吸和心跳的停止并非意味着一定是病情不可逆的终结,近年随着复苏技术及支持疗法的提高,即使心脏停搏 4~6 分钟,如实施正确的基本生命支持和进一步生命支持措施,仍有部分患者心、脑等重要器官功能可以部分或较完全恢复至发病前状态。

33. 脑死亡　即全脑死亡,为大脑、小脑、脑干和颈髓功能的不可逆停止和神经坏死。脑死亡的标准在不同国家及不同时期有所不同,我国还没有统一的法定标准。在排除抑制脑功能的可能因素(如药物、低温等)后,连续观察 24 小时,出现下列指标可考虑诊断:①无自主呼吸;②深度昏迷,意识完全丧失,对外界刺激全无知觉,也无运动反应;③无自主运动,肌肉张力低;④脑干反射消失,即头眼反射、前庭反射、瞳孔对光反射、吞咽反射、呕吐反射等均消失;⑤脑生物电活动消失,脑电图呈电静止,诱发电位各种波消失。

第二章 体温单

体温单用于记录住院病人体温、脉搏、呼吸曲线及各种相关数据,如出入院、分娩、转出、转入、死亡时间,体重,出入量,胃液,腹水情况等。住院期间体温单排列在病历首页,以便查看,为医疗护理提供病人最基本的信息。

军队医院所用体温单的书写格式、内容和要求主要是参照沿用总后勤部卫生部主编的《医疗护理技术操作常规》(第四版)(以下简称《常规》)。编者查阅了普通高等教育"十五"国家级规划教材,姜安丽主编的《新编护理学基础》(以下简称《新编》)中体温单的书写格式、内容和要求。两者存在一些差异,现将其不同之处作一比较,仅供参考。

一、书写内容及要求

1. **眉栏** 二者填写顺序不同。《常规》眉栏填写顺序是入院日期、姓名、科别、病区、床号、住院号;《新编》眉栏填写顺序是姓名、入院日期、病区、床号、病人ID、住院号。

2. **住院天数** 《常规》要求必要时填写患病日数;《新编》住院日数从入院当天连续填写至出院日,用阿拉伯数字"1、2……"表示。

3. **住院日期** 《常规》与《新编》要求基本相同。每页第一日应填写年、月、日,其余6天只写日,如在本页6天中遇到新年度或新月份,应填写年、月、日或月、日。

4. **术后日期数** 《新编》要求术后日期紧跟住院天数下一排填写,要求用蓝黑笔填写,以手术次日为第1日,用阿拉伯数字"1、2、3……"连续写至14日止,若在14日内行第二次手术,则停写第1次术后日数,术后次日开始记录Ⅱ-1,依次填写至第二次手术后第14日为止;《常规》体温单术后日数填写以手术次日为第1日,用阿拉伯数字,写至第7日止,第二次手术填写要求与《新编》一致,同样是写至第7日止。

5. **40~42℃之间** 《新编》填写要求根据患者的具体情况,用红墨水笔在相应日期和时间栏内纵行填写入院、手术、分娩、转科、死亡、出院的时间,用中文大写数字书写××时××分,转入/出要有时间,临近栏写上转入/出病区。如果时间与体温单上的整点时间不相等,填写在临近侧的时间栏内。《常规》要求40~42℃之间用蓝墨水笔记录入院、分娩、死亡时间,用中文大写数字书写××时××分,而手术、转科、出院只记录在小格内,不需要写时间。手术、拒测在41~42℃之间,上下顶格写;外出、出院在41~42℃之间,顶上格写,两字之间空一格;不写时间。

6. **体温、脉搏、呼吸的填写**

(1)体温:《常规》与《新编》对体温的要求基本相同。要求在35~40℃之间绘制体温、脉搏曲线。口温为蓝"●",腋温为蓝"×",肛温为蓝"○"。相邻两次体温用蓝实线相连。物理降温如温水或乙醇擦浴、大动脉冰敷30分钟后测试体温,以红"○"表示,并用红色虚线与物理降温前的体温相连,下一次体温亦与物理降温前体温相连。体温<35℃者,则于顶41℃线写"不升",两字之间不空。如患者不在病房或请假,应在本班时间段内尽量补测,若确实无法补测,则在41~42℃之间写"外出",两字之间空一小格。任何异常高或低的体温,应重复测试,待肯定无误后记入,并须立即报告护士长或医师。患者体温不升、拒试、不在病房未测体

温,前后两次曲线断开不连。每日1次的体温统一打在体温单的10:00上,每日2次的体温统一打在体温单的6:00、10:00上,每日4次的体温统一打在体温单的6:00、10:00、14:00、18:00/20:00上,每日6次的体温统一打在体温单的2:00、6:00、10:00、14:00、18:00/20:00、22:00上,可根据各医院情况而定。一般新入院患者测体温2次/日,连测3天,如体温正常改为1次/日(10:00),直至出院。发热病人测体温要求:发热37.3℃以上者测体温4次/日,38.5℃以上测体温1次/4小时(6次/日),体温正常3天后可改为1次/日。大中手术前1天测体温2次/日,术后一级护理的测体温4次/日,特级护理的6次/日,连测7天,无异常者改为1次/日。儿科患者测量体温、脉搏、呼吸4次/日(新入院者连测3日),3岁以下免测脉搏、呼吸。但病危、病重、发热及心血管系统疾病患儿应测体温、脉搏及呼吸1次/4小时。

(2)脉搏:《常规》与《新编》脉率均以红"●"、心率以红"○"表示,相邻脉率或心率用红实线相连。脉搏短绌时,《新编》要求在脉率和心率两曲线之间用红笔填上直线;而《常规》要求在心率与脉率之间用蓝色笔涂满。

(3)呼吸:《常规》要求呼吸在底栏填写阿拉伯数字,相邻两次呼吸上下错开填写;《新编》要求呼吸仍用曲线法来绘制,以蓝"●"表示,相邻两次呼吸用蓝实线相连,在同一平行线上时可以不连线。

7.底栏填写 《常规》底栏的内容包括呼吸、血压、大便次数、体重、尿量、输入液量、排出液量和术后天数;《新编》底栏的内容包括入量、大便次数、出量(分为尿量和其他)、血压、体重、皮试结果和其他,在内容和顺序上都有一些差异。

二、示例

1.《常规》(手动记录)体温单示例 见表2-1。

2.《新编》(电子病历)体温单示例 见表2-2和表2-3。

三、质量考评

体温单书写质量考评表示例见表2-4。

1.体温单眉栏。填写齐全、准确。

2.体温单顶栏。填写符合要求,有住院日数,有年、月、日。

3.40~42℃之间填写内容齐全,正确无误。

4.曲线绘制。点圆、线直、粗细均匀,次数符合要求。电子体温单绘制及时,与原始数据符合,满7天打印。

5.呼吸记录符合要求。

6.血压记录符合要求。

7.大便记录。次数按要求记录,灌肠的大便次数(人工肛门、大便失禁)记录符合要求。

8.体重记录符合要求。

9.出入量记录。摄入液量和排出液量记录准确无误。

10.术后天数记录准确无误。

11.体温单页面清洁整齐、内容无涂改、无缺项漏项(电子体温单要求相同)、填写项目齐全。

第二章 体温单

表 2-1 体温单

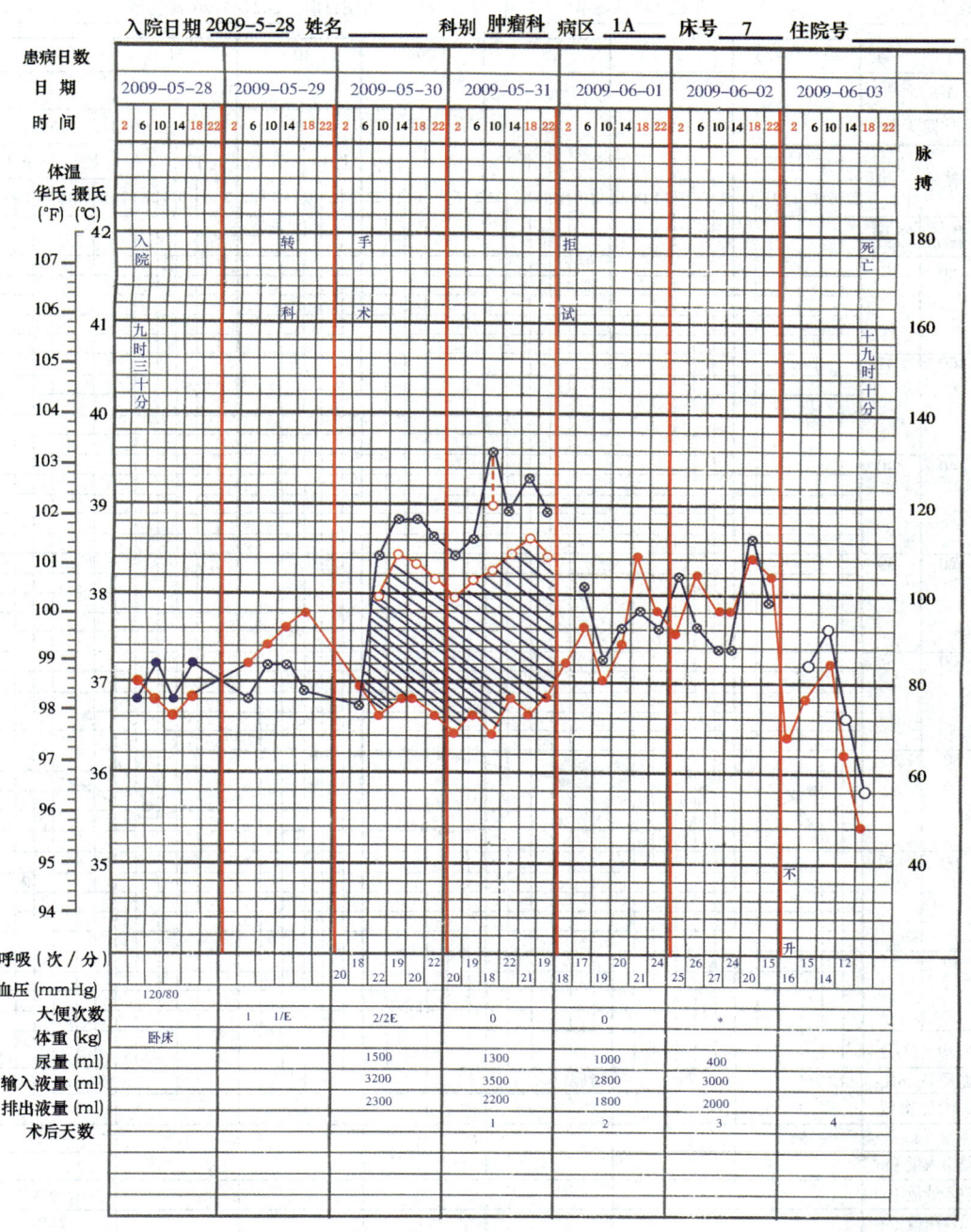

第 1 页

表2-2 体温单

姓 名		科 别 普通外科护理单元 床 号 17 入院日期 2021-5-26 住院号																													
日 期		2021-5-26				27				28				29				30				31				6-1					
术后天数																															
住院天数		1				2				3				4				5				6				7					
时间		上午		下午		上午		下午		上午		下午		上午		下午		上午		下午		上午		下午		上午		下午			
脉搏(次/分)	体温(℃)	2	6	10	14	18	22	2	6	10	14	18	22	2	6	10	14	18	22	2	6	10	14	18	22	2	6	10	14	18	22
180	42	入院于九时四十五分						请假														转科				手术					
160	41																														
140	40																														
120	39																														
100	38																														
80	37																														
60	36																														
40	35																														
呼吸(次/分)		19																				20				20		19			
血压(mmHg)		112/76				125/79				请假												134/76				100/53					
大便次数		1				1				0				0				1				3				0					
体重(kg)		56																													
总摄入量(ml)																															
输入液量(ml)																										3935					
总排出量(ml)																										2155					
尿量(ml)																										1450					

第 1 周

第二章 体温单

(续表)

体温单

姓 名 _____ 科 别 普通外科护理单元 床 号 17 入院日期 2021-5-26 住院号 _____

日期		2021-6-2		3		4		5		6		7		8	
术后天数		1		2		3		4		5		6		7	
住院天数		8		9		10		11		12		13		14	
时间		上午	下午	上午	下午	上午	下午	上午	下午	上午	下午	上午	下午	上午	下午
脉搏(次/分)	体温(℃)	2 6 10 14 18 22		2 6 10 14 18 22		2 6 10 14 18 22		2 6 10 14 18 22		2 6 10 14 18 22		2 6 10 14 18 22		2 6 10 14 18 22	
180	42					拒试						出院于十时零分			
160	41														
140	40														
120	39														
100	38														
80	37														
60	36														
40	35														
呼吸(次/分)		19 19	18 18	18 20	18 19	20 20	16	20 17	拒试	18 18	20 20	20 18	18	20 20	
血压(mmHg)		92/56		100/60		129/76	109/65	124/75		拒试	146/81	137/76	135/79	144/86	127/76
大便次数		※		※		※		※		※		※			
体重(kg)		56													
总摄入量(ml)															
输入液量(ml)		2640		2940		2930		3230							
总排出量(ml)		3140		2110		3150		2900							
尿量(ml)		2940		1600		2600		1850							

第 2 周

(续表)

表 2-3 体温单

姓名 _____ 科别 心血管内科护理单元 床号 43 入院日期 2021-5-21 住院号 _____

日期		2021-5-21		22		23		24		25		26		27	
术后天数															
住院天数		1		2		3		4		5		6		7	
时间		上午	下午	上午	下午	上午	下午	上午	下午	上午	下午	上午	下午	上午	下午
脉搏(次/分)	体温(℃)	2 6 10 14	18 22	2 6 10 14	18 22	2 6 10 14	18 22	2 6 10 14	18 22	2 6 10 14	18 22	2 6 10 14	18 22	2 6 10 14	18 22
呼吸(次/分)			18 22	22 25 29	27 27	27 21 18	30 27	26 18 25	22 23	22 18 20	21	22 18 20	18	21 19 16	18
血压(mmHg)			71/52	111/84	121/70	119/63	112/62	120/71	91/53	95/60	102/69	109/71	106/70	108/71	94/67
大便次数				1		0		0		0		0		0	
体重(kg)		85													
总摄入量(ml)		180		1180		2050		1300		1500		1600		1500	
输入液量(ml)		1043		855		1903		1218		1400		864		954	
总排出量(ml)															
尿量(ml)		1050		4700		4850		3600		3950		2650		2800	

入院于十九时二十六分

第 1 周

第二章 体温单

(续表)

体温单

姓名　　　　　科别　心血管内科护理单元　　床号　43　　入院日期　2021-5-21　　住院号

日期	2021-5-28		29		30		31		6-1		2		3	
术后天数														
住院天数	8		9		10		11		12		13		14	
时间	上午	下午	上午	下午	上午	下午	上午	下午	上午	下午	上午	下午	上午	下午
呼吸(次/分)	18 17	18 17	18 18	18	18 16	20 16	18 18	19 18	19 16	16 18	17 16	19 16	18 16	16 17
血压(mmHg)	112/77	109/61	119/80	109/79	112/81	100/69	103/83	97/73	97/74	87/69	95/78	96/77	94/66	83/60
大便次数	1		1		1		1		2		1		1	
体重(kg)	85													
总摄入量(ml)	1200		1100(24h)		1100									
输入液量(ml)	560		315		650									
总排出量(ml)														
尿量(ml)	1580		1750		2500		1200		1350		1150		1650	

第 2 周

(续表)

体温单

| 姓 名 _____ | 科 别 心血管内科护理单元 | 床 号 43 | 入院日期 2021-5-21 | 住院号 _____ |

日 期	2021-6-4		5		6		7		8		9		10	
术后天数														
住院天数	15		16		17		18		19		20		21	
时 间	上午	下午	上午	下午	上午	下午	上午	下午	上午	下午	上午	下午	上午	下午
	2 6 10 14 18 22		2 6 10 14 18 22		2 6 10 14 18 22		2 6 10 14 18 22		2 6 10 14 18 22		2 6 10 14 18 22		2 6 10 14 18 22	

脉搏(次/分)　体温(℃)

180　42　明日出院
160　41
140　40
120　39
100　38
80　37
60　36
40　35

呼吸(次/分)	16 18 19													
血压(mmHg)	91/65 91/52 90/63													
大便次数	1													
体重(kg)	85													
总摄入量(ml)														
输入液量(ml)														
总排出量(ml)														
尿量(ml)	1300													

第 3 周

第二章 体温单

表2-4 体温单书写质量考评表

科别：　　　　　　　　考评人签名：　　　　　　　　考评日期：

项目	内容	分值	扣分	得分
眉栏及顶栏 （10分）	1.体温单眉栏填写齐全、准确	5		
	2.体温单顶栏填写符合要求，有住院日数，有年、月、日	5		
具体内容 （80分）	1.40~42℃之间填写内容正确无误	10		
	2.曲线绘制符合要求，点圆、线直、粗细均匀，次数符合要求。电子体温单绘制及时，与原始数据符合，满7天打印	30		
	3.呼吸记录符合要求	5		
	4.血压记录符合要求	5		
	5.大便次数按要求记录，灌肠的大便次数（人工肛门、大便失禁）记录符合要求	5		
	6.体重记录符合要求	5		
	7.摄入液量、排出液量记录准确无误	10		
	8.术后天数记录准确无误	10		
终末质量 （10分）	体温单（含电子体温单）页面清洁整齐，内容无涂改、无缺项漏项，填写项目齐全	10		
合计 （100分）		100		

　　　　　　　　　　　　　　　　　　　　考评人签名：　　　　　　　　考评日期：

第三章 医嘱单

医嘱是医师根据病人和病情需要在医疗活动中为诊治病人而下达的医学指令。医嘱单是护士执行治疗护理等工作的重要依据,也是护士完成医嘱前后的查核依据。

一、医嘱单内容、种类和质控要求

1. 医嘱内容 医嘱的内容包括日期,时间,护理常规,护理级别,饮食,体位,药物(名称、剂量、浓度、用法等),各种检查、治疗,术前准备,医师、护士、核对者签名等。

2. 医嘱种类

(1)长期医嘱。有效时间在24小时以上的医嘱。医师注明停止时间后失效。

(2)临时医嘱。有效时间在24小时以内,一般仅执行1次。有的临时医嘱有限定执行时间,如各项特殊检查等,有的临时医嘱需立即执行。

(3)备用医嘱。又分为长期备用医嘱和临时备用医嘱两种。①长期备用医嘱:有效时间在24小时以上,必要时用,医师注明停止时间后失效。②临时备用医嘱:医嘱开出12小时内有效,必要时用,过期尚未执行则失效。

3. 医嘱处理方法

(1)长期医嘱。由医师写在长期医嘱单上,注明日期和时间,并签全名。护士将长期医嘱转抄至各种执行单上,注明时间并签全名。

(2)临时医嘱。医师将医嘱写在临时医嘱单上,护士在执行后,写上执行时间并签全名。

(3)备用医嘱。① 长期备用医嘱:按长期医嘱处理,在执行单上需注明"prn"字样,但不需注明执行的具体时间,以与长期医嘱区别。② 临时备用医嘱:临时备用医嘱执行后,按临时医嘱处理。如在规定时间内未执行,则由护士在该项医嘱栏内用红墨水笔写"未用"两字,并签全名。

(4)停止医嘱。应先在相应的执行单上将此项目注销,签全名,并注明停止日期、时间。然后在医嘱单原医嘱内容的停止日期栏内注明停止的日期与时间,最后签全名。

(5)重整医嘱。在最后一行医嘱下面用红笔画一横线,在红线下面用红笔写上"重整医嘱"四个字,再将需要继续执行的长期医嘱按原来日期顺序排列,抄录在新的医嘱单上,并写上重整医嘱日期及抄写、核对者签名;转科、手术或分娩后也要重整医嘱,即在原医嘱最后一行下面用红笔画一横线,以示前面医嘱一律作废,并在红线下面用红笔写上"转科医嘱""手术医嘱"或"分娩医嘱",然后重新开写医嘱,核对后签名。

4. 质控要求

(1)处理医嘱时,要求字迹清楚,不得涂改,需要取消时,用红墨水笔标注"取消"字样并签名。

(2)医嘱经医师签名后方有效,一般情况下不执行口头医嘱。抢救、手术过程中医师需要向护士下达口头医嘱时,护士必须复述一遍,双方确认无误后方可执行。抢救或手术结束后,医师应及时记录和签署所有执行过的医嘱。

(3)处理医嘱时,无论是长期医嘱还是临时医嘱,先转抄到医嘱单上后执行。

(4)处理多项医嘱时,应首先判断需执行医嘱的轻重缓急,合理、及时地安排执行顺序。

(5)每项医嘱只包含一个主题,注明下达时间应具体到分钟,护士有责任核查医嘱的正确性。

(6)需要下一班执行的临时医嘱和临时备用医嘱要交班,并在交班记录上注明。

(7)如使用医嘱本,则由医师将医嘱写在医嘱本上,由护士按不同类别的医嘱内容分别转抄到医嘱单和相应执行单上。转抄到医嘱单上后,在医嘱本相应医嘱前用蓝墨水笔打勾;转抄到执行单上后,在医嘱本相应医嘱前用红墨水笔打勾;临时医嘱执行后,在相应医嘱前用铅笔打勾。为了整齐划一,在医嘱本划勾栏中这三种勾均有固定的位置,从左至右依次为铅笔勾、红墨水笔勾、蓝墨水笔勾。所有勾均应划成对等勾"∨"。

(8)严格执行查对制度。每转抄一条医嘱前要仔细查对执行单、医嘱单,转抄后再核对一遍,并注意医嘱内容是否转抄无误。医嘱经转抄、整理后,须经另一人核对、签名后方可执行。每一班都必须查对当天开出的所有医嘱,每周对所有长期医嘱进行总查对一次。每次查对后参与查对者应签全名,以示负责。

二、长期医嘱单

长期医嘱是医师根据患者病情需要下达的按时间反复执行的书面医嘱,有效时间在24小时以上,需定期执行的医嘱,如果未停止则一直有效。

(一)书写内容

1. 眉栏内容 包括患者姓名、病区、床号、住院号、病人ID、诊断。
2. 医嘱内容 开始包括医嘱起始日期和时间,医嘱、医生说明、医师和护士签名;结束包括日期、时间、医师和护士签名。

(二)手写医嘱单书写要求

1. 长期医嘱的内容及起始、停止时间由医师书写在长期医嘱单上,医师注明停止时间后,则医嘱失效。

2. 医嘱按时间顺序抄写在医嘱单上,每行医嘱顶格书写,第一个字应对齐;一行未写完的内容,书写第二行时应后移一格;如第二行仍未写完,第三行应与第二行第一个字对齐。

3. 长期医嘱一般在上午10时前开出,然后集中处理,按医嘱性质分别转抄于服药单、治疗单(注射)、饮食单上。定期执行的长期医嘱,应在小药卡或注射卡上写明具体时间。

4. 医嘱已抄写后又作废,用红笔在执行时间栏内写"取消"来表示,并由医师签全名。医嘱及执行治疗时间的写法,以24小时计,上午7时写7:00,下午7时则写19:00,午夜12时后为次日,如12时5分应定第二天日期0:05。医嘱及执行治疗的次数可用拉丁文缩写或汉字表示,每日3次可写成tid,每4小时1次可写成q4h。各种注射方法可简写:皮下注射为H,皮内注射为ID,肌内注射为IM,静脉注射为IV,静脉输液为VD。药物写清浓度、剂量。

5. 凡转科、手术、分娩时,在最后一项医嘱的下面画一红横线,表示停止执行以上医嘱(电子病历除外)。

6. 医嘱较多、一张医嘱单不够记录时,可续一页,未用完部分仍按原格式依次抄录。

(三)示例

见表3-1。

科别：普外科胃肠外甲乳病区　　床号：　　病人ID：　　住院病历号：　　诊断信息：结肠癌

表3-1　长期医嘱单

开始						停止			
日期	时间	医嘱	医生说明	医师签名	护士签名	日期	时间	医师签名	护士签名
21-06-13	10:33	头孢呋辛（+）	*	李××	何××	21-06-16	08:27	李××	何××
	11:30	二级护理　1次/日		李××	何××	21-06-16	08:27	李××	何××
		禁食　1次/日		李××	何××	21-06-14	10:29	李××	刘××
		胃肠减压　1次/日		李××	何××	21-06-14	10:29	李××	刘××
		引流管引流　1次/日	胃管	李××	何××	21-06-16	08:27	李××	何××
		按专科常规护理　1次/日		李××	何××	21-06-16	08:27	李××	何××
	11:38	氯化钠注射液（袋装0.9%100ml制剂）100ml　静滴　乙★军G		李××	何××	21-06-16	08:27	李××	何××
		注射用艾普拉唑钠（10mg珠海）乙　10mg		李××	何××	21-06-16	08:27	李××	何××
		氯化钠注射液（袋装0.9%250ml制剂）250ml　静脉续滴　乙★军G		李××	何××	21-06-16	08:27	李××	何××
		康艾注射液（20ml）乙★　60ml		李××	何××	21-06-16	08:27	李××	何××
		氯化钠注射液（袋装0.9%250ml制剂）250ml　静脉续滴　乙★军G		李××	何××	21-06-16	08:27	李××	何××
		鸦胆子油乳注射液（10ml辽宁）乙★　30ml		李××	何××	21-06-16	08:27	李××	何××
		葡萄糖注射液（10%500ml佛山）乙　1000ml　静脉续滴	配制三升袋	李××	何××	21-06-16	08:27	李××	何××
		葡萄糖注射液（50%*20ml大家）甲　100ml		李××	何××	21-06-16	08:27	李××	何××
		胰岛素注射液（400U江苏万邦）甲★军G　24U		李××	何××	21-06-16	08:27	李××	何××

第三章 医嘱单

续表

日期	时间	医嘱		医生说明	医师签名	护士签名	停止日期	停止时间	医师签名	护士签名
21-06-14	17:10	门冬氨酸钾注射液（200ml 蒙白医）乙军	60ml		李××	何××	21-06-16	08:27	李××	何××
		脂溶性维生素Ⅱ/水溶性维生素（1支成都）乙★	1支		李××	何××	21-06-16	08:27	李××	何××
		18种氨基酸注射液（200ml:12.5g）	12.5g		李××	何××	21-06-16	08:27	李××	何××
		中/长链脂肪乳注射液（C6-24/250ml:50g）甲	250ml		李××	何××	21-06-16	08:27	李××	何××
		丙氨酰谷氨酰胺注射液（50ml 10g 大安）乙★	10g		李××	何××	21-06-16	08:27	李××	何××
		浓氯化钠注射液（10% 10ml 湖北）甲军G	20ml		李××	何××	21-06-16	08:27	李××	何××
21-06-15	15:45	静脉留置针护理	1次/日		朱××	朱××	21-06-16	15:00	朱××	
21-06-17	13:30	静脉留置针护理	1次		朱××	何××	21-06-16	08:27	李××	何××
		氯化钠注射液（袋装0.9% 100ml 制剂）乙★军G 静滴	100ml 8小时		谢××	吴××				
	13:31	注射用哌拉西林钠他唑巴坦钠（1.25%琼）甲	3.75g		谢××	吴××	21-06-22	08:44	李××	何××
		引流管更换	1次/日		李××	吴××				
		引流管更换	1次/日		李××	吴××				
		按手术后专科常规护理			李××	吴××	21-06-18	09:24	李××	何××
		特级护理			李××	吴××				

续表

日期	时间	医嘱	开始			停止			
			医生说明	医师签名	护士签名	日期	时间	医师签名	护士签名
		禁食							
		留置导尿	1次/日	李××	吴××	21-06-21	09:29	李××	何××
		持续尿量监测	1次/日	李××	吴××	21-06-21	09:33	李××	何××
		胃肠减压	1次/日	李××	吴××	21-06-22	08:39	李××	何××
		心电监测	3次/日	李××	吴××	21-06-18	09:25	李××	何××
		动静脉置管护理(CVC置管护理)	1次/日	李××	吴××				
		大换药		李××	吴××	21-06-18	09:25	李××	何××
		血氧饱和度监测		李××	吴××	21-06-18	09:25	李××	何××
		低流量给氧	1次/日	李××	吴××	21-06-22	08:41	李××	何××
		中心静脉测压	1次/日	李××	吴××	21-06-22	08:39	李××	何××
		引流管引流		李××	吴××	21-06-22	08:39	李××	何××
		引流管更换	1次/日	李××	吴××	21-06-21	16:00	李××	何××
		#压力抗血栓治疗(弹力袜)		李××	吴××	21-06-21	08:00	李××	何××
		记24小时出入量	1次/日	李××	吴××				
		氯化钠注射液(袋装0.9% 100ml制剂) 100ml 冲管	测压	李××	吴××				
		乙★军 G		李××	吴××	21-06-22	08:41	李××	何××
		引流管引流	1次/日	李××	吴××	21-06-22	08:39	李××	何××
		引流管更换	1次/日	李××	吴××	21-06-22	08:39	李××	何××
		引流管引流	1次/日	李××	吴××	21-06-22	08:44	李××	何××

续表

日期	时间	开始 医嘱			医生说明	医师签名	护士签名	停止 日期	时间	医师签名	护士签名
	13:35	引流管引流		1次/日		李××	吴××				
	13:36	肝素钠封管注射液（5ml 苏干红）乙★军G	5ml	冲管		李××	吴××				
		氯化钠注射液（袋装 0.9% 100ml 制剂）乙★军G	100ml	静滴 2次/日		李××	吴××				
		注射用艾普拉唑钠（10mg 珠海）乙		1次/日		李××	吴××				
		氯化钠注射液（袋装 0.9% 250ml 制剂）乙★军G	250ml	静脉续滴 1次/日		李××	吴××				
		康艾注射液（20ml）乙★	60ml			李××	吴××				
		氯化钠注射液（袋装 0.9% 250ml 制剂）乙★军G	250ml	静脉续滴 1次/日		李××	吴××				
		鸦胆子油乳注射液（10ml 辽药大）乙★	30ml			李××	吴××				
		氯化钠注射液（袋装 0.9% 250ml 大冢）乙★军G	10ml	注射泵持续 1次/日	10分钟	李××	吴××	21-06-22	08:41	李××	何××
		注射用头吻蝮蛇凝酶（1U 京康辰）乙★	2U			李××	吴××				
		氯化钠注射液（袋装 0.9% 10ml 大冢）甲	10ml	氧气雾化吸入 2次/日		李××	吴××	21-06-22	08:41	李××	何××
		吸入用乙酰半胱氨酸溶液（0.3g 3ml：0.3g 晋国润）乙	0.3g			李××	吴××				
		吸入用异丙托溴铵溶液（2ml）甲★军G	2ml			李××	吴××				

续表

日期	时间	开始						停止			
		医嘱			医生说明	医师签名	护士签名	日期	时间	医师签名	护士签名
21-06-18	09:24	葡萄糖注射液（10%500ml 佛山）乙	500ml	静脉续滴	1次/日	李××	吴××	21-06-18	09:32	李××	何××
		胰岛素注射液（400U 江苏万邦）甲★军G	8U			李××	吴××	21-06-18	09:32	李××	何××
		脂溶性维生素Ⅱ/水溶性维生素（1支成都）乙★	1支			李××	何××				
		门冬氨酸钾注射液（20ml 蒙白医）乙军	20ml		1次/日	李××	吴××	21-06-18	09:32	李××	何××
		18种氨基酸注射液（250ml;12.5g）甲	25g	静脉续滴		李××	吴××	21-06-18	09:32	李××	何××
		中长链脂肪乳注射液（C6-24/250ml;50g）甲	250ml	静脉续滴	1次/日	李××	吴××				
		氯化钠注射液（袋装0.9%100ml制剂）乙★军G	100ml	静脉续滴	1次/日	李××	吴××				
		注射用盐酸丙帕他莫（1g 琼奇力）	2g			李××	吴××	21-06-22	08:44	李××	何××
		一级护理				李××	何××				
	09:31	葡萄糖注射液（10%500ml 佛山）乙	1000ml	静脉续滴	1次/日	李××	何××	配制三升袋			
		葡萄糖注射液（50%*20ml 大家）甲	100ml			李××	何××				
		胰岛素注射液（400U 江苏万邦）甲★军G	24U			李××	何××				
		门冬氨酸钾注射液（20ml 蒙白医）乙军	60ml			李××	何××				
		脂溶性维生素Ⅱ/水溶性维生素（1支成都）乙★	1支			李××	何××				

续表

日期	时间	开始					停止			
		医嘱		医生说明	医师签名	护士签名	日期	时间	医师签名	护士签名
21-06-22	11:30	18种氨基酸注射液(250ml:12.5g)	12.5g		李××	何××				
		中/长链脂肪乳注射液(C6-24)/250ml:50g)甲	250ml		李××	何××				
		丙氨酰谷氨酰胺注射液(50ml 10g 鄂大安)乙★	10g		李××	何××				
		浓氯化钠注射液(10% 10ml 湖北)甲★	20ml		李××	何××				
		多烯磷酰胆碱注射液(5ml 易必生)乙★	10ml	静脉注射 1次/日	李××	何××				
21-06-22	08:44	二级护理		1次/日	李××	何××				

(四)质量考评

1. 医嘱内容及起始、停止时间由医师直接书写在医嘱单上,医师应签全名。电子医嘱应由医师直接在计算机上输入确认。
2. 眉栏用蓝黑墨水笔填写,项目齐全、正确、无漏项,字迹清晰、无涂改和刀刮字。
3. 每一床病人的数条医嘱护士签名一次和执行时间,执行护士签全名,签名书写正规、清晰可辨。红勾和蓝勾对等且符合要求。
4. 医嘱页面清洁整齐,字迹书写正规,格式符合要求,无涂改和刀刮字。
5. 当天医嘱每一页均有查对者签名,用红墨水笔签名,正规可辨且一次即可(表3-2)。

表3-2 长期医嘱单书写质量考评表

科别: 　　　　　考评人签名: 　　　　　考评日期:

项目	内　　容	分值	扣分	得分
录入符合要求(10分)	1. 医嘱由医师直接书写或计算机录入,医师应签全名	5		
	2. 眉栏、项目填写齐全、正确、无漏项	5		
医嘱处置正确(80分)	1. 医嘱处理及时、准确,签全名正规、清晰可辨	30		
	2. 医嘱页面清洁整齐、内容无涂改、无刀刮字	20		
	3. 当天医嘱有查对者签名,签名正规、符合规定要求	20		
	4. 治疗性医嘱填写医嘱执行单,执行医嘱后签时间及全名	10		
查对(10分)	医嘱要班班核对,每周总查对,并有记录	10		
合计(100分)		100		

三、临时医嘱单

临时医嘱是医师根据患者病情需要确定的,有效时间24小时之内,一般仅执行1次的书面医嘱。

(一)书写内容

1. 眉栏内容　包括患者姓名、病区、床号、住院号、病人ID、诊断。
2. 医嘱内容　包括医嘱下达日期、时间、医嘱、医生说明、医师签名、核对护士、执行护士、执行时间。

(二)书写要求

1. "护士签名"栏由处理医嘱的护士签名,以示对医嘱的正确性负责。
2. 输血需两人核对后方可执行,核对人均应在"执行签名栏"内签名。
3. 病人转科、出院或死亡,应在临时医嘱栏内注明转科、出院及死亡通知时间,停止有关执行单上所有医嘱。

4. 医嘱取消时,医师在需要取消的医嘱上用红墨水笔写"取消",并在该医嘱的右下角用红墨水笔签全名。

5. 术前禁食水等医嘱由护士告知患者并签名,执行时间为告知患者的时间。

6. 各种药物过敏试验,如青霉素、链霉素过敏试验,其结果在医生说明里显示出来,用圆括号内加标示符号表示。阳性结果用红墨水笔记录为"(+)";阴性结果用蓝黑墨水或碳素墨水笔记录为"(-)"。其执行时间栏内签写皮试时间。

7. 因故(如拒绝执行等)未执行的医嘱,应在执行时间栏内用红墨水笔标明"取消"并医师签名,并用蓝墨水或碳素墨水笔在签名栏内签名,其原因在护理记录单中注明。

8. 指定执行时间的临时医嘱,如今日上午胸透,0.5%肥皂水 800 ml 于 20:00 灌肠,待执行后转抄在临时医嘱栏内,并写明具体执行时间、执行者姓名。备用临时医嘱,可暂不处理,待执行后再转抄入临时医嘱栏内;12 小时内未用者应在该医嘱的执行时间栏内用红笔写"未用"两字。手术前准备医嘱,可按临时医嘱抄入临时医嘱栏内,除术前准备第一项医嘱,例如"明日 8:00 在硬膜外麻醉下行阑尾切除术"外,均应写明具体执行时间。

(三) 示例

见表 3-3。

(四) 质量考评

1. 眉栏填写齐全无漏项,字迹正规、清晰可辨。
2. 医嘱处理及时、准确。
3. 页面清洁整齐、内容无涂改和刀刮字。
4. 按要求签全名,签名正规、清晰可辨。
5. 药物过敏试验结果记录正确。
6. 执行输血医嘱时两人查对,双签名,符合要求,时间正确(表 3-4)。

四、备用医嘱内容及要求

1. **长期备用医嘱** ①有效期在 24 小时以上,无停止时间医嘱一直有效。②需要时使用,按长期医嘱处理,在执行单上需注明"prn"字样,但不需注明执行的具体时间,以与长期医嘱区别。③每当必要时执行后,在临时医嘱记录单内记录 1 次,注明执行时间并签全名,供下一班参考。

2. **临时备用医嘱** ①在 12 小时内有效。②日间的备用医嘱仅于日间有效,至下午 7 时自动失效;夜间的备用医嘱仅夜间有效,如夜间未用,至次晨 7 时自动失效。③临时备用医嘱执行后,按临时医嘱处理。如在规定的时间内未执行,则由护士在该项医嘱栏内用红墨水笔写"未用"两字,并在执行者栏内签全名。④凡需下一班执行的临时医嘱应交班。

表3-3 临时医嘱单

姓名： 科别:普通外科胃肠甲乳病区 床号： 病人ID： 住院病历号： 诊断信息:结肠癌

日期	时间	医嘱		医生说明	医师签名	校对护士	执行护士	执行时间
21-06-13	11:30	静脉采血			李××	何××		10:00
		氯化钠注射液(袋装0.9%100ml制剂)乙★军G	100ml	静滴	李××	黄××		12:00
		注射用艾普拉唑钠(10mg 珠海)乙	10mg		李××	黄××		12:00
	11:31	葡萄糖注射液(5%500ml 佛山)乙	500ml	静脉续滴	缓慢维持	李××	黄××	12:00
		盐酸消旋山莨菪碱注射液(10mg 杭州)甲	10mg			李××	黄××	12:00
		氯化钠注射液(袋装0.9%250ml制剂)乙★军G	250ml	静脉续滴		李××	黄××	12:18
		鸦胆子油乳注射液(10ml 辽药大)★	30ml			李××	黄××	12:18
	11:35	氯化钠注射液(袋装0.9%250ml制剂)乙★军G	250ml	静脉续滴		李××	黄××	12:48
		康艾注射液(20ml)乙★	30ml			李××	黄××	12:48
	11:36	葡萄糖注射液(10%500ml 佛山)乙	500ml	静脉续滴		李××	黄××	13:45
		胰岛素注射液(400U 江苏万邦)甲★军G	8U			李××	黄××	13:45
		脂溶性维生素Ⅱ/水溶性维生素(1支成都)乙★	1支			李××	黄××	13:45
		门冬氨酸钾注射液(20ml 蒙白医)乙军	20ml			李××	黄××	13:45
	11:37	18种氨基酸注射液(250ml;12.5g)	25g	静脉续滴		李××	黄××	17:56
		中/长链脂肪乳注射液(C6-24/250ml;50g)甲	250ml	静脉续滴		李××	黄××	22:33
	17:22	盐酸消旋山莨菪碱注射液(10mg 杭州)甲	10mg	肌肉注射	备	李××	吴××	18:00
	17:23	血常规(住院)				李××	吴××	06:00
		大便常规				李××	吴××	06:00
		电解质7项				李××	吴××	06:00
		肝功能8项				李××	吴××	06:00
		肾功能8项				李××	吴××	06:00
		凝血4项				李××	吴××	06:00
		CA12-5				李××	吴××	06:00
		CA15-3				李××	吴××	06:00
		CA19-9				李××	吴××	06:00

第三章 医嘱单

续表

日期	时间	医嘱			医生说明	医师签名	校对护士	执行护士	执行时间
		CA72-4				李××		吴××	06:00
		肿瘤1				李××		吴××	06:00
	17:25	输血前十项检测(含血型)				李××		吴××	06:00
21-06-04	01:40	氯化钠注射液(袋装0.9%100ml 100ml 制剂)乙★军G		静脉续滴		李××		吴××	2:00
		注射用厄他培南(1g)乙	1g			李××		吴××	2:00
		复方双氯芬酸钠注射液(25mg)	25mg	肌肉注射		李××		吴××	2:00
	01:44	血培养+药敏				李××		吴××	2:00
	10:03	氯化钠注射液(袋装0.9%100ml 制剂)乙★军G	100ml	静脉续滴	8小时后	李××		刘××	11:00
		注射用哌拉西林钠他唑巴坦钠(1.25g琼)甲	3.75g			李××		刘××	11:00
		氯化钠注射液(袋装0.9%100ml 制剂)乙★军G	100ml	静脉续滴	8小时后	李××		刘××	11:00
		注射用哌拉西林钠他唑巴坦钠(1.25g琼)甲	3.75g			李××		刘××	11:00
	10:07	多烯磷脂酰胆碱注射液(5ml 易必生)乙★	10ml	静脉续滴		李××		刘××	10:47
		多烯磷脂酰胆碱注射液(5ml 易必生)乙★	10ml	静脉注射	明日执行	李××		刘××	11:00
		氯化钠注射液(0.9%10ml 大冢)甲★军G(阴性)	10ml	皮试		李××		刘××	11:00
		注射用青霉素钠(80万U)甲★军G	80万U			李××		刘××	11:00
		氯化钠注射液(袋装0.9%100ml 制剂)乙★军G	100ml	静脉续滴		李××		刘××	11:15
		注射用哌拉西林钠他唑巴坦钠(1.25g琼)甲	3.75g			李××		刘××	11:15
	10:29	拔除引流管			胃管	李××		刘××	11:00
	17:10	住院静脉输液留置针				朱××		朱××	17:10
21-06-15	08:55	新冠病毒核酸检测				李××		何××	11:00
	09:08	常规心电图检查				喻××		何××	11:00
	10:43	血常规(住院)				李××		何××	11:00
	10:48	电解质7项				李××		何××	11:00
		肝功能8项				李××		何××	11:00
		肾功能8项				李××		何××	11:00
		降钙素原(PCT)定量检测(门)				李××		何××	11:00
		静脉采血				李××		何××	11:00
21-06-16	08:28	明日行剖腹探查备横结肠癌根治术				李××		何××	09:00

续表

日期	时间	医嘱			医生说明	医师签名	校对护士	执行护士	执行时间
		鼻饲管置管			术前30分钟	李××	何××		09:00
		手术区域备皮				李××	何××		09:00
		清洗肚脐				李××	何××		09:00
		导尿			手术室	李××	何××		09:00
		盐酸甲哌卡因注射液(20ml:0.4g 辰欣)	0.4g	局部注射	带入手术室	李××	何××		09:00
	08:32	猪源纤维蛋白粘合剂(5ml 粤倍绣)	1套	腹腔注射	带入手术室	李××	何××		09:00
	08:42	氯化钠注射液(袋装0.9%100ml 制剂)乙★军G	100ml	静脉续滴	手术室执行	李××	何××		09:00
		注射用哌拉西林钠他唑巴坦钠(1.25g 琼)甲	3.75g			李××	何××		09:00
	09:45	病理大体标本摄影				李××	何××		11:00
		手术标本检查与诊断				李××	何××		11:00
	22:26	住院静脉留置针				曹××	戴××		22:26
21-06-17	13:31	皮肤防护处理(压力性损伤预防)				李××	吴××		14:00
	13:32	氯化钠注射液(袋装0.9%100ml 制剂)乙★军G	100ml	静滴		李××	吴××		14:42
		注射用哌拉西林钠他唑巴坦钠(1.25g 琼)甲	3.75g			李××	吴××		14:42
		氯化钠注射液(袋装0.9%100ml 制剂)乙★军G	100ml	静脉续滴	8小时后	李××	吴××		15:00
		注射用哌拉西林钠他唑巴坦钠(1.25g 琼)甲	3.75g			李××	吴××		15:00
		氯化钠注射液(袋装0.9%100ml 制剂)乙★军G	100ml	静滴		李××	吴××		15:49
		注射用艾普拉唑钠(10mg 珠海)乙	10mg			李××	吴××		15:49
		氯化钠注射液(袋装0.9%250ml 制剂)乙★军G	250ml	静脉续滴		李××	吴××		16:15
		康艾注射液(20ml)乙★	60ml			李××	吴××		16:15
		氯化钠注射液(袋装0.9%250ml 制剂)乙★军G	250ml	静脉续滴		李××	吴××		18:01
		鸦胆子油乳注射液(10ml 辽药大)乙大	30ml			李××	吴××		18:01
		葡萄糖注射液(10%500ml 佛山)乙	500ml	静脉续滴		李××	吴××		21:05
		胰岛素注射液(400U 江苏万邦)甲★军G	8U			李××	吴××		21:05

第三章 医嘱单

续表

日期	时间	医嘱		医生说明	医师签名	校对护士	执行护士	执行时间
		脂溶性维生素Ⅱ/水溶性维生素（1支成都）乙★	1支		李××	吴××		21:05
		门冬氨酸钾注射液（20ml 蒙白医）乙军	20ml		李××	吴××		21:05
		18种氨基酸注射液（250ml：12.5g）	25g	静脉续滴	李××	吴××		19:00
		中/长链脂肪乳注射液（C6-24/250ml：50g）甲	250ml	静脉续滴	李××	吴××		19:52
		氯化钠注射液（0.9% 10ml 大冢）甲★军G	10ml	氧气雾化吸入	李××	吴××		21:00
		吸入用乙酰半胱氨酸溶液（3ml：0.3g 晋国润）乙	0.3g		李××	吴××		21:00
		吸入用异丙托溴铵溶液（2ml）甲★军G	2ml		李××	吴××		21:00
	13:33	氯化钠注射液（0.9% 10ml 大冢）甲★军G	10ml	静脉注射	李××	吴××		14:00
		氯化钠注射液（袋装0.9% 100ml 制剂）乙★军G	100ml	静脉续滴	李××	吴××		15:48
		注射用盐酸丙帕他莫（1g 琼奇力）	2g		李××	吴××		15:48
	13:34	氯化钠注射液（袋装0.9% 100ml 制剂）甲★军G	10ml	注射泵持续注入	10分钟	李××	吴××	14:42
		注射用尖吻蝮蛇血凝酶（1U 京康辰）乙★	2U		李××	吴××		14:42
	13:36	肝素钠封管注射液（5ml 苏千红）乙★军G	5ml	冲管	李××	吴××		20:00
	16:00	静脉采血			李××	何××		06:00
	16:04	血常规（住院）			李××	何××		06:00
		电解质7项			李××	何××		06:00
		肝功能8项			李××	何××		06:00
		肝功能8项			李××	何××		06:00
	20:42	复方右旋糖酐40注射液（500ml 山东）	500ml	静脉续滴	曾××	徐××		21:30
		中心静脉测压			曾××	徐××		
21-06-18	07:44	氯化钠注射液（袋装0.9% 100ml 制剂）乙★军G	100ml	冲管	补	李××	何××	10:00
	07:45	中心静脉测压			李××	何××		10:00
		氯化钠注射液（袋装0.9% 100ml 制剂）乙★军G			李××	何××		10:00
	09:24	迁床			李××	何××		10:00

续表

日期	时间	医嘱			医生说明	医师签名	校对护士	执行护士	执行时间
	10:58	多烯磷脂酰胆碱注射液（5ml 易必生）乙★	10ml	静脉注射		李××		何××	12:00
	11:03	人血白蛋白针	10ml	静脉续滴		李××		何××	12:00
		氯化钠注射液（0.9% 100ml 粤怡翔）甲★军G	100ml	静脉续滴		李××		何××	12:00
21-06-19	11:04	人血白蛋白针	100ml	静脉续滴		李××		黄××	12:00
	11:05	氯化钠注射液（0.9% 100ml 粤怡翔）甲★军G	100ml	静脉续滴		李××		黄××	12:00
	11:08	氯化钠注射液（500ml 4.5g 广东）甲	4000ml	腹腔套管冲洗		李××		黄××	12:00
		腹腔热灌注治疗				李××		黄××	12:00
		盐酸哌替啶注射液（0.1g）甲★军G	0.05g	肌肉注射	热灌注前	李××		黄××	12:00
		盐酸异丙嗪注射液（2ml 50mg 沪禾丰）甲★军G	25g	肌肉注射	热灌注前	李××		黄××	12:00
		心电监测			热灌注前	李××		黄××	12:00
		低流量给氧			热灌注前	李××		黄××	12:00
		血氧饱和度监测			热灌注前	李××		黄××	12:00
21-06-20	09:56	腹腔热灌注治疗				李××		黄××	11:00
		心电监测			热灌注前	李××		曹××	11:00
	10:00	盐酸哌替啶注射液（0.1g）甲★军G	0.05g	肌肉注射	热灌注前	李××		曹××	11:00
		盐酸异丙嗪注射液（2ml 50mg 沪禾丰）甲★军G	25mg	肌肉注射	热灌注前	李××		曹××	11:00
		低流量给氧			热灌注前	李××		曹××	11:00
		血氧饱和度监测			热灌注前	李××		曹××	11:00
	10:02	氯化钠注射液（500ml 4.5g 广东）甲	4000ml	腹腔套管		李××		曹××	11:00
	10:37	人血白蛋白针	100ml	静脉续滴		李××		曹××	11:00
	10:42	氯化钠注射液（0.9% 100ml 粤怡翔）甲★军G	100ml	静脉续滴		李××		曹××	11:00
	22:32	冰袋降温				曾××		吴××	

续表

日期	时间	医嘱		医生说明	医师签名	校对护士	执行护士	执行时间
	22:33	注射用帕瑞昔布钠(40mg*10 江苏)乙	40mg	静脉注射		曾××	吴××	
		氯化钠注射液(0.9%10ml 大冢)甲★军G	10ml			曾××	吴××	
	22:43	注射用帕瑞昔布钠(40mg*10 江苏)乙	40mg	静脉注射	备	曾××	吴××	
		氯化钠注射液(0.9%10ml 大冢)甲★军G	10ml			曾××	吴××	
21-06-21	09:25	腹腔热灌注治疗				李××	何××	10:00
		盐酸哌替啶注射液(0.1g)甲★军G	0.05g	肌肉注射	热灌注前	李××	何××	10:00
		盐酸异丙嗪注射液(2ml 50mg 沪禾丰)甲★军G	25mg	肌肉注射	热灌注前	李××	何××	12:43
		葡萄糖注射液(5% 500ml 佛山)乙	4000ml	腹腔套管冲洗	热灌注	李××	何××	10:00
		注射用洛铂(10mg)乙★	70mg			李××	何××	10:00
		心电监测			热灌注时	李××	何××	10:00
		低流量给氧			热灌注时	李××	何××	10:00
		血氧饱和度监测			热灌注时	李××	何××	10:00
	09:29	拔除引流管			尿管,下午	李××	何××	10:00
	10:29	电解质7项				李××	何××	11:00
		肝功能8项				李××	何××	11:00
		肾功能8项				李××	何××	11:00
	10:33	血常规(住院)				李××	何××	11:00
		静脉采血				李××	何××	11:00
	21:27	降钙素原(PCT)定量检测(门)				陈××	黄××	06:00
	21:31	复方双氯芬酸钠注射液(25mg)	25mg	肌肉注射		陈××	黄××	22:00
		快速C-反应蛋白(门)				陈××	黄××	22:00
21-06-22	08:44	拔除引流管			腹腔引流管	李××	何××	9:00
		拔除引流管			胃管	李××	何××	9:00

表 3-4　临时医嘱单书写质量考评表

科别:　　　　　　　考评人签名:　　　　　　　考评日期:

项目	内　　容	分值	扣分	得分
眉栏 (10分)	眉栏填写齐全无漏项,字迹正规、清晰可辨	10		
执行医嘱情况 (60分)	1. 医嘱处理及时、准确	20		
	2. 页面清洁整齐,内容无涂改和刀刮字	10		
	3. 药物过敏试验结果记录正确	10		
	4. 阳性者标记明显	10		
	5. 执行输血医嘱时两人查对,双签名,符合要求,时间正确	10		
签名查对 (30分)	1. 有查对医嘱记录,查对记录符合要求	10		
	2. 临时医嘱签名符合要求	10		
	3. 临时医嘱查对符合要求	10		
合计 (100分)		100		

五、重整医嘱

1. 医嘱调整项目较多,或长期医嘱超过3页应重整。

2. 重整医嘱时,在原医嘱最后一行下面划一红横线(红线上下均不得有空行),在红线下正中用蓝墨水笔写"重整医嘱"字样,再将红线以上有效的长期医嘱,按原日期、时间顺序排列抄于红线下栏内。

六、医嘱单计算机管理的注意事项

1. 为确保医护信息安全,必须实行密码签名制度。

2. 所有医嘱必须在计算机中下达,执行。可下达单条或成组医嘱,可单条或成组停止,必要时(如分娩、手术、转科等)也可一次停止全部长期医嘱;可删除刚下达但未确认的医嘱,作废尚未执行的医嘱。护士执行前应查对医嘱格式、内容的正确性及开始执行时间,区分临时、长期医嘱。临时医嘱要求先处置,后签名。执行医嘱后根据治疗需要确定用药时间,编辑、打印出每个患者的各类治疗单、膳食单、护理单。

3. 各种药物过敏试验医嘱必须先处置,待观察到结果后再输入试验结果并执行。试验结果阳性者应通知医师。

4. 备用医嘱仅限于当班,未用者由医师作"未用"处理。手术后需先执行"手术医嘱",停术前所有长期医嘱,再执行"术后医嘱",然后按序执行新医嘱。护士随时进入工作台查阅有无新医嘱,医师下达即时执行医嘱后应提醒护士立即执行。

5. 已执行的医嘱自动转入"核对"栏内,每班护士必须核对上一班执行的医嘱并签名,复查当班医嘱。

6. 护士长对所有医嘱每周总核对一次。必要时利用"医嘱信息"功能浏览,打印全病区当日或7日内任意日下达的医嘱、每个患者的医嘱记录单或未停医嘱记录,便于工作中了解和查对全病区或每个患者的治疗情况。

7. 严格查对制度,医师下达医嘱后要认真检查,校对、无误后方可确认或保存。保存后护士必须查看有无遗漏及笔误。护士执行前必须审阅医嘱的正确性,执行后应核对执行单有无遗漏或打印错误,患者是否及时得到处置。

第四章　一般患者护理记录单

一般患者护理记录单是指护士遵医嘱和病情对住院患者从入院到出院期间病情变化、护理观察、各种护理措施等的客观动态记录。2010年3月1日起施行的《病历书写基本规范》为切实节省护士时间,原则上取消一般患者即未报病危的一级护理、二级护理、三级护理患者的护理记录单。但是由于各个地区、各家医院情况不同,且不同患者的具体情况也不尽相同,例如突然发生病情变化的患者,手术后需记录生命体征、病情观察的患者等,其不属于危重患者护理单记录范围,但是根据治疗和病情确实需要加以记录。编者以切实节省护士时间、简化护理记录为基础,结合临床护理实践中的实际情况,对原有的一般患者记录单进行了修改和简化,本章的护理表格及记录格式仅供参考。

一、书写内容

1. 眉栏内容　包括科别、姓名、床号、ID号、住院号、护理级别。
2. 项目内容　包括日期、时间、生命体征、基础护理、病情观察、护理措施及效果、护士签名等。

二、护理病历书写的基本要求

1. 护理病历书写应当客观、真实、准确、及时、完整,体现专科特点;医疗护理病历记录内容应相一致、不矛盾。
2. 护理病历书写应当使用电子病历,所有字体颜色选用宋体、五号、黑色。如有手工签名应使用蓝黑墨水笔。
3. 病历书写应当使用中文和医学术语。通用的外文缩写和无正式中文译名的症状、体征、疾病名称等可以使用外文。药名应书写通用名,不能书写商品名。
4. 病历书写应当表述准确,语句通顺,标点正确。
5. 病历应当按照规定的内容书写,并由相应护士签名。实习护士、试用期护士书写的病历,应当经过带教老师审阅、修改并签名。签名方式:带教老师签名/实习同学签名。进修护士应当由接收进修的科室根据其胜任本专业工作的实际情况认定后方可书写病历。
6. 护士长每天应审查护理病历的书写质量,审签时用护士长专用密码电子签名。

根据各级医院不同情况,现将一般患者护理记录单的各类相关记录介绍如下。

(一)病人住院评估表(表4-1,表4-2)

1. 所有病人都要建立病人住院评估表。
2. 病人住院评估表的书写方法:要求按病人住院评估表上的项目用勾选法进行评估与记录,在一定程度上替代以前的一般护理记录单,如新入、转科、手术(术前、术后)、拔管、一级护理七日评估等;如有特殊病情变化及处置需在《护理病情记录单》上记录。

第四章 一般患者护理记录单

表 4-1 病人住院评估表

科室：普外科护理单元　　　床号：　　　姓名：　　　住院号：

日期	2021-05-26 14:56	2021-05-26 18:08	2021-05-27 07:58	2021-05-28 15:48	2021-06-02 17:10
班次	白班	前夜	后夜	白班	前夜
神志	清楚	清楚	清楚	清楚	清楚
生命体征	正常	正常	正常	正常	正常
皮肤	正常	正常	正常	正常	正常
口腔黏膜	正常	正常	正常	正常	正常
饮食、食欲	普通饮食	普通饮食	普通饮食	普通饮食	普通饮食
排便(气)	正常	正常	正常	正常	正常
排尿	正常	正常	正常	正常	正常
活动状况	正常	正常	正常	正常	正常
自理能力(ADL)	100	100	100	100	100
睡眠	正常	正常	正常	正常	正常
舒适状况	正常	正常	正常	正常	正常
情绪	稳定	稳定	稳定	稳定	稳定
切口情况	无	无	无	无	无
管道	无	无	无	无	无
入院伤口评估	否	否	否	否	否
自杀风险	否	否	否	否	否
疼痛程度	否	否	否	否	否
压力性损伤	无风险	无风险	无风险	无风险	无风险
跌倒	无风险	无风险	无风险	无风险	无风险
导管滑脱	无风险	无风险	无风险	无风险	无风险
专科评估项1	新入 患者因"横结肠癌"而入院			一周评估	术前准备 患者拟于明日在全麻下行"腹腔镜辅助右半结肠癌根治术"
专科评估项2					
专科评估项3					
专科评估项4					
专科评估项5					
专科评估项6					
护士签名：	邓××	马××	朱××	高××	曹××
护士长签名：	康××		康××	康××	康××
术归时间：					

备注：√表示正常或者未见异常，△表示详见护理记录单

(续表)

病人住院评估表

科室:普外科护理单元　　　床号:　　　姓名:　　　住院号:

日期	2021-06-03 01:45	2021-06-03 02:45	2021-06-03 19:40	2021-06-04 10:42	2021-06-05 15:25
班次	前夜	后夜	白班	白班	白班
神志	清楚	清楚	清楚	清楚	清楚
生命体征	正常	正常	正常	正常	正常
皮肤	正常	正常	正常	正常	正常
口腔黏膜	正常	正常	正常	正常	正常
饮食、食欲	禁食	禁食	禁食	禁食	禁食
排便(气)	正常	正常	正常	正常	正常
排尿	正常	正常	尿管	尿管	正常
活动状况	正常	正常	正常	卧床	卧床
自理能力(ADL)	100	100	10	10	10
睡眠	正常	正常	正常	正常	正常
舒适状况	正常	正常	正常	正常	正常
情绪	稳定	稳定	稳定	稳定	稳定
切口情况	无	无	无	无	无
管道	无	无	深静脉管,镇痛泵,尿管,腹腔引流管,胃管	深静脉管,镇痛泵,尿管,腹腔引流管	深静脉管,镇痛泵,腹腔引流管
入院伤口评估	否	否	否	否	否
自杀风险	否	否	否	否	否
疼痛程度	否	否	0	0	0
压力性损伤	无风险	无风险	高度风险/12	中度风险/14	中度风险
跌倒	无风险	无风险	高度风险/10	中度风险/6	中度风险
导管滑脱	无风险	无风险	高度风险/8	高度风险/6	高度风险/5
专科评估项1			术归 患者于今日在全麻下行"腹腔镜辅助扩大右半结肠癌根治术",于19:40分术归	监护室迁出	拔管 遵医嘱拔除尿管
专科评估项2				拔管 遵医嘱拔除胃管	
专科评估项3				一周评估	
专科评估项4					
专科评估项5					
专科评估项6					
护士签名:	朱××	刘××	舒××	马××	吴××
护士长签名:		康××	康××	康××	康××
术归时间:			2021-06-03 19:40		

备注:√表示正常或者未见异常,△表示详见护理记录单

(续表)

病人住院评估表

科室：普外科护理单元　　床号：　　姓名：　　住院号：

日期	2021-06-06 14:46	2021-06-07 15:04	2021-06-08 14:36	2021-06-09 14:46	2021-06-10 11:36
班次	白班	白班	白班	白班	白班
神志	清楚	清楚	清楚	清楚	清楚
生命体征	正常	正常	正常	正常	正常
皮肤	正常	正常	正常	正常	正常
口腔黏膜	正常	正常	正常	正常	正常
饮食、食欲	禁食	流质	流质	流质	流质
排便（气）	正常	正常	正常	正常	正常
排尿	正常	正常	正常	正常	正常
活动状况	室内活动	室内活动	室外活动	室外活动	正常
自理能力 ADL	10	65	65	65	90
睡眠	正常	正常	正常	正常	正常
舒适状况	正常	正常	正常	正常	正常
情绪	稳定	稳定	稳定	稳定	稳定
切口情况	无	正常	正常	正常	正常
管道	深静脉管,镇痛泵,腹腔引流管	深静脉管,镇痛泵,腹腔引流管	深静脉管,腹腔引流管	无	无
入院伤口评估	否	否	否	否	否
自杀风险	否	否	否	否	否
疼痛程度	0	0	2	否	否
压力性损伤	中度风险	低度风险/16	低度风险	低度风险	无风险/18
跌倒	中度风险	中度风险/4	中度风险	中度风险	低度风险/1
导管滑脱	高度风险/5	高度风险/5	中度风险/3	无风险/0	无风险/0
专科评估项1			拔管 遵医嘱予以拔除腹腔引流管	拔管 遵医嘱拔除深静脉导管	出院 遵医嘱给予明日出院
专科评估项2			拔泵 遵医嘱给予拔除止痛泵	拔管 遵医嘱拔除腹腔引流管	
专科评估项3					
专科评估项4					
专科评估项5					
专科评估项6					
护士签名：	朱××	杨××	曹××	舒××	刘××
护士长签名：	康××	康××	康××	康××	
术归时间：					

备注：√表示正常或者未见异常，△表示详见护理记录单

表4-2 病人住院评估表

科室：心血管内科护理单元　　　床号：　　　姓名：　　　住院号：

日期	2021-05-21 19:42	2021-05-25 14:37	2021-05-25 17:39	2021-05-26 01:13	2021-05-26 08:50
班次	前夜	后夜	前夜	后夜	白班
神志	清楚	清楚	清楚	清楚	清楚
生命体征	正常	正常	正常	正常	正常
皮肤	正常	正常	正常	正常	正常
口腔黏膜	正常	正常	正常	正常	正常
饮食、食欲	低盐、低脂、糖尿病	低盐、低脂、糖尿病	低盐、低脂、糖尿病	低盐、低脂、糖尿病	低盐、低脂、糖尿病
排便（气）	正常	正常	正常	正常	正常
排尿	尿管	尿管	尿管	尿管	正常
活动状况	绝对卧床	绝对卧床	绝对卧床	绝对卧床	卧床
自理能力（ADL）	0	0	0	0	50
睡眠	正常	正常	正常	正常	正常
舒适状况	正常	正常	正常	正常	正常
情绪	稳定	稳定	稳定	稳定	稳定
切口情况	无	无	无	无	无
管道	深静脉管,尿管,胃管	深静脉管,尿管	深静脉管,尿管	深静脉管,尿管	深静脉管
入院伤口评估	否	否	否	否	否
自杀风险	否	否	否	否	否
疼痛程度	否	否	否	否	否
压力性损伤	中度风险/14	中度风险/14	中度风险/14	中度风险/14	中度风险/14
跌倒	中度风险/4	中度风险/4	中度风险/4	中度风险/4	中度风险/4
导管滑脱	高度风险/8	中度风险/4	中度风险/4	中度风险/4	中度风险/3
专科评估项1	新入、病危遵医嘱予特级护理,详情请见特别护理记录单	拔除IABP 10:50医生在无菌操作下拔除IABP,予弹力绷带加压包扎			拔除尿管 15:00拔除尿管,后患者已自解小便
专科评估项2	急诊PCI术完善术后护理	停特级护理 11:00遵医嘱予停特级护理改一级护理			
专科评估项3	携带有IABP泵辅助循环、经口气管插管接呼吸机辅助呼吸	右股动脉沙袋压迫6小时,术肢制动24小时,右侧股动脉穿刺处敷料固定清洁	右股动脉沙袋压迫6小时,术肢制动24小时,右侧股动脉穿刺处敷料固定整洁	右股动脉沙袋压迫6小时,术肢制动24小时,右侧股动脉穿刺处敷料固定整洁	
专科评估项4	去甲肾上腺素组液体0.33μg/kg·min泵入治疗	无渗血渗液,术肢无肿胀,双下肢皮温及足背动脉搏动良好	无渗血渗液,术肢无肿胀,双下肢皮温及足背动脉搏动良好	无渗血渗液,术肢无肿胀,双下肢皮温及足背动脉搏动良好	
专科评估项5	多巴胺组液以2.18μg/kg·min泵入治疗	尼可地尔组液体泵速为0.3μg/kg·min	尼可地尔组液体泵速为0.3μg/kg·min	尼可地尔组液体泵速为0.3μg/kg·min	尼可地尔组液体13:30遵医嘱泵完停泵
专科评估项6		重组人脑利钠肽组液体泵速为0.006μg/kg·min	重组人脑利钠肽组液体泵速为0.006μg/kg·min	重组人脑利钠肽组液体泵液为0.006μg/kg·min	重组人脑利钠肽组液体14:30遵医嘱泵完停泵
护士签名：	盛××	刘××	王××	彭××	商××
护士长签名：	邓××				邓××
术归时间：	2021-05-21 19:10				

备注：√表示正常或者未见异常，△表示详见护理记录单

(续表)

病人住院评估表

科室：心血管内科护理单元　　　　床号：　　　　姓名：　　　　住院号：

日期	2021-05-26 18:02	2021-05-27 02:12	2021-05-27 10:01	2021-05-27 19:13	2021-05-28 01:17
班次	前夜	后夜	白班	前夜	后夜
神志	清楚	清楚	清楚	清楚	清楚
生命体征	正常	正常	正常	正常	正常
皮肤	正常	正常	正常	正常	正常
口腔黏膜	正常	正常	正常	正常	正常
饮食、食欲	低盐、低脂、糖尿病	低盐、低脂、糖尿病	低盐、低脂、糖尿病	低盐、低脂、糖尿病	低盐、低脂、糖尿病
排便(气)	正常	正常	正常	正常	正常
排尿	正常	正常	正常	正常	正常
活动状况	卧床	卧床	卧床	卧床	卧床
自理能力(ADL)	50	50	50	50	50
睡眠	正常	正常	正常	正常	正常
舒适状况	正常	正常	正常	正常	正常
情绪	稳定	稳定	稳定	稳定	稳定
切口情况	无	无	无	无	无
管道	深静脉管	深静脉管	深静脉管	深静脉管	深静脉管
入院伤口评估	否	否	否	否	否
自杀风险	否	否	否	否	否
疼痛程度	否	否	否	否	否
压力性损伤	中度风险/14	中度风险/14	中度风险/14	中度风险/14	中度风险/14
跌倒	中度风险/4	中度风险/4	中度风险/3	中度风险/3	中度风险/3
导管滑脱	中度风险/3	中度风险/3	中度风险/3	中度风险/3	中度风险/3
专科评估项1			迁床 迁至普通病房		
专科评估项2					
专科评估项3					
专科评估项4					
专科评估项5					
专科评估项6					
护士签名：	彭××	刘××	徐××	徐××	伍××
护士长签名：		邓××			邓××
术归时间：					

备注：√表示正常或者未见异常，△表示详见护理记录单

(续表)

病人住院评估表

科室：心血管内科护理单元　　　　床号：　　　　　　姓名：　　　　　　住院号：

日期	2021-05-28 10:54	2021-05-28 18:48	2021-05-29 01:12	2021-05-29 11:44	2021-05-29 17:52
班次	白班	前夜	后夜	白班	前夜
神志	清楚	清楚	清楚	清楚	清楚
生命体征	正常	正常	正常	正常	正常
皮肤	正常	正常	正常	正常	正常
口腔黏膜	正常	正常	正常	正常	正常
饮食、食欲	低盐、低脂、糖尿病	低盐、低脂、糖尿病	低盐、低脂、糖尿病	低盐、低脂、糖尿病	低盐、低脂、糖尿病
排便(气)	正常	正常	正常	正常	正常
排尿	正常	正常	正常	正常	正常
活动状况	卧床	卧床	卧床	卧床	卧床
自理能力(ADL)	50	50	50	50	50
睡眠	正常	正常	正常	正常	正常
舒适状况	正常	正常	正常	正常	正常
情绪	稳定	稳定	稳定	稳定	稳定
切口情况	无	无	无	无	无
引流管	套管针	套管针	套管针	套管针	套管针
入院伤口评估	否	否	否	否	否
自杀风险	否	否	否	否	否
疼痛程度	否	否	否	否	否
压力性损伤	中度风险/14	中度风险/14	中度风险/14	中度风险/14	中度风险/14
跌倒	中度风险/3	中度风险/3	中度风险/3	中度风险/3	中度风险/3
导管滑脱	低度风险/1	低度风险/1	低度风险/1	低度风险/1	低度风险/1
专科评估项1	拔除右锁骨下深静脉管予无菌纱布覆盖，敷料固定整洁，无渗血、渗液	拔除右锁骨下深静脉管予无菌纱布覆盖，敷料固定整洁，无渗血、渗液	右锁骨下深静脉穿刺处予无菌纱布覆盖，敷料固定整洁，无渗血、渗液		
专科评估项2					
专科评估项3					
专科评估项4					
专科评估项5					
专科评估项6					
护士签名：	刘××	伍××	肖××	贾××	刘××
护士长签名：			邓××		
术归时间：					

备注：√表示正常或者未见异常，△表示详见护理记录单　　　　　第3页　共7页

(续表)

病人住院评估表

科室：心血管内科护理单元　　　床号：　　　姓名：　　　住院号：

日期	2021-05-30 01:54	2021-05-30 13:40	2021-05-30 19:32	2021-05-31 02:49	2021-05-31 10:54
班次	后夜	白班	前夜	后夜	白班
神志	清楚	清楚	清楚	清楚	清楚
生命体征	正常	正常	正常	正常	正常
皮肤	正常	正常	正常	正常	正常
口腔黏膜	正常	正常	正常	正常	正常
饮食、食欲	低盐、低脂、糖尿病	低盐、低脂、糖尿病	低盐、低脂、糖尿病	低盐、低脂、糖尿病	低盐、低脂、糖尿病
排便（气）	正常	正常	正常	正常	正常
排尿	正常	正常	正常	正常	正常
活动状况	卧床	卧床	卧床	卧床	卧床
自理能力（ADL）	50	50	50	50	50
睡眠	正常	正常	正常	正常	正常
舒适状况	正常	正常	正常	正常	正常
情绪	稳定	稳定	稳定	稳定	稳定
切口情况	无	无	无	无	无
管道	套管针	套管针	套管针	套管针	套管针
入院伤口评估	否	否	否	否	否
自杀风险	否	否	否	否	否
疼痛程度	否	否	否	否	否
压力性损伤	中度风险/14	中度风险/14	中度风险/14	中度风险/14	中度风险/14
跌倒	中度风险/3	中度风险/3	中度风险/3	中度风险/3	中度风险/3
导管滑脱	低度风险/1	低度风险/1	低度风险/1	低度风险/1	低度风险/1
专科评估项1					
专科评估项2					
专科评估项3					
专科评估项4					
专科评估项5					
专科评估项6					
护士签名：	刘××	贾××	易××	蒋××	李××
护士长签名：	邓××			邓××	
术归时间：					

备注：√表示正常或者未见异常，△表示详见护理记录单　　　第4页　共7页

(续表)

病人住院评估表

科室:心血管内科护理单元　　　　床号:　　　　姓名:　　　　住院号:

日期	2021-05-31 21:27	2021-06-01 01:24	2021-06-01 14:26	2021-06-01 19:47	2021-06-02 01:54
班次	前夜	后夜	白班	前夜	后夜
神志	清楚	清楚	清楚	清楚	清楚
生命体征	正常	正常	正常	正常	正常
皮肤	正常	正常	正常	正常	正常
口腔黏膜	正常	正常	正常	正常	正常
饮食、食欲	低盐、低脂、糖尿病	低盐、低脂、糖尿病	低盐、低脂、糖尿病	低盐、低脂、糖尿病	低盐、低脂、糖尿病
排便(气)	正常	正常	正常	正常	正常
排尿	正常	正常	正常	正常	正常
活动状况	卧床	卧床	卧床	卧床	卧床
自理能力(ADL)	50	50	50	50	50
睡眠	正常	正常	正常	正常	正常
舒适状况	正常	正常	正常	正常	正常
情绪	稳定	稳定	稳定	稳定	稳定
切口情况	无	无	无	无	无
管道	套管针	套管针	套管针	套管针	套管针
入院伤口评估	否	否	否	否	否
自杀风险	否	否	否	否	否
疼痛程度	否	否	否	否	否
压力性损伤	中度风险/14	中度风险/14	中度风险/14	中度风险/14	中度风险/14
跌倒	中度风险/3	中度风险/3	中度风险/3	中度风险/3	中度风险/3
导管滑脱	低度风险/1	低度风险/1	低度风险/1	低度风险/1	低度风险/1
专科评估项1					
专科评估项2					
专科评估项3					
专科评估项4					
专科评估项5					
专科评估项6					
护士签名:	蒋××	贾××	刘××	贾××	刘××
护士长签名:		邓××			邓××
术归时间:					

备注:√表示正常或者未见异常,△表示详见护理记录单

(续表)

病人住院评估表

科室：心血管内科护理单元　　　床号：　　　姓名：　　　住院号：

日期	2021-06-02 10:56	2021-06-02 18:15	2021-06-03 01:26	2021-06-03 09:01	2021-06-03 21:11
班次	白班	前夜	后夜	白班	前夜
神志	清楚	清楚	清楚	清楚	清楚
生命体征	正常	正常	正常	正常	正常
皮肤	正常	正常	正常	正常	正常
口腔黏膜	正常	正常	正常	正常	正常
饮食、食欲	低盐、低脂、糖尿病	低盐、低脂、糖尿病	低盐、低脂、糖尿病	低盐、低脂、糖尿病	低盐、低脂、糖尿病
排便（气）	正常	正常	正常	正常	正常
排尿	正常	正常	正常	正常	正常
活动状况	卧床	卧床	卧床	卧床	卧床
自理能力（ADL）	50	50	50	50	50
睡眠	正常	正常	正常	正常	正常
舒适状况	正常	正常	正常	正常	正常
情绪	稳定	稳定	稳定	稳定	稳定
切口情况	无	无	无	无	无
管道	套管针	套管针	套管针	套管针	套管针
入院伤口评估	否	否	否	否	否
自杀风险	否	否	否	否	否
疼痛程度	否	否	否	否	否
压力性损伤	中度风险/14	中度风险/14	中度风险/14	中度风险/14	中度风险/14
跌倒	中度风险/3	中度风险/3	中度风险/3	中度风险/3	中度风险/3
导管滑脱	低度风险/1	低度风险/1	低度风险/1	低度风险/1	低度风险/1
专科评估项1					
专科评估项2					
专科评估项3					
专科评估项4					
专科评估项5					
专科评估项6					
护士签名：	刘××	涂××	伍××	刘××	李××
护士长签名：			邓××		
术归时间：					

备注：√表示正常或者未见异常，△表示详见护理记录单

(续表)

病人住院评估表

科室：心血管内科护理单元　　　　床号：　　　　姓名：　　　　住院号：

日期	2021-06-04 02:33	2021-06-04 09:01			
班次	后夜	白班			
神志	清楚	清楚			
生命体征	正常	正常			
皮肤	正常	正常			
口腔黏膜	正常	正常			
饮食、食欲	低盐、低脂、糖尿病	低盐、低脂、糖尿病			
排便(气)	正常	正常			
排尿	正常	正常			
活动状况	卧床	卧床			
自理能力 ADL	50	50			
睡眠	正常	正常			
舒适状况	正常	正常			
情绪	稳定	稳定			
切口情况	无	无			
管道	套管针	套管针			
入院伤口评估	否	否			
自杀风险	否	否			
疼痛程度	否	否			
压力性损伤	中度风险/14	中度风险/14			
跌倒	中度风险/3	中度风险/3			
导管滑脱	低度风险/1	低度风险/1			
专科评估项1		明日出院 已完善出院宣教			
专科评估项2					
专科评估项3					
专科评估项4					
专科评估项5					
专科评估项6					
护士签名：	肖××	刘××			
护士长签名：	邓××	邓××			
术归时间：					

备注：√表示正常或者未见异常，△表示详见护理记录单

(二)护理病情记录单(表4-3,表4-4)

1. 护理病情记录的书写方法　要求按焦点记录法记录,力求简单、明了、客观、准确;只要求记录病人在何时发生了何种病情变化、护士给予了何种处理、有何效果;主观分析内容如各种可能出现的护理问题、常规的输液、注射不必记录。

2. 护理病情记录的书写要求　新入、转科、手术(术前、术后)、分娩、特殊检查、治疗(含输血等)的病人当天有特殊病情变化及处置的应写护理病情记录单;病危病重病人要求班班记录;病人发生病情变化时,应随时进行记录;病人病情平稳无特殊变化时,不必记录护理记录。

3. 护理记录的转接　转记特护记录:患者需特护或病情变化紧急抢救的死亡患者,直接转记特别护理记录单。

表4-3　护理病情记录单

科室:普外科胃肠甲乳病区　　　床号:　　　姓名:　　　住院号:　　　年龄:

日期	问题	措施	效果评价			签名	护士长签名
			白班	前夜	后夜		
2021-06-02	拔泵	患者神志清,精神可,切口敷料外观无渗血、渗液,16:00静脉镇痛泵用完,通知麻醉科值班医生,16:20由麻醉科医生拔出静脉镇痛泵导管,16:30患者疼痛强度评估为2分,暂未给特殊处理,请接班护士观察患者疼痛情况和硬膜外穿刺部位情况。 8:00-17:00 曹××	5			曹××	康××
2021-06-02		患者神志清,精神可,切口敷料外观整洁干燥,无渗血渗液,评估患者疼痛强度为2分,夜间入睡可,请下一班继续观察患者疼痛情况及病情。		3		高××	康××

备注:以1~5分评价效果,1~2分为问题恶化;3分为无变化;4~5分为好转。护士应该根据分值的变化更改相应的措施,当评分达到5分时,该问题已解决。

表4-4 护理病情记录单

科室：心血管内科一病区　　　床号：　　　姓名：　　　住院号：　　　年龄：

日期	问题	措施	效果评价			签名	护士长签名
			白班	前夜	后夜		
2021-05-21	新入、病危、特级护理	19:36　T 36℃　P 106次/分　R 18次/分　BP 71/52mmHg 患者，男性，60岁，因"突发胸痛5小时"而入科。入科时直接送患者入介入室在局麻下经桡动脉、股动脉行急诊 PCI 术，术中于回旋支狭窄处植入支架2枚。术毕19:10返回病房，回科时携带有经口气管插管接呼吸机辅助呼吸，置管深度为22cm，模式为双相水平正压通气，氧浓度为40%。桡动脉穿刺处已予桡动脉止血器压迫止血，术部无渗血；股动脉处予接 IABP 泵辅助循环，血管内压为67/51mmHg，反搏压为70mmHg。携带有尿管，置管时间为2021年5月21日，可见少量血性尿液引出。并携带有0.9%氯化钠41ml+去甲肾上腺素9ml 以0.33μg/kg·min、0.9%氯化钠32ml+多巴胺180mg 以2.18μg/kg·min 泵入治疗。心电监护示窦性心律，心率为106次/分，血压为71/52mmHg，血氧饱和度为100%，入科后医嘱予特级护理，病危，低盐、低脂、糖尿病饮食，其术部无渗血，皮温湿冷，术肢无肿胀，双足背动脉搏动未触及。详情请见特别护理记录单。 17:00-01:00　盛××/李××		3		盛××	邓××
2021-05-25	停特级护理改一级护理	10:00　T 36.6℃　P 78次/分　R 18次/分　BP 114/58mmHg 14:00　T 36.3℃　P 79次/分　R 23次/分　BP 102/69mmHg 患者日间精神食欲一般，10:50观 IABP 示血管内压为85/53mmHg，反搏压为96mmHg，心电监护示窦性心律，心率为78次/分，血压为110/68mmHg，血氧饱和度为100%，遵医嘱予停 IABP 辅助循环，医生在无菌操作下拔除右侧股动脉鞘管，并予弹力绷带加压包扎，沙袋压迫6小时，术肢制动24小时，心电监护示窦性心律，心率为82次/分，血压为115/69mmHg，血氧饱和度为100%。10:58心电监护示窦性心律，心率为76次/分，血压为112/59mmHg，血氧饱和度为100%。11:00遵医嘱予停病危改病重，停特级护理改一级护理。后心电监护示窦性心律，心率波动在72~89次/分，血压波动在89~118/52~72mmHg 之间，血氧饱和度达99%以上，持续予鼻导管低流量吸氧。现右侧股动脉穿刺处敷料固定整洁，无渗血渗液，术肢无肿胀，双下肢皮温及足背脉搏动良好，予禁	5			刘××	邓××

备注：以1~5分评价效果，1~2分为问题恶化；3分为无变化；4~5分为好转。护士应该根据分值的变化更改相应的措施，当评分达到5分时，该问题已解决。

第1页

(续表)

护理病情记录单

科室：心血管内科一病区　　　床号：　　　姓名：　　　住院号：　　　年龄：

日期	问题	措施	效果评价			签名	护士长签名
			白班	前夜	后夜		
		翻身，卧气垫床休息，予按摩受压处皮肤，重组人脑利钠肽组液体泵速为 0.006μg/kg·min，尼可地尔组液体泵速为 0.3μg/kg·min，请下一班继续观察。 8:00－17:00　刘××					

备注：以 1~5 分评价效果，1~2 分为问题恶化；3 分为无变化；4~5 分为好转。护士应该根据分值的变化更改相应的措施，当评分达到 5 分时，该问题已解决。

第 2 页

三、示例

一般患者护理记录单通常有两种记录方式。

(一)叙述式

根据所记载的内容,按时间顺序记录。书写形式类似医师的病程记录(表4-5)。

表4-5　一般患者护理记录单

科别　皮肤科　　　　　姓名　　　　　　　床号　　　　　住院号　　　　　

时间	记录	签名
2009/18/8　15:30	T 37.2℃, P 84次/分, R 20次/分, BP 156/86 mmHg。诉右侧头面部阵发性疼痛,给予布洛芬0.3 g口服;皮疹处给予0.08%的庆大霉素生理盐水持续性冷湿敷,指导病人湿敷方法。	方×
20/8　8:00	昨夜病人睡眠差,今晨进食少,右眼部有少许新出现的水疱,疼痛明显,给予阿昔洛韦眼药水滴双眼,嘱病人安心治疗,进易消化、高蛋白饮食。	王×
26/8　10:00	右眼睑水肿明显消退,未出现新的皮疹,疼痛减轻。	刘×
2/9　10:00	右眼睑红肿基本消退,水疱已结痂,疼痛明显减轻。	方×
9/9　10:00	皮疹干燥,痂皮部分脱落,但仍诉疼痛,给予He-Ne激光局部照射。	刘×
14/9　10:00	皮疹痊愈,疼痛消失,明日出院,向病人作出院指导。	方×

(二)表格式

采用表格的形式记录日期和时间、生命体征、基础护理、病情观察、护理措施及效果。表格式直观明了、简便易行,既减轻了护士的工作量,又较好地反映了病情记录的完整性和连续性。

现以表格式列举科室一般患者护理记录单示例。由于篇幅限制,仅描述有病情观察、护理措施及效果的时间点,仅供参考。

1. 内科系科室一般患者护理记录单示例

(1)心血管内科一般患者护理记录单示例:见表4-6。
(2)消化内科一般患者护理记录单示例:见表4-7。
(3)呼吸内科一般患者护理记录单示例:见表4-8。
(4)血液内科一般患者护理记录单示例:见表4-9。
(5)内分泌科一般患者护理记录单示例:见表4-10。
(6)神经内科一般患者护理记录单示例:见表4-11。
(7)肾脏内科一般患者护理记录单示例:见表4-12。
(8)肿瘤科一般患者护理记录单示例:见表4-13。
(9)中医科一般患者护理记录单示例:见表4-14。
(10)皮肤科一般患者护理记录单示例:见表4-15。
(11)小儿科一般患者护理记录单示例:见表4-16。
(12)老年病科一般患者护理记录单示例:见表4-17。
(13)传染内科一般患者护理记录单示例:见表4-18。

2. 外科系科室一般患者护理记录单示例

(1)骨科一般患者护理记录单示例:见表4-19。
(2)普通外科一般患者护理记录单示例:见表4-20。
(3)心胸外科一般患者护理记录单示例:见表4-21。
(4)泌尿外科一般患者护理记录单示例:见表4-22。
(5)神经外科一般患者护理记录单示例:见表4-23。
(6)妇科一般患者护理记录单示例:见表4-24。
(7)眼科一般患者护理记录单示例:见表4-25。
(8)耳鼻喉科一般患者护理记录单示例:见表4-26。
(9)肝胆外科一般患者护理记录单示例:见表4-27。
(10)血管外科一般患者护理记录单示例:见表4-28。
(11)烧伤科一般患者护理记录单示例:见表4-29。
(12)脊髓损伤科一般患者护理记录单示例:见表4-30。

表4-6 一般患者护理记录单

科别：心血管内科　　姓名：　　床号：　　ID号：　　住院号：　　护理级别：一级

日/月	时间	生命体征					基础护理措施										病情观察、护理措施及效果	护士签名
2009年		体温(℃)	脉搏(次/分)	呼吸(次/分)	血压(mmHg)	神志	血氧饱和度(%)	口腔护理	雾化吸入	膀胱冲洗	会阴冲洗	吸痰	吸氧	鼻饲	导尿	体位	各类注射	病情巡视	AV置管护理		
8/6	10:00	36.3	80	20	140/80	√														患者女性,55岁,主因反复胸闷、胸痛伴咳嗽5天平车入科,诊断为冠心病。观察患者口唇凹陷性水肿,遵医嘱行一级护理,给予扩冠、抗凝等对症处理,持续低流量吸氧。入院健康宣教。	方×
	11:00																			经皮选择性左肘正中静脉置管。	↓
	14:00	36.2	78	19									√					√	√	医嘱定于明9:00在介入室局麻下行冠脉造影术,术前禁食水。备皮,碘过敏试验(-),先锋霉素V号皮试(-),交代术前注意事项,指导床上练习排便。	
																		×	√	给予术前心理疏导。	方×
9/6	8:00												√					√		手术。	
	9:00																				↓
	12:00	36.3	80	20	135/75		95						√					√	√	患者手术顺利,于12:00平车安返病房。遵医嘱给予持续心电监测,雾化吸入2次/日,观察伤口渗血,足背动脉搏动1次/2小时。	
	14:00		70	18	130/80		96						√					√	√	窦性心律,伤口敷料包扎固定好,无渗血,足背动脉搏动好。嘱患者平卧休息,术侧制动24小时;多饮水,尽早排尿,促进造影剂排泄。	于×
	16:10		72	18	135/80		96											√		患者诉腹胀,不能自行排尿,遵医嘱行留置导尿。	

神志：清醒√　嗜睡/朦胧+　浅昏迷++　深昏迷+++　病情巡视：患者在√　患者不在×

第1页

第四章 一般患者护理记录单

一般患者护理记录单

（续表）

科别：心血管内科　　姓名：　　床号：　　ID号：　　住院号：　　护理级别：一级→二级

2009年 日/月	时间	生命体征 体温(℃)	脉搏(次/分)	呼吸(次/分)	血压(mmHg)	神志	血氧饱和度(%)	基础护理措施 口腔护理	雾化吸入	膀胱冲洗	会阴冲洗	吸痰	吸氧	鼻饲	导尿	体位	各类注射	病情巡视	AV置管护理	病情观察、护理措施及效果	护士签名
10/6	17:00		74	20	130/75		95	√		√								√		拆除术侧绷带敷料,协助患者床上活动。	马×
11/6	8:00		70	18	130/65		95	√	√	√	√		√					√		协助患者下床活动,医嘱停留置导尿,观察伤口,足背动脉搏动1次/2小时。	方×
	10:00	36.5	74	20	130/80		94						√							患者自行排尿约250ml,诉胸闷,胸痛症状有所好转。	方×
12/6	8:00		78	20	120/60		95											√		医嘱停持续心电监测,持续低流量吸氧,雾化吸入2次/日,停一级护理,改二级护理。	于×

神志：清醒√　嗜睡朦胧+　浅昏迷++　深昏迷+++　　病情巡视：患者在√　患者不在×

第2页

表4-7 一般患者护理记录单

科别：消化内科　　姓名：　　床号：　　ID号：　　住院号：　　护理级别：一级

2009年 日/月	时间	生命体征 体温(℃)	脉搏(次/分)	呼吸(次/分)	血压(mmHg)	神志	血氧饱和度(%)	基础护理措施 口腔护理	雾化吸入	膀胱冲洗	会阴冲洗	吸痰	吸氧	鼻饲	导尿	体位	各类注射	病情巡视	AV置管护理	病情观察、护理措施及效果	护士签名
5/6	11:40	36.8	100	20	120/70	√												√			患者男性,68岁,因腹痛、腹胀,双下肢浮肿1年余,黑便1天,平车入科,诊断为消化道出血。既往有肝硬化病史5年。观察慢性肝病面容,精神差,腹部膨隆,腹水征阳性,自诉乏力,呼吸、脉搏、测血压,测体温,遵医嘱行一级护理,禁食,持续低流量吸氧,入院健康宣教。	李×
	14:00	36.6	98	19	120/80								√						√		血,保肝,对症治疗。经皮选择性右颈外静脉置管。	↓
	16:00												√			半卧		√		诉腹胀,给予床头抬高30°。	李×
	17:00												√					√			在局麻下行腹腔穿刺术,抽出淡黄色腹水800mL,患者无特殊不适。	
	18:00		88	19	110/70			√					√					√			解黑色稀便量约100mL,每分钟10滴,建立第二静脉通道,输入奥曲肽0.6mg,用输液泵控制滴数,每分钟10滴,维持静脉滴入。	于×
	18:30												√					√			向患者交代绝对卧床,防止下床晕倒。	↓
	22:00	38.3	88	20	110/80								√					√			患者发热,给予冰袋物理降温。	于×
	23:00	37	84	18									√					√√			患者体温恢复正常,停止物理降温。	王××
6/6	6:00	37	82	18	115/80								√					×			静脉抽血化验。	↓
	9:00																				外出做B超,胃镜检查。	王××
	10:00		88	20	110/80								√					√			安返病房。遵医嘱禁食,改冷流质。	

第1页

神志：清醒√　嗜睡/朦胧+　浅昏迷++　深昏迷+++　　病情巡视：患者在√　患者不在×

一般患者护理记录单

科别：消化内科　　姓名：　　床号：　　ID号：　　住院号：　　护理级别：一级→二级　　（续表）

2009年		生命体征						基础护理措施												病情观察 护理措施及效果	护士签名
日/月	时间	体温(℃)	脉搏(次/分)	呼吸(次/分)	血压(mmHg)	神志	血氧饱和度(%)	口腔护理	雾化吸入	膀胱冲洗	会阴冲洗	吸痰	吸氧	鼻饲	导尿	体位	各类注射	病情巡视	AV置管护理		
6/6	11:00																			向患者进行肝硬化饮食指导。	苏×
7/6	6:00	36.8	84	18	110/70			√										√		为预防肝性脑病，遵医嘱食醋50ml保留灌肠。	→
7/6	10:00		84	19	110/70				√									√		主诉咳嗽，咽喉部不适，给予雾化吸入2次/日。	苏×
7/6	14:00	36.3	80	18	115/65				√									√		解棕色稀便量约200ml。	
8/6	9:00		80	18	120/80													√		解黄色稀便量约100ml，患者自述腹痛，腹胀有所缓解，双下肢浮肿减轻，停一级护理，改二级护理，测血压，脉搏，呼吸1次/8小时。	杨×

神志：清醒√　嗜睡/朦胧＋　浅昏迷＋＋　深昏迷＋＋＋　　病情巡视：患者在√　患者不在×

第2页

表4-8 一般患者护理记录单

科别：呼吸内科　　姓名：　　床号：　　ID号：　　住院号：　　护理级别：一级

2009年		生命体征					基础护理措施									病情观察 护理措施及效果	护士签名
日/月	时间	体温(℃)	脉搏(次/分)	呼吸(次/分)	血压(mmHg)	神志	血氧饱和度(%)	口腔护理	雾化吸入	膀胱冲洗	会阴冲洗	吸痰	鼻饲	吸氧	导尿	体位	各类注射	病情巡视	AV置管护理		
1/7	10:30	37.3	108	23	145/89	√	80							√		坐				患者男性，71岁，因咳嗽、咳痰10年余，呼吸困难2天，轮椅入科，诊断为肺源性心脏病。既往有糖尿病史10年，高血压病史3年。查体慢性病容，精神差，口唇、指甲发绀明显，双下肢凹陷性水肿，骶尾部皿度压力性损伤，面积3cm×2cm。遵医嘱行一级护理，低盐、低脂饮食，糖尿病饮食，持续低流量氧气吸入，心电监测，测血压3次/日，给予抗炎、止咳、祛痰、平喘、利尿等对症治疗。入院健康宣教。	李××
10:40							82											√		动脉抽血行血气分析；静脉抽血行生化、血液细胞分析。	
11:00			101	20			82											√	√	经皮选择性右贵要静脉置管。	
11:10									√									√		安尔碘消毒压力性损伤，用诺氟沙星药粉外敷，红外线治疗2次/日；进行防治压力性损伤的健康教育，鼓励患者尽量自己翻身。	
11:30												√		√				√		经鼻导管吸氧，血氧饱和度无改善，改用无创呼吸机辅助呼吸。静脉注射呋塞米20 mg，雾化吸入2次/日。	李××
14:00	36.8	99	20	140/85	√	90						√				右		√		吸痰护理，为黄色脓痰，不易咳出，量约15 ml。口腔护理。	王×
17:00		92	18	135/86	√	93										左		√		给予呋塞米静脉注射后，解小便约400 ml，淡黄、清亮，无混浊。	王×

神志：清醒√　嗜睡/矇眬+　浅昏迷++　深昏迷+++　　病情巡视：患者在√　患者不在×

第1页

第四章 一般患者护理记录单

一般患者护理记录单 （续表）

科别：呼吸内科　　姓名：　　床号：　　ID号：　　住院号：　　护理级别：一级→二级

2009年		生命体征					基础护理措施									病情观察、护理措施及效果	护士签名
日/月	时间	体温(℃)	脉搏(次/分)	呼吸(次/分)	血压(mmHg)	神志	血氧饱和度(%)	口腔护理	雾化吸入	膀胱冲洗	会阴冲洗	吸痰	鼻饲	导尿	体位	各类注射	病情巡视	AV置管护理		
2/7	6:00	36.5	98	18	142/80		98	√							左		√		静脉抽血化验。经呼吸机辅助呼吸后，口唇、指甲发绀情况明显改善。双下肢水肿减轻。	杨×
	15:00																×		患者外出做动态肺功能、胸片检查。	杨×
	18:00	36.1	89	18			94	√	√			√			平		√		患者安返病房，生命体征平稳，褥疮表面干燥无渗出，按时翻身，臀下垫气圈。	杨×
3/7	10:00	36.5	93	19			94		√			√			右		√		骶尾部皮肤开始结痂。	张×
	14:00	36.7	98	20	165/92		96					√			左		√		更换浅静脉敷贴，观察穿刺部位无渗血，无红肿。	李×
4/7	10:00	36.9	90	17	148/80		98					√			平		√		抽动脉血行血气分析。	李×
	14:00	36.5	96	18			98								左		√		患者自诉呼吸困难减轻，痰少，为白色痰，易咳出，观察双下肢水肿明显减轻，医嘱停无创呼吸机辅助呼吸，改用鼻导管吸氧。停一级护理，改二级护理。	张×

神志：清醒√　嗜睡/朦胧＋　浅昏迷＋＋　深昏迷＋＋＋　　病情巡视：患者在√　患者不在×

第2页

表4-9 一般患者护理记录单

科别：血液内科　　姓名：　　床号：　　ID号：　　住院号：　　护理级别：一级→二级

2009年 日/月	时间	生命体征 体温(℃)	脉搏(次/分)	呼吸(次/分)	血压(mmHg)	神志	血氧饱和度(%)	基础护理措施 口腔护理	雾化吸入护理	膀胱冲洗	会阴冲洗	吸痰	吸氧	鼻饲	导尿	体位	各类注射	病情巡视	AV置管护理	病情观察 护理措施及效果	护士签名
29/6	11:30	36.6	92	20	125/76	√	90											√		患者男性,58岁,因全血细胞减少10年,头昏,呼吸困难,乏力。遵医嘱同入院。观察一般情况差,中度贫血貌,自诉头晕,行入院健康宣教。	于×
	12:00		90	20	128/69		92						√					√		一级护理,氧气吸入,心电监测,经皮选择性右肘正中静脉置管。	→于×
	16:00		90	22	118/68		92						√					√	√	遵医嘱给予"O"型红细胞悬液600ml静滴。	于×
	18:00	36.8	92	20	120/68		95						√					√	√	已顺利输完,无不良反应。	谭×
30/6	6:00	36.5	92	20	118/70		94					√	√					√	√	静脉抽血化验。	→谭×
	9:00																	×		外出做B超,CT检查。	
	10:00	36.6	92	22	120/70		93						√					√	√	患者安返病房。	谭×
	14:00	36.6	90	20	128/68		94						√					√	√	患者诉双下肢疼痛,遵医嘱给予吗啡缓释片30mg口服。	陈×
	15:00		90	22	126/73		95						√					√	√	诉双下肢疼痛有所缓解。嘱患者绝对卧床休息,避免剧烈运动。	陈×
1/7	10:00	36.4	90	20	120/76		95						√					√	√	遵医嘱给予"O"型血小板10U静滴。	陈×
	11:00		90	20	118/68		96						√					√	√	已顺利输完,无不良反应。	陈×
2/7	10:00	36.5	88	20														√	√	医嘱停吸氧,停心电监测,改二级护理。	于×

神志：清醒√、嗜睡/朦胧+、浅昏迷++、深昏迷+++　　病情巡视：患者在√、患者不在×

第1页

第四章 一般患者护理记录单

表4-10 一般患者护理记录单

科别：内分泌科　　姓名：　　床号：　　ID号：　　住院号：　　护理级别：二级→三级

日/月	时间	体温(℃)	脉搏(次/分)	呼吸(次/分)	血压(mmHg)	神志	血氧饱和度(%)	雾化吸入	口腔护理	膀胱冲洗	会阴冲洗	吸痰	吸氧	鼻饲	导尿	体位	各类注射	病情巡视	AV置管护理	病情观察、护理措施及效果	护士签名
2009年																					
30/5	10:30	36.8	88	20	115/78	√															患者男性，45岁，主因反复多饮、多尿15年，双足破溃4个月余。于今日上午10:30由轮椅推入我科。观察一般情况差，慢性病容，双下肢水肿，左、右足内侧分别可见15cm×8cm及6cm×6cm溃烂，表面有脓性渗出物。入科后给予清创等对症处理，医嘱二级护理，糖尿病饮食，入院健康教育。	孙××
	11:00																	√	√	经皮选择性左肘正中静脉置管，置管固定、通畅，液体顺利输入，测血糖21.0mmol/L。	↓
	11:30																			医嘱测血压2次/日。	
	14:00	36.5	80	20	110/70													√		遵医嘱拾高患肢。	孙××
	18:00	36.3	82	20	115/70													√		测血糖14.8mmol/L。	↓
31/5	9:00																	√	√	双下肢行气压治疗。	张××
	10:00	36.8	86	22	128/75													√		向患者进行糖尿病饮食指导。	↓
	16:00	36.3	82	20	122/70													√		双下肢行气压治疗，测血糖10.0mmol/L。	张××
1/6	9:00																	√		双下肢溃烂面清创换药，双足溃烂处有所好转，遵医嘱暂停改三级护理，停测血压，面清创换药2次/日。	余×

神志：清醒√　嗜睡/朦胧+　浅昏迷++　深昏迷+++　病情巡视：患者在√　患者不在×

第1页

表4-11 一般患者护理记录单

科别：神经内科　　姓名：　　床号：　　ID号：　　住院号：　　护理级别：二级→一级

2009年 日/月	时间	体温(℃)	脉搏(次/分)	呼吸(次/分)	血压(mmHg)	神志	血氧饱和度(%)	口腔护理	雾化吸入	膀胱冲洗	会阴冲洗	吸痰	吸氧	鼻饲	导尿	体位	各类注射	病情巡视	AV置管护理	病情观察、护理措施及效果	护士签名
5/6	20:00	37.5	78	20	140/100	√														患者男性，35岁，因发作性意识障碍伴四肢抽搐1天由急诊收入科。查体神清语利，较烦躁，右侧肢体巴宾斯基征阳性，脑电图提示中至重度异常，诊断为癫痫。医嘱二级护理，普食，抗癫痫，营养神经，改善脑代谢等对症支持治疗。入院健康教育，并要求24小时有家人陪同。	张×
	22:00												√							持续低流量吸氧。	张×
	24:00																	√		床旁上防护栏加以保护。	袁×
6/6	2:00					++						√	√							患者突然出现意识不清，呼之不应，双侧瞳孔等大等圆，直径约3.5mm，对光反射迟钝，牙关紧闭，口吐白沫，四肢抽搐，苯巴比妥100mg肌内注射，垫牙垫防舌咬伤，取侧卧位，防止误吸。	→袁×
	2:30		84	24	130/80	√							√							患者症状缓解，意识恢复，双侧瞳孔等大等圆，直径约2.5mm，对光反射灵敏，停二级护理，改一级护理。持续心电监测，观察意识，生命体征1次/6小时。	
	6:00	36.8	76	18	136/86		96											√		静脉抽血监测血药浓度。	陈×
	8:00		82	20	128/78	√	98											×		推送做高压氧治疗。	陈×
	10:00	36.5	86	18	123/81		97											√	√	安返病房，经皮选择性左肘正中静脉置管。	陈×

神志：清醒√　嗜睡±　朦胧+　浅昏迷++　深昏迷+++　病情巡视：患者在√　患者不在×

第1页

第四章 一般患者护理记录单

一般患者护理记录单

科别：神经内科　　姓名：　　床号：　　ID号：　　住院号：　　护理级别：一级→二级　　（续表）

日/月	时间	体温(℃)	脉搏(次/分)	呼吸(次/分)	血压(mmHg)	神志	血氧饱和度(%)	口腔护理	雾化吸入	膀胱冲洗	会阴冲洗	吸痰	吸氧	鼻饲	导尿	体位	各类注射	病情巡视	AV置管护理	病情观察、护理措施及效果	护士签名
2009年																					
7/6	14:00	36.3	78	18	133/90	√	96						√					√		患者神志清楚,双侧瞳孔等大等圆,直径约2.5mm,对光反射灵敏。	陈×
	15:00		84	20	127/83	++	92						√				√	√		患者突然意识不清,呼之不应,大汗淋漓,口吐白沫,四肢抽搐,大小便失禁,立即给予苯巴比妥100mg肌内注射。取侧卧位防止误吸,遵医嘱给予5%葡萄糖500ml加安定注射液40mg缓慢静滴。	王×
	15:30		96	22	143/96	++	94						√				√	√			↓
	16:00		88	20	131/78	√	97						√					√		患者抽搐症状有所缓解,意识恢复,双侧瞳孔等大等圆,直径约2.5mm,对光反射灵敏。	王×
	19:00		72	18	123/78	√	95						√					√		拔出浅静脉置管。	↓
8/6	20:00	38.5	74	22	115/72	√	97						√				√	√		患者体温高,给予柴胡,安痛定各2ml肌注。	秋×
	21:00	37	82	16	120/74	√	95						√					√		患者出汗多,立即更换被服防止受凉。嘱家属多给其饮水。	秋×
9/6	10:00	36.8	76	16	123/82	√	97											√		患者意识清楚,双侧瞳孔等大等圆,直径约2.5mm,对光反射灵敏。停一级护理,停吸氧,心电监测,指脉氧监测,改二级护理。	董×

神志：清醒√　嗜睡＋　朦胧＋＋　浅昏迷＋＋＋　深昏迷＋＋＋＋　　病情巡视：患者在√　患者不在×

表 4-12 一般患者护理记录单

科别：肾脏内科　　姓名：　　床号：　　ID号：　　住院号：　　护理级别：二级

2009年		生命体征				基础护理措施									AV置管护理	病情观察、护理措施及效果	护士签名
日/月	时间	体温(℃)	脉搏(次/分)	呼吸(次/分)	血压(mmHg)	神志	血氧饱和度(%)	口腔护理	雾化吸入	膀胱冲洗	会阴冲洗	吸痰	吸氧	鼻饲	导尿	体位	各类注射	病情巡视		
12/6	10:20	36.7	82	20	180/100	√							√			半卧		√		患者,女性,26岁,因乏力、纳差、恶心、呕吐,反复颜面及双下肢水肿伴夜尿增多半年,今日就诊。查血尿素氮36.7mmol/L,肌酐1109μmol/L,诊断为慢性肾功能衰竭,于10:20由他人扶入我科。观察慢性病容,贫血貌,颜面及双下肢凹陷性水肿,皮肤表面有明显抓痕,给予吸氧,摇高床头20°,予二级护理,低盐、优质蛋白饮食,入院健康宣教,予依汀定10mg口服。	杨×
	10:30		84	20	160/90								√					√	√	体重66kg。	↓
	11:00												√					√	√	在局麻下行右颈内静脉双腔导管置管术,导管固定好无渗血。	↓
	11:30												√					×	√	送入血透室行急诊血液透析。	↓
	16:00		88	20	130/85								√					√	√	患者血液透析结束,安返病房。观察颈内静脉插管处敷料干燥,导管固定好,沙袋加压。	↓
	16:05																			体重为63kg。	杨×
	18:00	36.4	84	20	130/80								√					√	√	患者诉胃部不适,恶心、呕吐,遵医嘱予胃复安10mg肌注射。	赵×
	18:30												√						√	患者诉症状缓解,已进食。	↓
	20:00																		√	间断入睡。	赵×

神志：清醒√　　嗜睡　朦胧+　　浅昏迷++　　深昏迷+++　　病情巡视：患者在√　患者不在×

第1页

一般患者护理记录单

（续表）

科别：肾脏内科　　姓名：　　床号：　　ID号：　　住院号：　　护理级别：二级

2009年	生命体征					基础护理措施									病情观察、护理措施及效果	护士签名
日/月 时间	体温(℃)	脉搏(次/分)	呼吸(次/分)	血压(mmHg)	神志 血氧饱和度(%)	口腔护理	雾化吸入	膀胱冲洗	会阴冲洗	吸痰	吸氧	鼻饲	导尿	体位 各类注射	病情巡视	AV置管护理		
13/6 8:00	36.3	86	19	130/80											×		行血液透析治疗。	杨××
12:00											√			√			患者安返病房，颈内静脉插管处敷料干燥，包扎固定好，沙袋加压。	↓
14:00															×		推送患者做心电图检查。	杨××
16:00	36.5	88	20	135/85							√			√	√		患者安返病房，安静休息。	林×
14/6 9:00											√			√	√		拟于明日行动静脉内瘘术，奴夫卡因皮试(-)。	杨×
9:30											√			√	√		备左上肢皮肤待手术。	杨×
10:00	36.9	84	19	130/80							√			√	√		患者血压升高，予心痛定10mg舌下含服。	杨×
18:00	36.5	88	20	170/90							√			√	√		患者对手术畏惧，讲解内瘘术的操作过程，打消其顾虑。	林×
18:30				150/90											×		肌注安定10mg。	林×
15/6 10:00	36.7	84	20	160/95							√			√	√		在局麻下行左上肢头-桡动静脉穿刺及吻合术，敷人工成形术，手术顺利。	张×
11:00				140/90							√			√	√		术后伤口包扎固定好，敷料无渗血。	↓
																	嘱患者避免在左手穿刺及测血压，睡觉时不能压左上肢，适当借助握力器或健身球辅助内瘘成熟，避免左手提重物。	
11:35											√			√	√		健康宣教，内容为如何延长动静脉内瘘的使用寿命。	张×
14:00	36.6	86	20	130/80											√			

神志：清醒√　嗜睡/朦胧＋　浅昏迷＋＋　深昏迷＋＋＋　　　病情巡视：患者在√　患者不在×

第2页

表4-13 一般患者护理记录单

科别：肿瘤科　　姓名：　　床号：　　ID号：　　住院号：　　护理级别：二级

2009年	生命体征					基础护理措施								病情巡视	AV置管护理	病情观察、护理措施及效果	护士签名
日/月 时间	体温(℃)	脉搏(次/分)	呼吸(次/分)	血压(mmHg)	神志	血氧饱和度(%)	口腔护理	雾化吸入	膀胱冲洗	会阴冲洗	吸痰	吸氧	鼻饲	导尿	体位	各类注射			
8/5 18:00	36.2	84	20	130/80	√													患者，女性，38岁，因中心型肺癌曾在我科行三周期化疗，今日18时步行入院行下一周期化疗。观其一般情况可，未诉特殊不适。遵医嘱行二级护理。入院健康宣教。	李×
9/5 6:00	36	80	20													√		静脉抽血化验。	张×
14:00	36.4	84	20														√	血标本检验报告无异常，拟明日行第四周周期化疗，行化疗前健康教育。	胡×
10/5 10:00	36.3	82	20													√	√	行右颈内静脉穿刺置管术，置管顺利，予以DP方案进行化疗。	李×
16:00												√					√	静脉输液于16:00完毕，无不良反应，中心静脉留置导管通畅，固定好，顺鞘具有肾毒性，注意观察尿量。	胡×
20:00	36.3	80	20														√	恶心、呕吐4次，为胃内容物，量约200mL，遵医嘱给予吸氧，止吐剂后有所缓解。	张×
11/5 6:00	36.8	84	20													√	√	24小时尿量约为2500mL。	周××
8:00												√					√	化疗后第一天，患者精神、饮食欠佳，仍有恶心，遵医嘱继续给予吸氧，止吐剂及营养支持治疗。	胡×
12/5 10:00	36.5	82	20													√	√	今日为化疗后第二天，诉饮食尚可，无特殊不适。	张×

神志：清醒√　嗜睡　朦胧+　浅昏迷++　深昏迷+++　　病情巡视：患者在√　患者不在×

第1页

第四章 一般患者护理记录单

表 4-14 一般患者护理记录单

科别：中医科　　姓名：　　ID号：　　床号：　　住院号：　　护理级别：二级

2009年 日/月	时间	生命体征 体温(℃)	脉搏(次/分)	呼吸(次/分)	血压(mmHg)	血氧饱和度(%)	神志	基础护理措施 口腔护理	雾化吸入	膀胱冲洗	会阴冲洗	吸氧	吸痰	鼻饲	导尿	体位	各类注射	病情巡视	AV置管护理	病情观察 护理措施及效果	护士签名
11/5	11:30	36.2	76	20	120/80		√											√			患者，男性，50岁，因多饮、多尿、多食8年，左足底溃疡6年而于11:30步行入科，诊断为糖尿病性足病。既往血糖控制在6.5~7.0 mmol/L。观察左足底有一约0.5 cm×0.5 cm大小的破溃面，伴疼痛、肿胀、流脓，查舌质红，苔黄腻，脉细数。医嘱二级护理，3次/日。医嘱益气托毒中药内服。给予左足病饮食，给予清热利湿、活血通络中药足浴，1次/日。	李××
	14:00	36.3	78	20														√			医嘱予足底反射治疗1次/日，磁热疗法2次/日。给予左足底伤口换药，中药足浴，1次/日。	
	15:00																		√		经络穴位测评示重度亚健康。	
	16:00	36	76	18															√		左足底反射治疗，磁热疗法。	李××
12/5	6:00		72																×		空腹测血糖10.8mmol/L。	
	8:00																		√		外出做检查。	
	10:00	36.6		18															√		患者安返病房，左足底换药，伤口无胀性分泌物。	包×
	10:30																		√		左足底反射治疗，贴敷疗法，磁热疗法。	
13/5	6:00	36.5	76	18															√		测空腹血糖9.6mmol/L。	吴×
	10:00	36.4	78	20															√		左足底反射治疗，贴敷治疗，磁热疗法，左足底伤口约0.4 cm×0.3 cm，创面干燥，有新鲜肉芽组织生长。	吴×

神志：清醒√　嗜睡/朦胧＋　浅昏迷＋＋　深昏迷＋＋＋　　病情巡视：患者在√　患者不在×

第1页

表4-15 一般患者护理记录单

科别：皮肤科　　姓名：　　床号：　　ID号：　　住院号：　　护理级别：二级

2009年		生命体征					基础护理措施									病情巡视	AV置管护理	病情观察、护理措施及效果	护士签名
日/月	时间	体温(℃)	脉搏(次/分)	呼吸(次/分)	血压(mmHg)	神志	血氧饱和度(%)	口腔护理	雾化吸入	膀胱冲洗	会阴冲洗	吸痰	吸氧	鼻饲	导尿	各类注射	体位			
5/6	10:00	37	92	19	130/70	√													患者，女性，60岁，主因右下肢起水疱伴疼痛4天，步行入科。诊断为右下肢带状疱疹（右臀）。视一般情况可，神志清楚，右臀部、右下肢沿右骶1～2神经分布区可见数片大小形状不等的红斑，其上簇集约豌豆大小的水疱，疱液澄清，疱壁紧张，无破溃、渗液。遵医嘱行二级护理，普食，给予抗炎、抗病毒、营养神经等处理。入院健康宣教。	张×
	10:15															√	√		干扰素α-2b 300万U肌内注射。	→ 张×
	10:20															√	√		经皮选择性左肘正中静脉置管。	张×
	10:25																√		中药涂擦治疗，红外线治疗。	李×
	14:00	38.5	100	20													√		患者发热，给予冰袋物理降温。	赵××
	15:20	37.1	88	19													√		患者体温下降，停止物理降温。	李×
6/6	6:00	37	84	18													×		静脉抽血化验。	赵××
	9:00																√		推送行B超、X线检查。	赵××
	10:00	36.8	84	20												√	√		安返病房，干扰素α-2b 300万U肌内注射。	赵××
7/6	10:00	36.6	84	18												√	√		干扰素α-2b 300万U肌内注射。观察右下肢水疱开始萎缩，无破溃、渗液。	杨×

神志：清醒√　嗜睡/蒙眬+　浅昏迷++　深昏迷+++　　病情巡视：患者在√　患者不在×

第1页

第四章 一般患者护理记录单

表4-16 一般患者护理记录单

科别：小儿科　　姓名：　　床号：　　ID号：　　住院号：　　护理级别：一级

2009年	生命体征						基础护理措施												病情观察、护理措施及效果	护士签名
日/月 时间	体温(℃)	心率(次/分)	呼吸(次/分)	血压(mmHg)	神志	血氧饱和度(%)	脐护理	臀护理	口腔护理	雾化吸入	膀胱冲洗	会阴冲洗	吸痰	鼻饲	吸氧	导尿	体位	各类注射	病情巡视	AV置管护理		
2/7 16:58	37	130	31		√												抱		√		患儿男，33天，因全身皮肤黄染近1个月入院，于16:58由其父母抱入院。观察患儿全身皮肤及巩膜中度黄染，给予暖箱保暖，行神可，吃奶好，大小便正常，遵医嘱行一级护理，给予暖箱保暖，行蓝光照射等退黄疸治疗，入院健康教育。	毕××
17:00																					经股静脉穿刺抽血化验黄疸指数偏高。	毕××
17:30								√	√										√		青霉素皮试（-），经皮选择性浅静脉置管。	王×
18:00 36.9		135	38																√		给予32℃暖箱内保暖，行蓝光照疗。向患儿家属交代需遮盖眼睛及会阴部，多喂水。	王×
3/7 6:00	37	140	40																√			王×
9:00																			√		全身皮肤黄染程度减轻，遵医嘱停止蓝光照射，抱出暖箱。	周×
10:00 36.6		136	41					√	√										√			周×
14:00 36.5		135	39																√			
20:00 36.8		130	34																√		协助家属喂奶，给予患儿家属饮食及喂养指导。	周×
4/7 6:00 36.8		130	32																√		全身皮肤黄染明显，给予32℃暖箱内保暖，行蓝光照射治疗。	李×
10:00 37.1		136	34					√	√										√			李×
5/7 6:00	37	132	30																√			李×

神志：清醒√　嗜睡/朦胧+　浅昏迷++　深昏迷+++　　病情巡视：患者在√　患者不在×

第1页

（续表）

一般患者护理记录单

科别：小儿科　　姓名：　　床号：　　ID号：　　住院号：　　护理级别：一级→二级

2009年		生命体征						基础护理措施													病情巡视	病情观察、护理措施及效果	护士签名
日/月	时间	体温(℃)	心率(次/分)	呼吸(次/分)	血压(mmHg)	血氧饱和度(%)	神志	脐护理	臀护理	口腔护理	雾化吸入	膀胱冲洗	会阴冲洗	吸痰	鼻饲	吸氧	导尿管	体位	各类注射	AV置管护理			
5/7	7:00	36.5	140	38					√	√													经股静脉抽血化验复查黄疸指数恢复正常。	王×
	10:00																		√		√	患儿吃奶好，大小便正常。全身皮肤及巩膜黄染不明显，停一级护理，改二级护理。	王×
6/7	10:00																					拔出浅静脉置管，给予患儿家属出院指导。	杨×

神志：清醒√　嗜睡/朦胧＋　浅昏迷＋＋　深昏迷＋＋＋　病情巡视：患者在√　患者不在×

第2页

表4-17 一般患者护理记录单

科别：老年病科　　姓名：　　床号：　　ID号：　　住院号：　　护理级别：一级

2009年 日/月	时间	生命体征						基础护理措施									病情观察、护理措施及效果	护士签名
		体温(℃)	脉搏(次/分)	呼吸(次/分)	血压(mmHg)	神志	血氧饱和度(%)	口腔护理	雾化吸入	膀胱冲洗	会阴冲洗	吸痰	吸氧	鼻饲	导尿	体位	各类注射	病情巡视	AV置管护理
10/6	11:00	36.1	86	19	145/96	+	95									平	√			患者，男性，89岁，主因清晨起床后出现意识模糊，左侧肢体偏瘫，言语不清，咳嗽，行CT检查提示为多发性脑梗，于今日11:00平车推送入科。既往有阿尔次海默性痴呆6年，高血压，冠心病史。观察神志模糊，精神萎靡，反应迟钝，双侧瞳孔等大等圆，直径为2.5mm，对光反射迟钝。遵医嘱一级护理，呼吸、血压、瞳孔1次/4小时，给予降压，改善循环、扩冠、脉搏、心律齐，营养神经及相关对症支持治疗。	李×
12:00			88	22			93											√		心电监护提示窦性心律，心律齐。患者小便失禁。子留置导尿，引流出尿液300ml，血气分析，尿色清亮。测血糖6.3mmol/L。遵医嘱给予留置胃管，鼻饲注药、注水。停半流质饮食。测血糖5.0mmol/L。	→
13:00			89	20			94		√							右	√	√		急诊抽血查血常规、血气分析、绝对卧床休息，上床栏。	李×
14:00			94	22			93					√	√					√		患者饮水、进食后出现呛咳，呼之能应，立即给予吸痰。	王××
15:00			90	19	135/84	+	93						√			左		√		患者神志模糊，言语不清，对光反射迟钝大等圆，直径为2.5mm，双侧瞳孔等大等圆，被动体位，双侧瞳孔等大等圆，停半流质饮食，测血糖5.0mmol/L。	
17:00			92	21			93					√	√			平	√	√		遵医嘱给予留置胃管，鼻饲注药、注水。停半流质饮食，测血糖5.0mmol/L。	王××

神志：清醒√　嗜睡、朦胧+　浅昏迷++　深昏迷+++　　病情巡视：患者在√　患者不在×

(续表)

一般患者护理记录单

科别：老年病科　　姓名：　　床号：　　ID号：　　住院号：　　护理级别：一级→二级

日/月	时间	体温(℃)	脉搏(次/分)	呼吸(次/分)	血压(mmHg)	神志	血氧饱和度(%)	口腔护理	雾化吸入	膀胱冲洗	会阴冲洗	吸痰	吸氧	鼻饲	导尿	体位	各类注射	病情巡视	AV置管护理	病情观察、护理措施及效果	护士签名
2009年																					
10/6	19:00	37	90	19	130/80	+	93	√		√	√		√			左		√		生理盐水500ml膀胱冲洗，会阴擦洗，翻身，叩背。患者神志模糊，呼之能应，言语不清，被动体位，双侧瞳孔等大等圆，直径为2.5mm，对光反射稍迟钝。	周×
11/6	6:00	36.8	80	20	136/84	+	94	√		√	√		√			平		√		晨间护理。	王×
	9:00		86	18	130/80	√	96				√		√			右		√		无头痛及恶心、呕吐；神志清楚，双侧瞳孔等大等圆，直径为2.5mm，对声、光、言语、疼痛等刺激反应稍迟钝。	刘×
	12:00	37	84	19	128/76	√	95						√			平		√		肢体功能锻炼，按摩、活动肌肉关节。	→刘×
16:00	36.1	80	21	136/80	√	94	√			√		√	√		左		√		鼻饲管通畅，确认胃管在胃内，灌注量180ml。	张×
	20:00	36.5	84	22	130/85	√	96				√		√	√		右		√		晚间护理，更换尿袋。	
12/6	8:00	36.3	80	18	120/74	√	94	√			√		√	√		平		√		拔出鼻饲管，抬高床头，喂食糊状食物80g后，无呛咳。神志清楚，双侧瞳孔等大等圆，直径为2.5mm，对光反射灵敏。	马×
	16:00	63.4	86	20	128/80	√	95				√		√			左		√		大便秘结，给开塞露纳肛。	马×
	21:00	36.7	84	18	130/80	√	96	√			√		√					√		排大便100g，及时更换潮湿衣物，床单，擦洗肛门。	王××
13/6	10:00	36.4	84	20	124/74	√	94				√					右		√		拔出尿管，消毒尿道口。	李×
	11:00																			停心电监护；停测体温、脉搏、呼吸、血压，神志瞳孔1次/4小时，改测体温、脉搏、呼吸、血压1次/8小时。改二级护理。	李×

神志：清醒√　嗜睡/朦胧+　浅昏迷++　深昏迷+++　病情巡视：患者在√　患者不在×

第四章 一般患者护理记录单

表4-18 一般患者护理记录单

科别：传染病科　　姓名：　　床号：　　ID号：　　住院号：　　护理级别：二级

日/月	时间	生命体征					基础护理措施										病情巡视	病情观察、护理措施及效果	护士签名
		体温(℃)	脉搏(次/分)	呼吸(次/分)	血压(mmHg)	神志	血氧饱和度(%)	口腔护理	雾化吸入	膀胱冲洗	会阴冲洗	吸痰	吸氧	鼻饲	导尿	体位	各类注射	AV置管护理		
2009年																				
21/5	11:00	37.1	80	20	100/70	√											√		√	患者，女性，19岁，因乏力，纳差，眼睛黄半个月余于今日11:00步行入我科。观察患者精神、饮食差，皮肤巩膜明显黄染，查血生化、肝功能提示为：甲型病毒性肝炎(急性黄疸型)；乙型病毒性肝炎。遵嘱行二级护理、消化道隔离，给予联合保肝、降酶、营养支持治疗。嘱患者高碳水化合物、高维生素、低脂易消化饮食，少食多餐。对患者进行入院规介绍及肝病知识及相关健康宣教。	赵×
	14:00	36.8	80	20													√		√	患者主诉恶心、呕吐1次，量约100ml，为胃内容物，遵医嘱给予甲氧氯普胺10mg肌内注射。	邹×
	15:00																		√	患者主诉恶心、呕吐症状有所好转。	邹×
22/5	10:00	37	80	20															√	向患者说明隔离的意义，取得患者的配合。	施×
	18:00	36.6	78	18															√	患者主诉皮肤瘙痒，遵医嘱给予炉甘石洗剂外用，每日2次协助温水擦浴。	施×
23/5	20:00	36.7	80	20															√	协助温水擦浴，患者皮肤瘙痒有所好转。	赵×
24/5	10:00	36.8	78	20															√	患者黄疸减轻，复查血生化，肝功能提示：肝功能有所好转。	邹×

神志：清醒√　嗜睡/朦胧+　浅昏迷++　深昏迷+++　病情巡视：患者在√　患者不在×

第1页

表 4-19 一般患者护理记录单

科别：骨科　　姓名：　　床号：　　ID号：　　住院号：　　护理级别：一级

2009年	生命体征					基础护理措施								病情观察、护理措施及效果	护士签名
日/月 时间	体温(℃)	脉搏(次/分)	呼吸(次/分)	血压(mmHg)	神志	血氧饱和度(%)	口腔护理	雾化吸入	膀胱冲洗	会阴冲洗	吸氧	鼻饲	导尿	体位	各类注射	病情巡视	AV置管护理		
10/6 16:00	37.2	82	20	110/70	√													患者，男性，48岁，因车祸致右下肢疼痛、肿胀、活动障碍8小时，于今日16:00平车入科。诊断为右胫骨粉碎性骨折。观察神志清楚，痛苦面容，头面部、双上肢、背部多处擦伤，患肢末梢血运好。遵医嘱行一级护理、吸氧，普食、待治疗。	吴×
16:25											√					√√		备皮，青霉素皮试（－），普鲁卡因皮试（－），定于17:30局麻下行右跟骨牵引术。	
17:00											√					√		抬高患肢。入院环境介绍。	
17:30											√					√		行跟骨牵引术。	吴×
18:00	37	88	20								√					√		手术顺利。观察骨牵引位置好，重锤悬空，右下肢抬高外展中立位，患肢血运好，感觉正常。	王×
19:00											√					√		静脉输液顺利，无不良反应。	
20:00																√		抽吸水疱。	
11/6 10:00	36.8	86	20													√		预防压力性损伤指导。遵医嘱拟于明日8:00于硬膜外麻醉下行右胫骨切开复位内固定术；术前禁食水，备皮，交叉配血，做术前指导。	
12/6 6:00	36.6	86	20					√						√		√		遵医嘱给予留置导尿。	王×

神志：清醒√　嗜睡、朦胧＋　浅昏迷＋＋　深昏迷＋＋＋　病情巡视：患者在√　患者不在×

第1页

第四章 一般患者护理记录单

一般患者护理记录单

科别：骨科　　姓名：　　床号：　　ID号：　　住院号：　　护理级别：一级→二级　　（续表）

日/月 (2009年)	时间	生命体征 体温(℃)	脉搏(次/分)	呼吸(次/分)	血压(mmHg)	神志	血氧饱和度(%)	基础护理措施 口腔护理	雾化吸入	膀胱冲洗	会阴冲洗	吸痰	吸氧	鼻饲	导尿	体位	各类注射	病情巡视	AV置管护理	病情观察、护理措施及效果	护士签名
12/6	7:00																			取牵引，送手术室。	王×
	12:15		78	20	115/80								√					√		患者术中顺利，于12:15术毕安返病房，神志清醒，生命体征平稳，骶尾部皮肤完好，患肢石膏托固定好，有少许渗血，肢体皮温色泽正常，护理持续低流量吸氧及心电监护，6小时内禁食水。	王×
	14:00	36.8	84	22									√					√		遵医嘱输入"O"型全血400ml。	刘×
	18:00	37	92	22									√					√		饮食指导，协助床上运动。	宋×
	22:00		98	22									√					√		患者诉疼痛，遵医嘱给予度冷丁25mg肌注。	宋×
13/6	1:00		82	20									√					√		患者疼痛缓解，入睡好，患肢石膏固定好，有少许渗血，患肢行一级护理。	王×
	10:00	37.6	90	22									√				√	√		胀，趾运动，脚趾感觉及活动正常。	王×
	16:00																√	√		石膏固定按尿管，心电监护，停吸氧，停尿管，康复训练指导。	李× → 李×
	17:30																	√		患者自行排尿约300ml，尿液清亮，无混浊。	李×
14/6	10:00	36.4	80	20													√	√		饮食指导，医嘱改二级护理。	王×

神志：清醒√　嗜睡/朦胧+　浅昏迷++　深昏迷+++　　病情巡视：患者在√　患者不在×

第2页

科别：普通外科　　姓名：　　床号：　　ID号：　　住院号：　　护理级别：二级→一级

表 4-20　一般患者护理记录单

日/月	时间	体温(℃)	脉搏(次/分)	呼吸(次/分)	血压(mmHg)	血氧饱和度(%)	神志	口腔护理	雾化吸入	膀胱冲洗	会阴冲洗	吸痰	吸氧	鼻饲	导尿	体位	各类注射	AV置管护理	病情巡视	病情观察、护理措施及效果	护士签名
2009年																					
31/5	16:00	36.5	78	20	110/70		√													患者，男性，40岁，因大便困难伴便血2周，需行直肠癌根治术治疗入院。于16:00步行入科。观察慢性消耗性面容，精神差。术治疗明日8:00在全麻下行腹腔镜直肠癌根治术。入院健康教育。医嘱二级护理，无渣流质饮食，给予肠道准备。	李×
1/6	10:00	36.6	80	20											√			√		医嘱定于明日8:00在全麻下行腹腔镜直肠癌根治术。术前禁食水，备皮，放夫卡因皮试(-)，先锋霉素V号皮试(-)，交叉配血，交代手术术前注意事项，术前留置胃管、尿管。	何×
2/6	6:00	36.4	80	18														√		留置尿管、胃管。	刘××
	7:00																		√	术前给予头孢匹胶1g静推。	
	7:30																		×	手术。	↓
	14:10	37	82	21	105/66	95												√	√	患者手术顺利，于14:10术毕安返病房，麻醉清醒，呼之能应，生命体征平稳。左颈内静脉置管固定，通畅，液体顺利输入，无不良反应。胃管固定，胃液呈黄色。尿管固定，尿液清亮，引流通畅，伤口敷料包扎好，外观无渗出，骶前引流管固定好，引流通畅，引流液为少许血性液。医嘱一级护理，禁食水，持续低流量吸氧及心电监测。	
	16:00		70	18	117/58	96													√	骶前引流管接负压吸引器，造瘘护理。	刘××

神志：清醒√　嗜睡/朦胧+　浅昏迷++　深昏迷+++　　病情巡视：患者在√　患者不在×

第1页

第四章 一般患者护理记录单

（续表）

一般患者护理记录单

科别：普通外科　　姓名：　　床号：　　ID号：　　住院号：　　护理级别：一级→二级

日/月	时间	生命体征					基础护理措施										病情观察、护理措施及效果	护士签名
		体温(℃)	脉搏(次/分)	呼吸(次/分)	血压(mmHg)	神志	血氧饱和度(%)	口腔护理	雾化吸入	膀胱冲洗	会阴冲洗	吸氧	鼻饲	导尿	各类注射	体位	病情巡视	AV置管护理		
2009年																				
3/6	6:00	36.7	68	22	121/67		97										√		造瘘护理，瓶前引流器接负压吸引流装置。引流液呈淡血性，量约30ml；协测心电监测，改测血压，脉搏，呼吸1次/6小时。	何×
	8:00																		医嘱停持续心电监测。改测血压，脉搏，呼吸1次/6小时。	↓
	14:00	37	69	21	122/68		96		√	√		√					√	√	协助床上活动。	何×
4/6	6:00	37	70	22	125/75			√	√	√		√					√	√	造瘘护理，瓶前引流器接负压吸引流装置。引流液呈淡血性，量约20ml，协助翻身，叩背，床旁活动。	杨××
	10:00	36.7	68	20	120/65							√					√		医嘱停氧气吸入，胃肠减压，留置导尿。改一级护理。给予造瘘口护理相关知识宣教。	↓
	14:00	36.8	66	21	120/72												√	√	患者自行排尿约200ml，尿液清亮，嘱无渣流质饮食。	杨××
5/6	6:00	36.5	68	22	118/67			√	√	√		√					√	√	造瘘护理，瓶前引流器接负压吸引流装置。引流液呈淡血性，量少约5ml；协助翻身，叩背，室内活动。	刘×
	10:00	36	74	20	110/65														1次/6小时。	↓
	14:00	36.3	68	22													√		拔出深静脉置管，给予患者出院指导。	刘×

神志：清醒√　嗜睡/朦胧+　浅昏迷++　深昏迷+++　　病情巡视：患者在√　患者不在×

第2页

表 4-21 一般患者护理记录单

科别：心胸外科 姓名： 床号： ID号： 住院号： 护理级别：二级→一级

2009年		生命体征					基础护理措施									病情观察、护理措施及效果	护士签名
日/月	时间	体温(℃)	脉搏(次/分)	呼吸(次/分)	血压(mmHg)	神志	血氧饱和度(%)	口腔护理	雾化吸入	膀胱冲洗	会阴冲洗	吸痰	吸氧	鼻饲	导尿	体位	各类注射	病情巡视	AV置管护理		
9/3	16:00	36	74	19	120/85	√												√		患者,男性,59岁,因吞咽困难1个月余到医院就诊,门诊诊断为食管肿瘤。为进一步诊治于16:00步行入科。查一般情况尚可,遵医嘱行二级护理,半流质饮食。入院健康教育。	王×
	16:30																	×		患者推送做胸片、心电图检查。	王×→
	17:30																	√		检查完毕,安返病房。	王×
10/3	6:00	36.3	72	19														√		静脉抽血化验查肝肾功能。	李××
	8:00																	√		医嘱定于明日8:00在全麻下行食管癌根治术。术前禁食水,备皮,奴夫卡因皮试(−),先锋霉素V号皮试(−),交叉配血,尿管,胃管。	李××
	20:00	36.5	78	20											√			√		手术注意事项,术前留置胃管、尿管。清洁灌肠一次。	刘×
11/3	6:00	36.4	86	21														×		留置尿管、胃管。	王×
	8:00																	√		手术。	
	14:10	37	82	21	105/66		95											√	√	患者手术顺利,于14:10术毕安返病房,麻醉清醒,呼之能应。生命体征平稳。胸引流管固定通畅,引流液呈血性;左颈内静脉置管固定通畅,液体顺利输入;胃管固定通畅,胃液呈黄色;尿管固定通畅,尿液呈淡黄色;伤口敷料包扎好,外观无渗出。医嘱改一级护理,报病危转危重患者护理记录单记录。以下空白。	王×

神志:清醒√ 嗜睡/朦胧+ 浅昏迷++ 深昏迷+++ 病情巡视:患者在√ 患者不在×

第1页

第四章 一般患者护理记录单

表4-22 一般患者护理记录单

科别：泌尿外科　　姓名：　　床号：　　ID号：　　住院号：　　护理级别：二级→一级→二级

2009年 日/月	时间	体温(℃)	脉搏(次/分)	呼吸(次/分)	血压(mmHg)	神志	血氧饱和度(%)	口腔护理	雾化吸入	膀胱冲洗	会阴冲洗	吸氧	鼻饲	导尿	体位	各类注射	病情巡视	AV置管护理	病情观察、护理措施及效果	护士签名
14/6	10:00	36.5	76	18	130/80	√											√		患者,男性,78岁,主因排尿不畅1年余,诊断为前列腺重度增生。于10:00由门诊步行入科。精神及一般情况尚可。入院健康宣教。予二级护理,普通饮食。	董×
15/6	10:00	36.3	78	20													√		医嘱定于明日8:30在硬膜外麻醉下行经尿道钬激光前列腺切除术。术前禁食水,备皮,青霉素皮试(-),交叉配血。	袁×
16/6	7:00		78	20													×		清洁灌肠。	苏×
	8:30																		手术。	
	11:10	36.8	78	20	126/70		98			√		√					√	√	患者手术顺利,术毕于11:10安返病房,麻醉已醒,留置尿管及持续膀胱冲洗,引流通畅,引流液呈血性,伤口敷料包扎固定,外观无渗血,右颈内静脉置管固定,通畅,持续心电监测,低流量吸氧,液体顺利输入。医嘱改一级护理,禁食水,遵医嘱给予山莨菪碱10mg肌内注射。	苏×
	17:00		80	18	130/72		96			√	√	√					√	√	患者诉伤口疼痛,遵医嘱给予山莨菪碱10mg肌内注射。疼痛缓解。膀胱冲洗引流通畅,引流液清亮,协助翻身,叩背。	兰×
	20:00	36.6	78	17	128/72		97		√	√	√	√					√	√	雾化吸入,气压治疗(双下肢两个部位)。	董×
17/6	10:00	36.5	78	17	126/72		97		√	√	√						√	√	医嘱停持续吸氧和心电监护,改流质饮食,给予患者饮食指导。	董×
11:30																				
18/6	10:00	36	78	18													√		遵医嘱改二级护理,拔除尿管,嘱患者多饮水。	袁×

第1页

神志：清醒√　嗜睡/朦胧＋　浅昏迷＋＋　深昏迷＋＋＋　　　病情巡视：患者在√　患者不在×

表 4-23 一般患者护理记录单

科别：神经外科　　姓名：　　床号：　　ID号：　　住院号：　　护理级别：一级

2009年		生命体征					基础护理措施										病情观察、护理措施及效果	护士签名
日/月	时间	体温(℃)	脉搏(次/分)	呼吸(次/分)	血压(mmHg)	血氧饱和度(%)	神志	口腔护理	雾化吸入	膀胱冲洗	会阴冲洗	吸痰	鼻饲	吸氧	导尿	体位	各类注射	病情巡视	AV置管护理		
1/6	18:10	36.8	84	20	110/70		√											√		患者，男性，32岁，因车祸致头部外伤1小时，CT提示：左颞顶部硬膜外血肿，于18:10平车入科。查体意识清楚，双侧瞳孔等大等圆，直径约3mm，对光反射迟钝，诉头痛。遵医嘱给予一级护理，禁食水，止血、脱水、持续低流量吸氧对症治疗。入院健康宣教。	李×
	18:30		82	20	115/78									√				√	√	诉头痛加剧，呕吐2次，为胃内容物，量约150ml。遵医嘱给予静滴甘露醇250ml。	
	19:00		82	19	105/68									√				√	√	医嘱定于20:00行全麻左颞顶部硬膜外血肿清除术，交叉配血、备皮，奴夫卡因皮试（-），先锋霉素皮试（-），留置尿管。交代手术注意事项。	
	20:00																	×		手术。	
	23:30	37	80	20	112/71		√								√			√	√	患者手术顺利，于23:30术毕安返病房，麻醉清醒，意识清楚，双侧瞳孔等大等圆，直径约2.5mm，对光反射灵敏，生命体征平稳。左颈内静脉置管固定、通畅，液体顺利输入，无不良反应。尿管通畅，固定，尿液清亮。头部伤口敷料包扎固定好，创腔引流通畅，引流液呈血性，量100ml。医嘱一级护理，禁食水，持续低流量吸氧及心电监测，口腔护理2次/日，膀胱护理1次/2小时，持续低流量吸氧。观察生命体征变化。	李×

神志：清醒√　嗜睡/朦胧+　浅昏迷++　深昏迷+++　病情巡视：患者在√　患者不在×

第1页

第四章 一般患者护理记录单

一般患者护理记录单

科别：神经外科　　姓名：　　床号：　　ID号：　　住院号：　　护理级别：一级→二级　　（续表）

2009年 日/月	时间	体温(℃)	脉搏(次/分)	呼吸(次/分)	血压(mmHg)	神志	血氧饱和度(%)	口腔护理	雾化吸入	膀胱冲洗	会阴冲洗	吸痰	吸氧	鼻饲	导尿	体位	各类注射	病情巡视	AV置管护理	病情观察、护理措施及效果	护士签名
1/6																				膀胱冲洗1次/日，会阴擦洗1次/日。	李×
2/6	1:00																				
	6:00	36.8	80	19	108/68	√	96											√		间隔1～2小时挤捏头部创腔引流管1次，保持通畅。	李×
	10:00	36.6	78	18		√		√					√					√		协助翻身，叩背。	王×
	11:00	36.6	82	20	110/70	√	95			√	√		√			半卧		√	√	抬高床头20°，减轻脑水肿。	李××
	16:00		82	19	108/66	√	95			√	√		√					√		医嘱停禁食水，改流质饮食，给予患者饮食指导。	李××
3/6	10:00																	√		医嘱停心电监测，改测血压、脉搏、呼吸，观察意识、瞳孔变化1次/6小时。	吕×
	10:35	36.5	76	20	105/65	√				√	√		√					√		医嘱停氧气吸入，留置导管，改二级护理，停观察意识、瞳孔。	吕×
	16:00																	√		生命体征变化1次/6小时，协助床上活动。	陈×
	19:00		78	20	110/70	√												√		夹闭尿管2～3小时，训练膀胱功能。	→
4/6	10:00					√												√		拔除尿管。	陈×
		36.5	78	20	105/70	√												√		排出尿液400ml，尿液清亮。	李××
																				医嘱改普通饮食，给予患者饮食指导。拔除头部引流管，停引流管护理。	李××

神志：清醒√　嗜睡/朦胧＋　浅昏迷＋＋　深昏迷＋＋＋　　病情巡视：患者在√　患者不在×

第2页

表4-24 一般患者护理记录单

科别：妇科　　姓名：　　床号：　　ID号：　　住院号：　　护理级别：二级→三级

日/月	时间	体温(℃)	脉搏(次/分)	呼吸(次/分)	血压(mmHg)	血氧饱和度(%)	神志	口腔护理	雾化吸入	膀胱冲洗	会阴冲洗	吸痰	鼻饲	吸氧	导尿	体位	各类注射	病情巡视	AV置管护理	病情观察 护理措施及效果	护士签名
8/6	23:34	36.2	82	20	110/70		√							√				√		患者，女性，26岁，因孕36周，G₁P₀，有不规律宫缩3小时入科。无阴道流血情况，产检胎心音146次/分，头先露，羊水未破，宫口未开，诊断为先兆早产。医嘱二级护理，普食，吸氧，给予保胎治疗，绝对卧床休息。入院健康宣教。	于×
9/6	00:30		88	22	115/75													√		患者仍有宫缩，胎心音140次/分，无阴道流血，入睡困难，遵医嘱给予利托君5滴/分输液泵持续滴入，心电监测，向患者交代使用利托君方法及注意事项。	↓
	2:00		96	22	112/78													√		患者仍有不规律宫缩，但仍有不规律宫缩。医嘱将利托君调至8滴/分。	
	3:00		118	22	110/70													√		患者仍有不规律宫缩，遵医嘱将利托君调至12滴/分，胎心音152次/分。遵医嘱停止吸氧。	于×
	4:00		120	20	110/70													√		患者宫缩有所缓解，无阴道流血情况，胎心158次/分，间断入睡，无阴道出血情况，胎心158次/分。	↓
	6:00	36.7	120	22	110/60													√		患者无宫缩，胎心154次/分，同断入睡，无阴道出血情况，利托君12滴/分。	王×
10/6	10:00	36.3	110	20	110/70													√		遵医嘱停止吸氧，给予利托君口服治疗，改三级护理。	苏×

神志：清醒√　嗜睡/蒙眬+　浅昏迷++　深昏迷+++　病情巡视：患者在√　患者不在×

第1页

表4-25 一般患者护理记录单

科别：眼科　　姓名：　　床号：　　ID号：　　住院号：　　护理级别：二级→三级

2009年		生命体征					基础护理措施										病情观察、护理措施及效果	护士签名
日/月	时间	体温(℃)	脉搏(次/分)	呼吸(次/分)	血压(mmHg)	神志	血氧饱和度(%)	口腔护理	雾化吸入	膀胱冲洗	会阴冲洗	吸痰	吸氧	鼻饲	导尿	体位	各类注射	病情巡视	AV置管护理		
2/6	16:00	36.5	78	18	110/70	√												√		患者，男性，38岁，因外伤后右视物模糊3天于16:00步行入科，诊断为右眼视网膜脱离。给予眼药抗炎治疗，观察患者一般情况尚可。遵医嘱行二级护理、普食，待完善相关检查后手术治疗。	蒋×
																				入院健康教育。	王×
3/6	6:00	36.3	76	17													√	√		静脉抽血化验。	→
	10:00	36.5	78	18													√	√		患者定于明日上午8:30在局麻下行右眼玻璃体切割、视网膜光凝、重水置换、硅油填木。	王×
	14:00	36.7	78	18														√		向患者进行术前指导。	刘×
4/6	8:00												√			头低	√	×		执行术前医嘱，止血敏500mg肌注，安定5mg口服。	→
	8:10																			冲洗结膜囊。	
	8:30																			手术。	
	10:30	36.8	78	18	115/80								√			头低	√	√		患者术中顺利，术毕安返病房，生命体征平稳。遵医嘱二级护理、普食，头低俯卧位，给予吸氧，抗炎等对症治疗，术眼敷料包扎好，无渗血。	刘×
5/6	10:00	36.6	76	18														√		给予患者饮食指导，嘱清淡、易消化饮食。	刘×
6/6	10:00	36.3	78	18														√		视力有所恢复。改二级护理。嘱患者避免提重物以及剧烈运动。	张×

神志：清醒√　嗜睡　朦胧+　浅昏迷++　深昏迷+++　病情巡视：患者在√　患者不在×

表 4-26 一般患者护理记录单

科别：耳鼻喉科　　姓名：　　床号：　　ID号：　　住院号：　　护理级别：二级

日/月	时间	体温(℃)	脉搏(次/分)	呼吸(次/分)	血压(mmHg)	神志	血氧饱和度(%)	口腔护理	雾化吸入	膀胱冲洗	会阴冲洗	吸氧	鼻饲	导尿	体位	各类注射	病情巡视	AV置管护理	病情观察、护理措施及效果	护士签名
2009年																				
1/6	9:00	36.2	78	18	110/65	√													患者女性,31岁,因反复鼻阻、头痛、流脓第2年余,诊断为慢性上颌窦炎。步行入科,一般情况尚可。医嘱二级护理、普食,待进一步检查治疗。入院健康教育。	赵×
	11:00																	√	患者自诉近日鼻阻、头痛加重,行体位引流后,前鼻检查见中鼻道积脓,遵医嘱在局麻下行上颌窦穿刺冲洗术治疗,冲洗出脓液为(+++)。	赵×
	11:30																	√	遵医嘱青霉素皮试(-),静脉输入抗炎、对症药物。	王×
	16:00																	√	询问诉鼻阻、头痛症状有所减轻。	王×
2/6	10:00	36.4	68	20														√	医嘱定于明日9:00在局麻下行鼻内窥镜下上颌窦鼻内开窗术。执行术前准备,奴夫卡因皮试(-),剪鼻毛清洁鼻腔,备口周皮肤。	李×
	20:00																	√	术前宣教。	张×
3/6	8:30	36.6	80	20														√	生理盐水500ml冲洗鼻腔,肌注血凝酶2U。手术。	
	9:00																×			
	11:30	36.8	84	24	120/72										半卧			√	患者术中顺利,未见渗血,术毕平卧于11:30安返病房,生命体征平稳,术鼻填塞良好,未见渗血,取半卧位,鼻颌部给予冰敷。遵医嘱静脉输	张×

神志：清醒√　嗜睡/朦胧+　浅昏迷++　深昏迷+++　　病情巡视：患者在√　患者不在×

第1页

第四章 一般患者护理记录单

一般患者护理记录单

科别：耳鼻喉科　　姓名：　　床号：　　ID号：　　住院号：　　护理级别：二级→三级

（续表）

日/月	时间	体温(℃)	脉搏(次/分)	呼吸(次/分)	血压(mmHg)	神志	血氧饱和度(%)	口腔护理	雾化吸入	膀胱冲洗	会阴冲洗	吸痰	吸氧	鼻饲	导尿	体位	各类注射	病情巡视	AV置管护理	病情观察，护理措施及效果	护士签名
2009年																					
3/6	11:30																			入止血、抗炎、支持药物治疗。二级护理，半流质饮食	张×
	13:20															半卧		√		术鼻出血较多，为鲜红色血液，量约60ml，报告值班医生后，遵医嘱肌注血凝酶2U，颈部、鼻额部给予冰敷。	常×
	13:30																			心理疏导，缓解紧张情绪	↓×
	14:00	36.8	84	18												半卧		√		术鼻填塞好，未见活动性出血	常×
	20:00	37.2	86	18												半卧		√		患者自诉术鼻疼痛，遵医嘱给予布洛芬缓释胶囊300mg口服。	付×
	22:00															半卧				询问诉疼痛有所缓解。	
4/6	10:00	36.6	80	20														√		在局麻下行右鼻内窥镜下取出鼻腔填塞物后，有少量溢血及分泌物。遵医嘱给予1%麻黄素滴鼻	谭×
	10:10																			出血停止。	谭×
5/6	15:00																	√		在右鼻腔下经鼻内窥镜下术腔换药，术鼻无渗血。	赵×
6/6	10:00	36.4	76	18														√		给予鼻腔冲洗，术鼻无渗血，通气尚可。继续滴鼻治疗。遵医嘱改三级护理，普食。	于×

神志：清醒√　嗜睡/朦胧+　浅昏迷++　深昏迷+++　　病情巡视：患者在√　患者不在×

第2页

表4-27 一般患者护理记录单

科别：肝胆外科　　姓名：　　床号：　　ID号：　　住院号：　　护理级别：三级

日/月	时间	生命体征					基础护理措施										病情观察、护理措施及效果	护士签名
		体温(℃)	脉搏(次/分)	呼吸(次/分)	血压(mmHg)	神志	血氧饱和度(%)	口腔护理	雾化吸入	膀胱冲洗	会阴冲洗	吸痰	吸氧	鼻饲	导尿	体位	各类注射	病情巡视	AV置管护理		
2009年																					
4/5	15:00	36.5	74	18	130/80	√														患者，女性，50岁，因腹部不适、全身皮肤、巩膜黄染明显伴皮肤瘙痒到医院就诊，门诊诊断为梗阻性黄疸待查，为进一步确诊，于15:00步行入科。观察患者皮肤、巩膜黄染明显，精神尚可。遵医嘱行三级护理，低脂饮食，入院健康宣教。	普×
	16:00																			患者推送做胸片、心电图检查。	普×
	17:00																	×		检查完毕，安返病房。	普×
5/5	6:00	36.3	72	19															√	静脉抽血化验查血清胆红素及肝肾功能。	李×
	9:00																	√	√	医嘱定于明日8:00在全麻下行剖腹探查、胆总管探查、T管引流木。木前禁食、备水、备皮、交叉配血，木前晚清洁灌肠，交代木前注意事项。	陈×
	10:00	36.5	76	20														√	√	灌肠。木前置尿管、胃管。	陈×
	20:00	36.2	72	19												√			√	遵医嘱行深静脉穿刺置管木、动静脉置管护理1次/日，备皮。	李×
	23:00																		√	清洁灌肠。	李×
6/5	6:00	36.5	80	20															√	患者诉解大便5次，后2次为水样便。	陶×
	6:30																			清洁灌肠。观察其皮肤巩膜黄染好转，患者诉解水样便2次。	陶×
	7:00																			留置导尿管，插胃管。木前给予头孢匹胺2g静推。	

神志：清醒√　嗜睡/朦胧+　浅昏迷++　深昏迷+++　　病情巡视：患者在√　患者不在×

第1页

第四章 一般患者护理记录单

（续表）

一般患者护理记录单

科别：肝胆外科　　姓名：　　床号：　　ID号：　　住院号：　　护理级别：三级→一级

日/月 2009年	时间	生命体征					基础护理措施									病情巡视	AV置管护理	病情观察、护理措施及效果	护士签名
		体温(℃)	脉搏(次/分)	呼吸(次/分)	血压(mmHg)	神志	血氧饱和度(%)	口腔护理	雾化吸入	膀胱冲洗	会阴冲洗	吸痰	吸氧	鼻饲	导尿	各类注射	体位				
6/5	7:30																	×		手术。	陶×
	14:00	36.5	70	20	140/90		100						√					√		患者手术顺利，于14:00术毕安返病房，麻醉清醒，呼之能应，生命体征平稳，伤口包扎好，无渗血，无不良反应；右颈内静脉置管固定通畅，液体顺利输入；T管引流通畅，负压吸引正常，引流出约100ml 30ml暗红色血性液；T管引流通畅，负压吸引正常，引流出约100ml褐色胆汁；胃管固定，胃肠减压通畅，负压吸引力正常，引流出10ml草绿色胃液；尿管固定，引流出淡黄色透明尿液700ml。交代手术后注意事项。医嘱一级护理，禁食、水，持续氧气吸入，心电监测，口腔护理2次/日，会阴冲洗1次/日，膀胱冲洗1次/日，换药1次/日，动静脉置管护理，腹腔引流管接引流袋，T管引流接引流袋，更换引流装置1次/日。	
	15:00																	√		诉伤口疼痛难忍，遵医嘱给予生理盐水44ml加盐酸哌替啶注射液200mg微量泵24小时持续泵入。	王××
7/5	16:00	36.5	80	19	138/85			√										√		诉伤口疼痛有所缓解。	陈×
	8:00		76	19	135/85			√										√		观察其皮肤、巩膜黄染有所减轻。	陈× 陶×

神志：清醒√　嗜睡/朦胧+　浅昏迷++　深昏迷+++　病情巡视：患者在√　患者不在×

第2页

一般患者护理记录单（续表）

科别：肝胆外科　　姓名：　　床号：　　ID号：　　住院号：　　护理级别：一级→二级

日/月	时间	生命体征						基础护理措施												病情观察、护理措施及效果	护士签名
		体温(℃)	脉搏(次/分)	呼吸(次/分)	血压(mmHg)	神志	血氧饱和度(%)	口腔护理	雾化吸入	膀胱冲洗	会阴冲洗	吸氧	吸痰	鼻饲	导尿	体位	各类注射	病情巡视	AV置管护理		
2009年																					
7/5	10:00	36.5	78	18	135/80						√	√								腹腔引流管接引流袋处更换引流装置，引流液呈血性，量约100ml；T管引流接引流袋处更换引流装置，引流液呈褐色胆汁，量约150ml；胃肠减压处更换引流装置，胃液为胃内容物，量约200ml；留置导尿处更换引流装置，尿液呈黄色，量约700ml。换药1次，协助翻身，叩背。	李×
8/5	7:30		74	18							√	√								医嘱停一级护理，禁食水，持续吸氧，心电监测，测血压脉搏。呼吸1次/2小时，留置导尿，改二级护理，嘱清淡半流质饮食，协助下床活动。	陈×
	10:00	36.4	72	19														√		给予患者饮食指导，嘱清淡半流饮食。腹腔引流装置，引流液呈血性，约20ml。T管接引流装置接引流袋处更换引流装置，引流液呈褐色胆汁，约50ml。	
9/5	10:00	36.5	76	18							√	√								更换引流装置，引流液呈黄染减轻，医嘱停腹腔引流装置，T管接引流袋。皮肤巩膜黄染减轻，医嘱停腹腔引流装置，T管接引流袋。	陈×

神志：清醒√　嗜睡/朦胧+　浅昏迷++　深昏迷+++

病情巡视：患者在√　患者不在×

第3页

第四章 一般患者护理记录单

表4-28 一般患者护理记录单

科别：血管外科　　姓名：　　床号：　　ID号：　　住院号：　　护理级别：二级→一级

日/月	时间	生命体征					血氧饱和度(%)	基础护理措施								病情巡视	AV置管护理	病情观察、护理措施及效果	护士签名
2009年		体温(℃)	脉搏(次/分)	呼吸(次/分)	血压(mmHg)	神志		口腔护理	雾化吸入	膀胱冲洗	会阴冲洗	吸痰	鼻饲	导尿	各类注射	体位			
25/5	16:00	36.5	76	17	120/70	√											√		患者，男性，44岁，主因双下肢静脉曲张10余年，右小腿溃疡1年，由门诊收入院，步行入科。测血压2次/日。入院健康教育、抬高患肢，待进一步检查治疗。一般情况好，医嘱开二级护理。抬高患肢。	周×
	18:00																		四肢多普勒血流检查。	周×
	20:00	36.4	72	18	124/75												√		双下肢抬高60°。	段×
26/5	6:00	36.6	80	19	122/76												√	×	抽血查常规、肝功能、生化。	白×
	8:00																√		明日手术，嘱术前禁食水。女夫卡因皮试(—)。外出做心电图、胸片检查。	
	10:00																√	×	患者安返病房。备皮。	白×
	11:40	36	78	20	120/70								√				√		留置导尿。	周×
	8:00																		手术。	
27/5	12:30	36	74	18	125/72		95						√				√	√	患者在硬膜外阻滞下行双下肢大隐静脉高位结扎剥脱术，术中顺利，安返病房。持续心电监护，右颈内静脉置管固定、通畅，液体顺利输入。医嘱一级护理，血氧饱和度监测，吸氧，抬高患肢，留置尿管护理。	
	14:00	36.8	72	18	127/62		95						√				√	√	患者伤口敷料包扎固定好，深静脉置管通畅，心电监护为实。	周×
																				张×

神志：清醒√　嗜睡/朦胧＋　浅昏迷＋＋　深昏迷＋＋＋　病情巡视：患者在√　患者不在×

第1页

(续表)

科别：血管外科　　姓名：　　床号：　　ID号：　　住院号：　　护理级别：一级→二级

一般患者护理记录单

2009年	生命体征						基础护理措施									病情观察、护理措施及效果	护士签名
日/月 时间	体温(℃)	脉搏(次/分)	呼吸(次/分)	血压(mmHg)	神志	血氧饱和度(%)	口腔护理	雾化吸入	膀胱冲洗	会阴冲洗	吸氧	鼻饲	导尿	各类注射	体位	病情巡视	AV置管护理		
28/5 3:00		76	18	115/70		96												性心律。患者诉伤口疼痛，遵医嘱给予度冷丁 50mg，非那根 25mg 肌注。	张×
4:20											√					√		患者诉伤口疼痛缓解，间断入睡。	白× →
6:00	37.5	78	20	120/64		95	√		√	√	√							患者诉双下肢抬高，足趾皮温、皮色正常，肿胀不明显，伤口包扎固定好，外观无渗血。	白×
9:00		76	19	118/74		96					√					√		伤口换药。气压治疗双下肢 4 次/日。	朱× →
10:00	37.3	80	18	122/72		95												医嘱停心电监护、血氧饱和度监测，氧气吸入，测血压 2 次/日，留置尿管，改二级护理。	朱×
16:00																√		对患者进行下肢功能锻炼指导。	

神志：清醒 √　嗜睡/朦胧 +　浅昏迷 ++　深昏迷 +++　　病情巡视：患者在 √　患者不在 ×

第 2 页

第四章 一般患者护理记录单

表4-29 一般患者护理记录单

科别：烧伤科　　姓名：　　　　床号：　　　　ID号：　　　　住院号：　　　　护理级别：一级

2009年	生命体征					基础护理措施											病情观察、护理措施及效果	护士签名
日/月 时间	体温(℃)	脉搏(次/分)	呼吸(次/分)	血压(mmHg)	神志	血氧饱和度(%)	口腔护理	雾化吸入	膀胱冲洗	会阴冲洗	吸痰	吸氧	鼻饲	导尿	体位	各类注射	病情巡视	AV置管护理	烤灯		
6/6 20:10	37	96	30		√															患儿男，3岁，因不慎被热液烫伤右手、上臂及颈胸部1小时急诊抱入科。观察患儿哭闹不止，呼吸、心率快，见右手背及颈部前臂皮肤发红，轻度肿胀，上臂及前胸水疱，深Ⅱ°面积约5.5%，颈部及前胸部皮肤皮脱落，部分表皮脱落，深Ⅱ°面积约6.5%。值班医师立即给予创面处理，医嘱一级护理、暂禁食，持续低流量吸氧，颈胸部创面支被架下烤灯照射，行右颈内静脉置管。	李×
20:20																	√			交代家属患儿暂禁食水，注意烤灯使用中的安全。	
20:30																	√			青霉素皮试（-），破伤风皮试（-），交叉配血。	
20:40														√						留置导尿。	
20:50																√	√			青霉素40万U，破伤风抗毒素1500U 肌内注射	
21:00																√	√			青霉素哭闹期间，遵医嘱给予盐酸哌替啶7mg 肌注。	
22:00																	√			患儿逐渐安静入睡。	↓
7/6 6:00	37	98	26													√	√			静脉采血。	李×
7:00							√										√			晨间护理。	↓
10:00	37	98	30							√	√						√			患儿拟于今日11:00急诊在全麻下行右手及前臂创面清创术，普鲁卡因皮试（-），已告知禁食水。	铁×

神志：清醒√　嗜睡/朦胧+　浅昏迷++　深昏迷+++　　病情巡视：患者在√　患者不在×

第1页

(续表)

一般患者护理记录单

科别：烧伤科　　姓名：　　床号：　　ID号：　　住院号：　　护理级别：一级

日/月	时间	体温(℃)	脉搏(次/分)	呼吸(次/分)	血压(mmHg)	神志	血氧饱和度(%)	口腔护理	雾化吸入	膀胱冲洗	会阴冲洗	吸痰	鼻饲	导尿	体位	各类注射	病情巡视	AV置管护理	烤灯	病情观察、护理措施及效果	护士签名
7/6	11:00																×			手术。	铁×
	13:00		96	30								√					√		√	患儿术中顺利，安返病房。观察患儿已清醒，右上肢创面敷料包扎好，无渗出，置右上肢外展位；经胸部支被架下持续烤灯照射；给予氧气吸入；深静脉置管固定好，输液顺利，无不良反应。留置尿管通畅，尿色清亮。	李×
	13:30																√			向患儿家属告知深静脉置管的注意事项。	李×
	14:00	39.2	108	30													√			酒精擦浴。观察其右手及前臂皮肤愈合较好，水疱吸收良好。	李×
	15:00	38.8															√			冰敷降温。	景×
	18:00	39.5	110	30													√			遵医嘱给予尼美舒利颗粒50mg，口服。	景×
	19:00	38.5	108	28												√	√			患儿出汗较多，更换被服。	景×
	22:00	37.3	102	26												√	√			患儿疼痛哭闹，遵医嘱给予氯丙嗪注射液6mg肌注。	景×
8/6	6:00	37	98	24					√	√							√			静脉采血查血常规、生化。	李×
	7:00																√		√	晨间护理，观察其皮肤表面红肿减轻，愈合较好。	李×

神志：清醒√　嗜睡朦胧±　浅昏迷++　深昏迷+++　　病情巡视：患者在√　患者不在×

第2页

表 4-30 一般患者护理记录单

科别:脊髓损伤科　　姓名:　　床号:　　ID号:　　住院号:　　护理级别:一级

日/月 时间	体温(℃)	脉搏(次/分)	呼吸(次/分)	血压(mmHg)	神志	血氧饱和度(%)	口腔护理	雾化吸入	膀胱冲洗	会阴冲洗	吸氧	鼻饲	导尿	体位	各类注射	病情巡视	AV置管护理	病情观察、护理措施及效果	护士签名
2009年																			
26/3 8:50	36.7	74	20	110/76	√	92					√			平	√			患者,男性,47岁,因颈部受伤致颈部疼痛,大小便失禁4天平车入科,诊断为颈髓损伤,肛门括约肌收缩消失,大小便失禁病容,精神差,四肢活动消失。遵医嘱行一级护理,颈部制动,给予脱水、抗炎等对症处理。颈5以下皮肤感觉消失,普通饮食,持续低流量氧气吸入,心电监护。	王×
9:10		76	18	112/76		93										√		静脉抽血查常规和生化。	→
10:00																×		推送做颈部磁共振,B超、CT检查。	
11:20	36.5	80	20	116/80		90		√			√			右		√		安返病房,颈托固定在位;带入的左颈内静脉留置针固定好,通畅;给予轴线翻身,防止二次损伤。	王×
13:20		76	19	110/74		93			√		√			左				磁共振结果提示:颈髓损伤(颈5完全性)。CT提示:寰枢关节半脱位。	张×
17:30	36.5	70	18	114/76		92					√			平	√	√		定于明日上午8:00在全麻下行枕颈融合,脊髓探查减压术。向患者告知禁食水,清洁灌肠	
27/3 20:00	36.6	76	19	120/82		94					√			右		√		奴夫卡因皮试(-),已备皮,术前指导已做。	陈×
7:00	36.4	72	18	114/76		93	√	√			√			左	√	√		术前给予血凝酶1kU肌注。	李× 杨×

神志:清醒√　嗜睡/朦胧+　浅昏迷++　深昏迷+++　　病情巡视:患者在√　患者不在×

第1页

(续表)

一般患者护理记录单

科别：脊髓损伤科　　姓名：　　床号：　　ID号：　　住院号：　　护理级别：一级

2009年	生命体征					基础护理措施									病情观察、护理措施及效果	护士签名
日/月 时间	体温(℃)	脉搏(次/分)	呼吸(次/分)	血压(mmHg)	神志	血氧饱和度(%)	口腔护理	雾化吸入	膀胱冲洗	会阴冲洗	吸痰	吸氧	鼻饲	导尿	体位	各类注射	病情巡视	AV置管护理		
27/3 7:30																	×		手术。	杨×
11:15	36.5	70	17	122/80		94						√			平	√	√		患者手术顺利,于11:15术毕安返病房。麻醉清醒,呼之能应。深静脉置管固定好,通畅,液体顺利输入;颈部引流管通畅,引流出少许血性液体,外观无渗出;气管插管固定好。医嘱一级护理,禁食水,持续低流量吸氧,心电监护。呼吸机辅助呼吸,备好气管切开护理盘。	何×
28/3 19:30	36.5	78	19	118/78		92						√			平		√		患者生命体征平稳,遵医嘱将气管插管拔出,停止使用呼吸机。	江×

第2页

神志：清醒√　嗜睡/朦胧+　浅昏迷++　深昏迷+++　病情巡视：患者在√　患者不在×

四、质量考评

1. 根据护理级别要求,及时建立护理记录单。
2. 眉栏项目填写齐全、正确、无缺项,字迹清楚。
3. 日期和时间记录及时、准确、真实。
4. 病情巡视按要求记录,频次符合要求。
5. 生命体征、病情观察记录动态变化,描述准确,用医学术语。
6. 护理措施记录及时、准确。
7. 医嘱更改转单记录符合要求、准确、页码正确。
8. 护理记录单页面清洁整齐,无错别字。
9. 记录人签全名并清晰可认(表4-31)。

表4-31 一般患者护理记录单书写质量考评表

科别: 考评人签名: 考评日期:

项目	内容	分值	扣分	得分
眉栏 (10分)	根据护理级别要求,及时建立护理记录单	10		
记录内容 (60分)	1. 眉栏项目填写齐全、正确、无缺项,字迹清楚	5		
	2. 日期和时间记录及时、准确、真实	5		
	3. 病情巡视按要求记录,频次符合要求	15		
	4. 生命体征、病情观察记录有动态变化,描述准确、用医学术语	20		
	5. 护理措施记录及时、准确	10		
	6. 医嘱更改转单记录符合要求、准确、页码正确	5		
终末质量 (30分)	1. 护理记录单页面清洁整齐,无错别字	20		
	2. 记录人签全名并清晰可认	10		
合计 (100分)		100		

第五章　特别护理记录单(重症监护记录)

一、特别护理记录单

1. 使用范围　医嘱特护的危重病人、大(中)手术后病人、发生病情变化紧急抢救的病人及突然死亡的非特护病人等。

2. 特别护理记录单的填写内容

(1)首页开始应简述病情或手术情况、经过的处置及效果。

(2)应详细记录病人在本班内的病情、生命体征、出入量、各种用药、处置(包括换药、翻身、叩背、吸痰、雾化、膀胱冲洗等,也包括医生为病人所实施的操作)、会诊、主要阳性检查结果、治疗效果等。要求记录完整、及时、准确、详细。

(3)生命体征的记录要求:无发热者测体温6次/日,发热时按常规要求酌情增加次数;脉搏、呼吸、血压一般1h测量记录一次或根据医嘱执行,病人病情不稳定时应随时记录。

(4)所有病人每班至少要交代一次神志,神志不清者要交代瞳孔大小及对光反射情况。但对神经系统疾病病人应将此项作为观察记录的重点,根据病人的病情变化随时记录。

(5)抢救病人时应及时记录病情变化、抢救措施、病情转归,死亡病人要写明死亡时间(呼吸、心跳停止时间)、停止抢救时间,并与医生一致。

(6)特护记录采用焦点记录法,要求只针对已发生的问题作记录,对于未发生的护理问题不要求作描述。

(7)交班时,应作一次清楚、扼要的小结,并签班次及全名。对于本班上已描述过的病情,在小结中可不必进行过多的重复,小结侧重于本班次中病人病情变化经过、治疗护理后有何效果及本班重点治疗、仍存在的问题及下班要观察的重点。

(8)接班时应对病人的病情、各管道情况进行全面、严格交接,并做好记录,必须记录内容包括:生命体征、各专科重点项目如瞳孔、血氧饱和度、其他异常项目或与上一班评估结果有不同的项目等;其余无特殊变化,与上一班小结评估相同的,只写"护理评估结果同上一班"(重症监护记录按有关专科项目评估和记录)。

(9)死亡患者要有死亡小结,重点记录抢救时间、抢救经过、死亡时间(呼吸、心跳停止时间)、停止抢救时间,并与医生一致。例如,死亡小结:患者因呕血、解柏油样便入院,诊断为上消化道出血,入院后给予止血、补充血容量、保肝、利尿治疗后效果不佳,于8月12日20:00再次呕血1200ml,即给予止血、输血、升压、气管插管辅助呼吸,22:47呼吸、心跳停止,经心肺复苏反复抢救,抢救直至23:20,患者心率、呼吸仍未恢复,心电图呈一直线,血压、血氧饱和度均测不出,大动脉搏动未触及,双侧瞳孔散大固定,对光反射消失,抢救无效,患者临床死亡,死亡时间为2016年08月12日22时47分。

3. 特护记录单的填写要求

(1)用蓝黑笔填写眉栏各空白项目,转科、转床时科别、病区、床号用箭头表示(由转入科室写)。

(2)记录时间:早晨7:00至至次晨7:00,特护记录的时间要求具体到分。各项生命体征及液体量(ml)免记录单位名称,但(mg、g、L)要注明。

(3)出入量的记录方法:液体出入量应于早晨7:00至次晨7:00,用于24小时出入总量总结。

(4)余液在该组液体左上角用*号标明,在相应时间"量"一栏内该组液体量的下方注明余多少,在当班计算总量时减去。

(5)治疗用药及途径的记录方法:先写液体名、量,再写液体内加的各种治疗药。当用药途径是IV、VD、IM、IC(皮内注射)时直接将这些符号写在该组治疗药最后一行药名的右侧,其他途径则直接在病情一栏与该组治疗药第一行相对应的位置上注明。

(6)皮试应注明皮试结果及药品批号。

(7)同一病人不同时期的特护记录页码分开,不连续。

(8)护士长签名:在夜班护士签名之后护士长审查后用电子签名。

二、重症监护护理记录单

重症监护护理记录单是指护士根据医嘱和病情,对危重患者从入院到出院期间护理工作全过程的客观的动态记录。

1. 书写内容

(1)记录对象:特级护理、一级护理报病危患者,需记出入量、观察瞳孔患者。

(2)记录内容

①眉栏内容包括:科别、姓名、床号、ID号、住院号、护理级别。

②项目内容包括:日期、时间、生命体征、出入液量、基础护理、病情观察、护理措施及效果、护士签名等。

2. 书写要求

(1)用蓝黑笔填写眉栏各空白项目,不得有空项、漏项。如遇转科、转床、更改护理级别时用箭头表示。

(2)护理记录应当客观、真实、准确、及时、完整。使用规范医学术语,避免使用自编缩略语。通用的外文缩写和无正式中文译名的症状、体征、疾病名称等可以使用外文。护理记录无论是日间或是夜间均应当使用蓝黑墨水笔书写。

(3)时间记录:为"年-月-日",具体到分钟。

(4)生命体征记录:根据医嘱要求准确填写,体温单位为"℃",脉搏单位为"次/分",呼吸单位为"次/分",血压单位为"mmHg",血氧饱和度单位为"%"。神志记录为清醒、嗜睡、意识模糊、浅昏迷、深昏迷等。瞳孔的观察包括大小和对光反射,大小用数字记录,单位为"mm";对光反射用符号记录,灵敏用"+",迟钝用"±",消失用"-"表示,记录于瞳孔标识的正下方。

(5)出入量记录:入量包括输液、输血、鼻饲、口服饮食含水量及饮水量等,如为输液应注明液体加入药物后的总量;出量包括大便量、小便量、呕吐量、出血量、各种引流液量、痰量等,同时应观察其颜色及性状并记录于病情栏内。

(6)基础护理措施记录:根据医嘱按时完成记录,在相应栏目下打"√"。卧位可填写左侧、右侧、平卧、半卧、俯卧等。病情巡视按护理级别的要求进行。

(7)病情观察、护理措施及效果记录:要求重点记录患者病情的客观动态变化、护理措施及实施效果,如主诉,生命体征变化,皮肤、饮食、排泄、用药反应等异常情况。该栏内的所有记录,首行空两格。

（8）首页记录:新入、危重、抢救、手术、分娩后患者在首页开始时,应简述病情或手术情况、经过的处置及效果。

（9）患者接受特殊检查、治疗、用药、手术前后有相应内容记录。

（10）记录应体现专科护理特点,如外科手术患者的麻醉方式、手术名称、术中简况、患者返回病室时间、术后病情、伤口情况、引流情况等,或内科呼吸衰竭、心力衰竭患者入本监护室的原因。

（11）皮肤记录:可用"完好、破损、压力性损伤"等,后两项应在护理措施栏内记录部位、范围、深度、局部处理及效果。

（12）患者病情、生命体征、出入液量、用药、治疗效果、病情变化与护理措施及护理评价,应记录完整、及时、准确,并签全名。同一人同一班次签名可在收尾签全名,中间用箭头连接。

（13）特护、病危病人每班有病情小结并签班次及全名,签班次的顺序为:日班－晚班－夜班。格式为:病情小结完后另起一行空两格签班次,护士签名签在"护士签名"栏内。

（14）液体出入总量:应于下午19:00做12小时小结,在其格子上下用红笔各画一横线;至次晨7:00做24小时总结,在其格子上下用红笔各画一横线。根据病情需要如需进行分类小结的要先做分类小结,后总结。

（15）如新入院或手术后病人需要记录出入量,但记录的出入量时间不足12小时或24小时,在出入量记录单上实时记录其出入量。

（16）因故停止或更换液体时,护士应在记录入量栏内注明丢弃量,在其数量前加"－"号表示,如"－100 ml",并在病情观察栏内说明原因。

（17）危重患者的抢救记录应与医师协调一致,记录及时、准确、客观、真实。

（18）实习护士、试用期护士、进修护士等非本机构注册护理人员不具备记录资格。

三、示例

1. 危重患者护理记录单　见表5-1。
2. 特别护理记录单(通用)　见表5-2。
3. 重症监护护理记录单(用于重症监护病房)　见表5-3。

第五章 特别护理记录单(重症监护记录)

表5-1 危重患者护理记录单

科别:ICU　姓名:　床号:　ID号:　住院号:　护理级别:一级

2009年 日/月	时间	生命体征 体温(℃)	脉搏(次/分)	呼吸(次/分)	血压(mmHg)	神志	血氧饱和度(%)	瞳孔 大小(mm) 左/右	瞳孔 反应 左/右	入量 项目	量(ml)	出量 项目	量(ml)	基础护理措施 口腔护理	雾化吸入	膀胱冲洗	会阴擦洗	吸痰	鼻饲氧	导尿管	体位	病情巡视	各类注射	AV置管护理	病情观察 护理措施及效果	护士签名
16/7	18:20	35.8	140	35	70/40	√	89	3　3	+　+	706代血浆	500							√				√	√		患者,男性,38岁,因3小时前车祸致胸腹部疼痛、呼吸困难,活动障碍,由急诊初步处理后平车送入科。入科查:神志清楚,急性痛苦面容,呼吸浅快,手足湿冷,面色苍白,脉搏细数,腹部呈板状,血压70/40mmHg,FiO₂37%,双腔颈内静脉置管,给予止血、镇痛、补液等抗休克治疗。行一级护理,报病危,心电监测,动脉血气分析,床旁CT示:腹腔积液或积血,腹腔穿刺,抽出不凝血20ml。	郭×
	18:25									平衡液 止血敏2g	500 8	血液	20		√			√				√			急查血常规、动脉血气分析,床旁CT示:腹腔积液或积血,腹腔穿刺,抽出不凝血20ml。	
	18:35									止血芳酸0.3g	30	尿	450					√		√		√			床旁心电图检查示:窦性心动过速,尿色清亮。	
	18:40														√					√		√	√		遵医嘱给予留置导尿,奴夫卡因皮试(-),患者烦躁不安。	
	18:50									碳酸氢钠12.5g	250	胃液	200		√							√			青霉素皮试(-),奴夫卡因皮试(-),血常规示:血红蛋白90g/L。	
	19:00	36	137	30	75/49	√	93			输入	1288	排出	670									×			留置胃管,胃液呈淡红色,行胃肠减压,备皮,通知手术室。	
1小时 小结																										术前准备已完成,送入手术室行剖腹探查术。	郭×

神志:清醒√　嗜睡△　意识模糊+　浅昏迷++　深昏迷+++　瞳孔对光反射:灵敏+　迟钝±　消失-

班次　　　签名

（续表）

危重患者护理记录单

科别：ICU　　姓名：　　床号：　　ID 号：　　住院号：　　护理级别：一级

2009年		生命体征										入量		出量		基础护理措施												病情观察、护理措施及效果	护士签名
日/月	时间	体温（℃）	脉搏（次/分）	呼吸（次/分）	血压（mmHg）	神志	血氧饱和度（%）	瞳孔 大小（mm） 左	右	反应 左	右	项目	量（ml）	项目	量（ml）	口腔护理	雾化吸入	膀胱冲洗	会阴擦洗	吸痰	吸氧	鼻饲	导尿	体位	病情巡视	各类注射	AV置管护理		
16/7	20:06	35.9	130	27	80/59	△	92	3	3	±	±	0.9% NS	250	引流液	150						√				√	√	√	患者术中顺利，安全返回病房。查体：麻醉未醒，	
												A 型红细胞 3U	600															双侧瞳孔等大，直径约3mm，对光反射迟钝，血压	
																												80/59mmHg，脉搏 130 次/分。观察腹腔引流管通畅，引流	
																												液呈血性；面罩给氧，FiO_2 37%。留置尿管通畅，尿色	
																												清亮；镇痛泵及深静脉置管通畅，固定好；静脉输液持	
																												续进行中，无不良反应。	郭×
	20:30	36.1			85/61							5% GS	500	尿	100	√					√				√			测 CVP 4cmH_2O，遵医嘱加快输液速度。	
												酚磺乙胺 2000g	8																
												氨甲苯酸 40mg	40																
	20:40											0.9% NS	44								√				√			奥曲肽组以 5ml/h 静脉泵入。	
												奥曲肽 0.6mg	6																
	21:00											5% GS	10																
												葡萄糖酸钙 1g	10																
	21:30		120	30	90/58	√	94	3	3	+	+	羟乙基淀粉	500								√				√			患者麻醉已醒，神志清醒，双侧瞳孔等大，直径约	
												10% 氯化钾	10															3mm，对光反射灵敏，测血压 90/58mmHg。	
	22:00	36.8	105	18	100/68		98					复方电解质	500	尿	200						√				√				
	22:10											0.9% NS	10								√				√			测 CVP 8cmH_2O，面色红润，皮肤弹性较好，诉稍有	
												托拉塞米 20mg																口干。	
	23:00		100	19	110/69	√	98	3	3	+	+	乳酸钠林格	500	尿	400						√				√				郭×

神志：清醒√　嗜睡△　意识模糊＋　浅昏迷＋＋　深昏迷＋＋＋　　瞳孔对光反射：灵敏＋　迟钝±　消失－　　第2页

第五章 特别护理记录单(重症监护记录)

表5-2 特别护理记录单(普通病房通用)

姓名: 　　　　　科室:普通外科胃肠甲乳病区　　　　　床号: 　　　　　住院号:

日期时间	体温（℃）	脉搏（次/分）	呼吸（次/分）	血压（mmHg）	脉搏氧（%）	入量内容	量（ml）	途径	出量内容	量（ml）	护理记录(专科病情与治疗、护理措施及效果)
2021-06-01 16:35		53	20	100/53	99						
2021-06-01 16:35											术归,麻醉已醒,遵医嘱给予持续低流量吸氧及心电监护,定时监测生命体征及血氧饱和度,切口敷料外观整洁干燥,无渗血渗液,各引流管均固定好,定时挤压,保持负压。全麻穿刺点无异常,管道通畅,固定妥当,镇痛泵标识完整清晰。
2021-06-01 16:55											小结:患者今日在全麻下行"腹腔镜辅助下经腹会阴联合直肠癌根治术"于16:35术归,当时神志清,给予持续低流量吸氧及心电监护,定时监测生命体征及血氧饱和度,切口敷料外观整洁干燥,无渗血渗液,并予各引流管均固定好,定时挤压,保持负压,暂无腹痛、腹胀现象。遵医嘱给予抗炎、补液等治疗,现深静脉输液顺利进行,暂无不良反应。全麻穿刺点无异常,管道通畅,固定妥当,镇痛泵标识完整清晰,根据疼痛数字量表评估疼痛为0分,给予解释及心理安慰。目前评估跌倒风险为10分,已口头告知患者及家属,按时巡视病房等处理,床头贴防跌倒警示标识,给予患者进行预防跌倒的健康宣教。根据Braden评分表,评估

(续表)

日期时间	体温(℃)	脉搏(次/分)	呼吸(次/分)	血压(mmHg)	脉搏氧(%)	入量内容	量(ml)	途径	出量内容	量(ml)	护理记录(专科病情与治疗、护理措施及效果)
											压力性损伤风险为14分,进行预防压力性损伤健康宣教,主动告知压力性损伤的注意事项,每2小时翻身一次,保持床单位整洁、干燥,保持皮肤清洁及干燥。评估导管滑脱风险为8分,予以悬挂警示牌,进行导管滑脱的健康宣教并主动告知预防导管滑脱的注意事项,请下一班继续观察其病情变化。 8:00-17:00 黄××
2021-06-01 15:57						氯化钠注射液(0.9% 10ml 大冢)甲★军 G 5ml 注射用白眉蛇毒血凝酶(0.5kU)乙★ 1kU	5	静脉注射			
08-17班次 总入量:5 (静脉注射:5) 总出量:0											
2021-06-01 17:05											接班:床边查看患者,患者神志清,精神疲倦,给予持续低流量吸氧及心电监护,伤口敷料外观无渗血、渗液,各引流管均固定好,人工肛门固定好,造口黏膜色泽红润,血运好。镇痛泵标识完整清晰,协助翻身,查看皮肤。
2021-06-01 17:10						氯化钠注射液(0.9% 10ml 大冢)甲★军 G 100ml 注射用帕瑞昔布钠(40mg * 10 江苏)乙 40mg	10	静脉注射			

第五章 特别护理记录单(重症监护记录)

(续表)

日期时间	体温(℃)	脉搏(次/分)	呼吸(次/分)	血压(mmHg)	脉搏氧(%)	入量内容	量(ml)	途径	出量内容	量(ml)	护理记录(专科病情与治疗、护理措施及效果)
2021-06-01 17:20						氯化钠注射液(袋装 0.9% 100ml 制剂)乙★军G 100ml 注射用哌拉西林钠他唑巴坦钠(4.5g 齐鲁)甲★4.5g	100	静脉续滴			
2021-06-01 17:40						氯化钠注射液(袋装 0.9% 100ml 制剂)乙★军G 100ml 注射用艾普拉唑钠(10mg 珠海)乙 10mg	100	静脉续滴			
2021-06-01 18:00	36.8	73	19	99/58	100						
2021-06-01 18:37						葡萄糖注射液(10% 500ml 佛山)乙 500ml 氯化钾注射液(10ml 鄂科伦)甲★军G 10ml 脂溶性维生素Ⅱ/水溶性维生素(1支成都)乙★1支 胰岛素注射液(400U 江苏万邦)甲★军G 8U	510	静滴			
2021-06-01 18:38						葡萄糖注射液(10% 500ml 佛山)乙 500ml 氯化钾注射液(10ml 鄂科伦)甲★军G 10ml 胰岛素注射液(400U 江苏万邦)甲★军G 8U	510	静脉续滴			

(续表)

日期时间	体温(℃)	脉搏(次/分)	呼吸(次/分)	血压(mmHg)	脉搏氧(%)	入量内容	量(ml)	途径	出量内容	量(ml)	护理记录(专科病情与治疗、护理措施及效果)
2021-06-01 18:50						氯化钠注射液(袋装0.9% 100ml 制剂)乙 ★军 G 100ml	100	静滴			
2021-06-01 19:00		76	19	97/60	98						
2021-06-01 19:02									盆腔引流液	240	
2021-06-01 19:03									尿	150	
2021-06-01 19:20									大便	30	
2021-06-01 20:00		71	19	94/56	98						
2021-06-01 20:35											患者于今日20:35遵医嘱 静脉滴注"O"型血浆420ml,经双人查对,床旁观察15min 无不适主诉,于21:30输注完毕,输注过程顺利。
2021-06-01 20:45						复方醋酸钠林格注射液(500ml 四川)500ml	500	静脉续滴			
2021-06-01 21:00		64	20	100/61	99						
2021-06-01 21:00											遵医嘱给予氧气雾化吸入。
2021-06-01 22:00		65	19	92/59	100						
2021-06-01 22:00											查房。
2021-06-01 23:00		61	20	103/62	99						
2021-06-02 00:00		71	19	100/62	99						
2021-06-02 00:03						肠外营养注射液25(20.72g/1000ml 辽宁)1000ml	1000	静脉续滴			

第五章　特别护理记录单(重症监护记录)

(续表)

日期时间	体温(℃)	脉搏(次/分)	呼吸(次/分)	血压(mmHg)	脉搏氧(%)	入量内容	量(ml)	途径	出量内容	量(ml)	护理记录(专科病情与治疗、护理措施及效果)
2021-06-02 01:00		65	19	95/59	100						
2021-06-02 01:04						氯化钠注射液(袋装0.9% 100ml制剂)乙★军G 100ml 注射用哌拉西林钠他唑巴坦钠(4.5g 齐鲁)甲★4.5g	100	静脉续滴			
2021-06-02 01:52									尿	800	
2021-06-02 01:52									盆腔引流液	240	
2021-06-02 01:55											小结:患者神志清,精神一般,遵医嘱给予持续低流量吸氧及心电监护,定时监测生命体征及血氧饱和度,切口敷料外观整洁干燥,无渗血渗液,并予各引流管均固定好,定时挤压,保持负压,人工肛门固定好,造口黏膜色泽红润,血运好,暂无腹痛、腹胀现象。患者于今日20:35遵医嘱静脉滴注"O"型血浆420ml,经双人查对,床旁观察15min无不适主诉,于21:30输注完毕,输注过程顺利,请下一班继续观察。遵医嘱给予抗炎、补液等治疗,现深静脉输液顺利进行,暂无不良反应。全麻穿刺点无异常,管道通畅,固定妥当,镇痛泵标识完整清晰,根据疼痛数字量表评估疼痛为0分,给予解释及心理安慰。目前评估跌倒风险为10分,已口头告

（续表）

日期时间	体温（℃）	脉搏（次/分）	呼吸（次/分）	血压（mmHg）	脉搏氧（%）	入量内容	量（ml）	途径	出量内容	量（ml）	护理记录（专科病情与治疗、护理措施及效果）
											知患者及家属,给予按时巡视病房等处理,床头贴防跌倒警示标识,给予患者预防跌倒的健康宣教。根据Braden评分表,评估压力性损伤风险为14分,进行预防压力性损伤健康宣教,主动告知压力性损伤的注意事项,每2小时翻身一次,保持床单位整洁、干燥,保持皮肤清洁及干燥。评估导管滑脱风险为8分,予以悬挂警示牌,进行导管滑脱的健康宣教并主动告知导管滑脱的注意事项,请下一班继续观察其病情变化。 17:00—2:00 马××
17-02班次总入量:2930　（静滴:610,静脉续滴:2310,静脉注射:10）　总出最:1460　（尿:950,大便:1,盆腔引流液:480）											
2021-06-02 02:00		55	19	92/56	100						
2021-06-02 02:05											接班:床边查看患者,患者神志清,精神疲倦,给予持续低流量吸氧及心电监护,切口敷料外观干燥整洁,无渗血、渗液,各引流管均固定好,人工肛门固定好,造口黏膜色泽红润,血运好。镇痛泵标识完整清晰,协助翻身,查看皮肤。
2021-06-02 03:00		54	20	113/74	100						
2021-06-02 04:00		58	19	113/71	100						
2021-06-02 04:08									尿	500	
2021-06-02 05:00		59	19	110/71	99						

第五章　特别护理记录单(重症监护记录)

(续表)

日期时间	体温(℃)	脉搏(次/分)	呼吸(次/分)	血压(mmHg)	脉搏氧(%)	入量内容	量(ml)	途径	出量内容	量(ml)	护理记录(专科病情与治疗、护理措施及效果)
2021-06-02 06:00	36.2	62	19	100/67	100						
2021-06-02 06:53									左腹腔引流液	25	
2021-06-02 06:53									右腹腔上引流液	70	
2021-06-02 06:53									盆腔引流液	100	
2021-06-02 07:00		61	19	119/71	100						
2021-06-02 07:55											小结:患者神志清,精神疲倦,遵医嘱给予持续低流量吸氧及心电监护,定时监测生命体征及血氧饱和度。患者于20:35遵医嘱静脉滴注"O"型血浆420ml,于21:30输注完毕,输注过程顺利。切口敷料外观整洁干燥,无渗血渗液,并予各引流管均固定好,右腹腔上引流管引流出暗红色血性液70ml,右腹腔下引流管未见引流液引流出,左侧腹腔引流管引流出暗红色血性液25ml,盆腔引流管引流出暗红色血性液480ml,尿管引流出淡黄色尿液1450ml,术后总入量为2935ml,总出量为2155ml。人工肛门固定好,造口黏膜色泽红润,血运好,暂无腹痛、腹胀现象。现深静脉输液顺利进行,暂无不良反应。全麻穿刺点无异常,管道通畅,固定妥当,镇痛泵标识完整清晰,根据疼痛数字量表评估疼痛为0分,

(续表)

日期时间	体温 (℃)	脉搏 (次/分)	呼吸 (次/分)	血压 (mmHg)	脉搏氧 (%)	入量内容	量 (ml)	途径	出量 内容	量 (ml)	护理记录(专科病情与治疗、护理措施及效果)
											给予解释及心理安慰。目前评估跌倒风险为10分,已给予口头告知患者及家属,按时巡视病房等处理,床头贴防跌倒警示标识,给予患者预防跌倒的健康宣教。根据Braden评分表,评估压力性损伤风险为14分,进行预防压力性损伤健康宣教,主动告知压力性损伤的注意事项,每2小时翻身一次,保持床单位整洁、干燥,保持皮肤清洁及干燥。评估导管滑脱风险为8分,予以悬挂警示牌,进行导管滑脱的健康宣教并主动告知导管滑脱的注意事项,请下一班继续观察其病情变化。 2:00-8:00　刘×× 　　康××　2021-06-02
	02-08班次总入量:0　　总出量:695　(右腹腔上引流管:70,尿:500,盆腔引流管:100,左腹腔引流管:25)										
	24小时总结总入量:2935　(静滴:610,静脉续滴:2310,静脉注射:15)　总出量:2155 (右腹腔上引流管:70,尿:1450,盆腔引流管:100,大便:1,盆腔引流液:480,左腹腔引流管:25)										
2021-06-02 08:04									尿	500	
2021-06-02 08:05		64	18	101/64	99						接班:床边查看患者,患者神志清,精神疲倦,给予持续低流量吸氧及心电监护,切口敷料外观干燥整洁,无渗血、渗液,各引流管均固定好,人工肛门固定好,造口黏膜色泽红润,血运好。镇痛泵标识完整清晰,协助翻身,查看皮肤。

(续表)

日期时间	体温(℃)	脉搏(次/分)	呼吸(次/分)	血压(mmHg)	脉搏氧(%)	入量内容	量(ml)	途径	出量内容	量(ml)	护理记录(专科病情与治疗、护理措施及效果)
2021-06-02 09:00		64	18	110/62	99						
2021-06-02 10:00	36.2	67	18	96/60	99						患者神志清,精神可,测生命体征尚平稳,切口敷料外观固定整洁,无渗血,渗液,各引流管均固定好,定时挤压,现病情平稳,遵医嘱停特护,改一级护理,迁出监护室,病情详见护理记录。

表 5-3 重症监护护理记录(用于重症监护病房)

床号_____ 姓名_____ 年龄___岁 体重___kg 诊断 冠心病,急性心梗
病案号_____ 入科(室)时间 2017-04-04 术后第___天 记录时间 2017年 04月 06日

I. 监测项目

监测项目	单位	8	9	10	11	12	13	14	15	16	17	18	19	20	21	22	23	0	1	2	3	4	5	6	7
体温	℃							36.6				36.2				36.6				36.6				36.8	
呼吸	次/分					35	30	22	27	26	20	20	20	20	20	20	20	20	20	20	20	22	21	20	20
心率	次/分					135	131	137	108	93	92	88	90	107	101	115	91	82	83	80	81	90	86	82	81
血压(high)	mmHg					203	183	165	148	153	150	130	144	143	140	138	155	135	145	142	135	154	139	141	129
血压(low)	mmHg					108	116	108	92	83	89	78	85	96	79	70	95	73	80	78	80	103	78	76	75
血氧饱和度	%					88	98	97	98	96	98	99	98	98	99	97	97	99	100	96	97	99	100	100	100
CVP	cmH₂O					70	70	70	70	70	70	70	70	70	50	50	50	50	50	50	50	50	50	50	50
血糖	mmol/L							24.1	18.5					17.3		20								24	
意识						清醒				清醒	清醒							清醒	清醒					23.1	清醒
呼吸机模式						BIPAP				BIPAP	BIPAP							BIPAP	BIPAP						BIPAP
翻身										禁翻身							左	平		右		左		平	

填写说明:中心静脉,胃管:固定通畅者记准人的长度。疼痛评估项目:1.数字评定量表(NRS);2.面部表情疼痛量表(FPS);3.FLACC 量表;4.晚期老年痴呆症疼痛评估量表(PAINAD)

第五章 特别护理记录单(重症监护记录)

(续表)

重症监护护理记录

床号_____ 姓名_____ 年龄___岁 体重___kg 诊断 冠心病,急性心梗
病案号_____ 入科(室)时间_____ 术后第___天 病情_____ 记录时间 2017 年 04 月 06 日

Ⅱ.出入量

	项目	8	9	10	11	12	13	14	15	16	17	18	19	20	21	22	23	0	1	2	3	4	5	6	7	总计
出量	尿量					300	300	300	300	600					200	200	200		600	100		100		100	100	2800
	累积出量										1800															400	2800
	平衡										−1547									−39						−210	−1796
入量	累积入量										253									561						190	1004
	输液入量																										584
	呋塞米注射液(20mg)甲★军G							11				16														27
	生理盐水50ml+新活素0.5mg																										0
	盐酸吗啡注射液(0.01g)甲★军G							17																			17
	葡萄糖针(袋装5% 250ml)乙★军G						25																				42
	氯化钠针(袋装0.9%100ml)乙★军G								100																		100
	呋塞米注射液(20mg)甲★军G										17				100												200
	氯化钠针(袋装0.9%100ml)乙★军G								100			150			100										120	400
	食入量												44														44
	葡萄糖针注射液(5%100ml康源)甲★军G													0													0
	低分子肝素钠注射液(0.4ml克赛)乙★																										0
	氯化钠针(袋装0.9%100ml)乙★军G														27				23							50
	甘精胰岛素注射液(300U)乙★军G																									0
	盐酸氢溴索注射液(15mg冰舒坦)乙★军G																	5	39							44
	葡萄糖针注射液(5%100ml康源)甲★军G																20									20
	氯化钠针(袋装0.9%100ml)乙★军G																	2	18							20
	诺和锐30笔芯(300U 3ml)乙★军G																					40				40
	鼻饲/口服																										20

第2页

（续表）

重症监护护理记录

床号＿＿＿ 姓名＿＿＿ 年龄＿＿＿岁 体重＿＿＿kg 诊断 冠心病，急性心梗
病案号＿＿＿ 入科（室）时间＿＿＿ 术后第＿＿＿天 记录时间 2017 年 04 月 06 日

Ⅲ. 病情及用药

时间	用药	剂量	途径	量	流速	病情及处理
12:00	呋塞米注射液（20mg）甲★军 G	20mg	静脉注射			T 37℃，P 135次/分，R 35次/分，BP 203/180mmHg。患者大便时出现气促不适，心电监护示房颤，心率为 203/108mmHg，血氧饱和度为 88%，予谣高床头并加大氧流量给氧，遵医嘱予停一级护理改特级护理。
12:00	生理盐水 50ml＋新活素 0.5mg	50ml	经泵注入	11	2.2ml/h	
12:02	盐酸吗啡注射液（0.01g）甲★军 G	5mg	静脉注射			
12:03	葡萄糖针袋装 5% 250ml）乙★军 G	17ml	静脉注射	17		
12:30	盐酸胺碘酮注射液（0.15g 可达龙）乙★军 G	0.15g				
12:30	吲哚美辛肠溶片（25mg*100）甲★军	25mg	口服			患者仍诉气促不适，全身冒汗，遵医嘱予托拉塞米 20mg 静脉注射，予生理盐水 50ml＋硝普钠水平正压通气，氧浓度为 70%。
12:30	铝镁加混悬液（1.5g*15）甲★军	1.5g	口服			
12:30	盐酸胺碘酮片（200mg*10 可达龙）乙★军 G	200mg	口服			
12:30	氯化钠针袋装 0.9% 100ml）乙★军 G	50ml	注射泵注	25	5ml/h	
12:40	注射用硝普钠（50mg 粤宏远）甲★军	50mg				
13:08	呋塞米注射液（20mg）甲★军 G	20mg	静脉注射			患者气促不适较前缓解，医嘱予继续观察。
14:00						测患者餐后 2 小时指尖血糖为 24.1mmol/L，医嘱予中心静脉注射胰岛素 22.5cmH₂O。
15:00	氯化钠针袋装 0.9% 100ml）乙★军 G	100ml	冲管	100		测患者午餐后 2 小时指尖血糖为 18.5mmol/L，小结，氧饱和度 88% 以上，心电监护示心率 93～137 次/分，现心电监护示心率不适较前缓解，效果良，遵医嘱停予呼吸机辅助呼吸。模式为双相水平正压通气，氧浓度为 70%。
15:00	呋塞米注射液（20mg）甲★军 G	20mg	静脉注射			
15:05	氯化钠针袋装 0.9% 100ml）乙★军 G	100ml	静脉滴	100		15:00 测患者气促不适不无创续缓解，医嘱予托拉塞米 20mg 静脉注射，予速尿 20mg 静脉注射，血压为 203/108mmHg，血氧饱和度为 88%，予谣床头加大氧流量给氧，并报告医生，遵医嘱予速尿 20mg，5% 葡萄糖 17ml＋可达龙 0.15g 静入治疗，予无创呼吸机辅助呼吸。模式为双相水平正压通气，子生理盐水 50ml＋硝普钠以 1.2μg/（kg·min）泵入治疗，并予无创呼吸机辅助呼吸。测患者午餐后 2 小时指头血糖为 24.1mmol/L，医嘱予中心静脉注射。15:00 现心电监护示心率示血氧动在 93～137 次/分，新活素组液体泵速为压通气，氧浓度为 70%，医嘱予继续观察。血压动在 153～203/83～116mmHg，日间反量为 1800ml，请予下班继续观察。0.005μg/（kg·min），硝普钠组液体泵速为 0.005μg/（kg·min），新活素组液体泵速为××
16:50	注射用哌拉西林钠他唑巴坦（1.25g）	3.75g				8:00-17:00 向××
17:00	阿卡波糖片（50mg*30 拜糖平）甲★军	50mg	口服			接班，患者精神食欲可，予无创呼吸前缓解气，子无创呼吸机辅助呼吸。模式为双相水平正压通气，氧饱和度为 98%，血氧饱和度达 70%，心电监护示心率为 92 次/分，血压为 150/89mmHg，血氧饱和度为 98%，新活素组液体泵速为 0.005μg/（kg·min），硝普钠组液体泵速为泵速为 1.43μg/（kg·min）。各管道固定通畅，予按摩受压处皮肤。
17:00	氯化钠针袋装 0.9% 100ml）乙★军 G	50ml	注射泵注入	17	5ml/h	
17:00	注射用硝普钠（50mg 粤宏远）甲★军	50mg	经泵注入			
17:05	生理盐水 50ml＋新活素 0.5mg	50ml	经泵注入	16	2.2ml/h	
18:00	吲哚美辛肠溶片（25mg*100）甲★军	25mg	口服			
18:00	铝镁加混悬液（1.5g*15）甲★军	1.5g	口服			
18:00	盐酸胺碘酮片（200mg*10 可达龙）甲★军	200mg	口服			
18:00	麻仁软胶囊（0.6g*20）甲★军	1.2g	口服			

重症监护护理记录

床号____ 姓名____ 年龄____岁 体重____kg 诊断 冠心病,急性心梗
病案号____ 入科(室)时间____ 术后第____天 记录时间 2017 年 04 月 06 日

III. 病情及用药

时间	用药	剂量	途径	量(ml)	流速(ml/h)	病情及处理
19:00	葡萄糖注射液(5%100ml 康源)甲★军甲	44ml	注射泵持	44	10	心电监护示房颤心律,遵医嘱手执行。
20:00	盐酸胺碘酮注射液(0.15g 可达龙)甲	0.3g				子按摩受压处皮肤
20:00	阿司匹林肠溶片(0.1g*30 拜耳)甲★	0.1g	口服			测患者晚餐后血糖为17.3mmol/L,遵医嘱继续观察。
20:00	阿托伐他汀钙片(20mg*7 立普妥)甲	20mg	口服			
20:20	低分子肝素钠注射液(0.4ml 克赛)乙	0.4ml	皮下注射	0		遵医嘱手执行
20:30	氯化钠针(袋装0.9%100ml)乙★军G 注射用硝普钠(50mg 粤宏远)甲★军	50ml 50mg	注射泵持	27	6	完善晚间护理,协助患者饮水。
21:00	氯化钠针(袋装0.9%100ml)乙★军G 注射用哌拉西林钠他唑巴坦(1.25g)乙	100ml 3.75g	静滴	100		遵医嘱手调整氧浓度为50%,子按摩受压处皮肤。
21:30						协助患者翻身
22:00	甘精胰岛素注射液(300U)甲★军G	14U	皮下注射	20		遵医嘱执行
23:00	枸橼酸钾溶液(10ml*6)乙军	20ml	口服			遵医嘱手执行
23:00	盐酸氨溴素注射液(15mg 冰舒坦)乙	30mg	静脉注射	5	5	遵医嘱手执行
00:00	葡萄糖注射液(5%100ml 康源)甲★军 盐酸胺碘酮注射液(0.15g 可达龙)甲	44ml 0.3g	注射泵持	5		
00:10	氯化钠针(袋装0.9%100ml)乙★军G 新活素	50mg 0.5mg	注射泵持	2	2.2	
00:59						小结:接班,患者精神可,无创呼吸机辅助呼吸,模式为双相水平正压通气,持续予无创呼吸机辅助呼吸,模式为双相水平正压通气,可达龙0.3g以10ml/h 泵入治疗;21:00 遵医嘱手调整氧度为50%,子继续观察。心电监护示心率波动在88~115次/分,血压放动在130~155/70~96mmHg,血氧饱和度达97%以上,新活素组体泵速为0.005μg/(kg·min),硝普钠组液体泵速为1.43μg/(kg·min),请下班继续观察组液体泵速为0.5mg/min,定时子翻身拍背,患者已入睡,尚××/肖×× 17:00~1:00
01:00	氯化钠针(袋装0.9%100ml)乙★军G	50ml	注射泵持	18	2.2	接班,患者精神可,无创呼吸机辅助呼吸,模式为双相水平正压通气,次/分,血压为145/80mmHg,血氧饱和度为100%,硝普钠组液体泵速为1.43μg/(kg·min)
01:00	氯化钠针(袋装0.9%100ml)乙★军G	50ml 0.5mg	注射泵持	23	7	为0.005μg/(kg·min),遵医嘱手调整普钠组液体泵体以1.90μg/(kg·min)泵入治疗。
01:00	注射用硝普钠(50mg 粤宏远)甲	50mg	注射泵持	39	5	
02:00						子按摩受压处皮肤。
03:00	氯化钠针(袋装0.9%100ml)乙★军G 注射用硝普钠(50mg 粤宏远)甲	44ml 0.3g	注射泵持	40	8	心电监护示血压为154/103mmHg,遵医嘱手调整普钠组液体以1.90μg/(kg·min)泵入治疗。
03:50		50ml 50mg				协助患者饮用温开水。
04:00						测其空腹指尖血糖为23.1mmol/L,报告医生,遵医嘱继续观察。
05:00						
06:00						

(续表)

(续表)

重症监护护理记录

床号_____ 姓名_____ 年龄 57 岁 体重___kg 诊断 冠心病,急性心梗

病案号_____ 入科(室)时间_____ 术后第___天 记录时间 2017 年 04 月 06 日

Ⅲ. 病情及用药

时间	用药	剂量	途径	量	流速	病情及处理
06:02						测其中心静脉压为24cmH$_2$O。
06:30						完善晨间护理。
07:00	阿卡波糖片(50mg*30 拜唐苹)甲★军	50mg	口服			总结:患者晨间精神、食欲可,持续予无创呼吸机辅助呼吸,模式为双相水平正压通气,氧浓度为50%,心电监护示心率在80~137次/分,血压波动为129~203/70~116mmHg,血氧饱和度达95%以上。定时予翻身拍背,按摩受压处皮肤,协助其生活护理。6:00遵医嘱予测患者空腹指尖血糖为23.1mmol/L,报告医生,现各治疗管道续观察,中心静脉压为24cmH$_2$O。24小时静脉入量为584ml,食入量为400ml,硝普钠组液体泵速为0.005μg/(kg·min),硝酸甘油组液体泵速为1.90μg/(kg·min),尿量为2800ml,遵医嘱泵子雷珀身拍,可达龙组液体泵速为0.5mg/min,清下班继续观察。
07:05	诺和锐30笔芯(300U 3ml)乙★军G	10u	皮下注射			
07:58	雷贝拉唑钠肠溶片(10mg*14 瑞波特)★军G	10mg	口服			
07:58	氯化钾缓释片(0.5g*48)甲★军G	1g	口服			
						1:00-8:00 徐××/冯××

第五章 特别护理记录单(重症监护记录)

重症监护护理记录

床号_____ 姓名_____ 年龄____岁 体重____kg 诊断 冠心病,急性心梗 记录时间 2017 年 04 月 07 日
病案号_____ 入科(室)时间 2017-04-04 术后第____天 病情_____

I. 监测项目

项目	单位	8	9	10	11	12	13	14	15	16	17	18	19	20	21	22	23	0	1	2	3	4	5	6	7
体温	℃	18		37.2				38			37.7														
呼吸	次/分	18	20	20	20	20	20	20	20	20	20														
心率	次/分	80	91	82	85	85	89	87	83	84	89														
血压(high)	mmHg	135	131	146	145	139	135	146	138	129	142														
血压(low)	mmHg	75	67	78	78	79	77	69	78	68	77														
血氧饱和度	%	97	96	96	95	95	96	96	99	99	98														
氧浓度	%	61	61	61	61	61	61	61	61	61	61														
CVP	cmH_2O								19.5																
血糖	mmol/L																								
意识		清								清	清醒														
呼吸机模式		平								平															
翻身				左		右		左			右														

填写说明:中心静脉、胃管;固定通畅者记涵人的长度。疼痛评估项目:1.数字评定量表(NRS);2.面部表情表情疼痛量表(FPS);3.FLACC量表;4.晚期老年痴呆症疼痛评估量表(PAINAD)

(续表)

第 1 页

（续表）

重症监护护理记录

床号____ 姓名____ 年龄____岁 体重____kg 诊断 冠心病 急性心梗

病案号____ 入科(室)时间____ 术后第____天 病情____ 记录时间 2017年 04 月 07 日

Ⅱ. 出入量

项目	8	9	10	11	12	13	14	15	16	17	18	19	20	21	22	23	0	1	2	3	4	5	6	7	总计
出量																									
尿量	200	100	200	200	300	300	200	500																	1700
累积出量										1700															1700
平衡										-396															-396
累积入量										1304															1304
入量																									
食入量	250		150		50			150																	404
低分子肝素注射液(0.4ml 克赛)乙★	0																0							0	0
氯化钠针(袋装0.9%100ml)乙★羊G	100				100																				200
氯化钠针(袋装0.9%100ml)乙★羊G	20																								20
葡萄糖注射液(5%100ml 康源)甲★羊G																	0							0	0
氯化钠针(袋装0.9%100ml)乙★羊G	10																								10
氯化钠针(袋装0.9%100ml)乙★羊G		100																							100
呋塞米注射液(20mg)甲★羊G		2					2																		4
盐酸氨溴索注射液(15mg 冰舒出)乙★羊G		4																							4
氯化钠针(袋装0.9%100ml)乙★羊G			50																						50
盐酸氨溴索注射液(15mg 冰舒出)乙★羊G								4																	4
诺和锐笔芯(300U 3ml)乙★羊G									12																12
鼻饲/口服																									0

第 2 页

第五章 特别护理记录单（重症监护记录）

（续表）

重症监护护理记录

床号＿＿＿ 姓名＿＿＿ 年龄＿＿＿岁 体重＿＿＿kg 诊断 冠心病、急性心梗 记录时间 2017 年 04 月 07 日
病案号＿＿＿ 入科（室）时间＿＿＿ 术后病第＿＿＿天

Ⅲ. 病情及用药

时间	用药	剂量	途径	量(ml)	流速(ml/h)	病情及处理
08:00						接班：患者精神、食欲可，遵医嘱予面罩高流量吸氧，氧浓度为61%，心电监护示心率为82次/分，血压为135/75mmHg，血氧饱和度为97%，予按摩受压处皮肤。现各管道固定通畅。遵医嘱子停呼吸机辅助呼吸，子停呼吸嘱予停泵可达龙。组液体：新活素组织液体泵速为0.005μg/(kg·min)，硝普钠组液体泵速为1.90μg/(kg·min)
08:00	硫酸氢氯吡格雷片(75mg*7 波立维)	75mg	口服			
08:00	吲哚美辛肠溶片(25mg*100)乙★军G	25mg	口服			
08:00	低分子肝素钠注射液(0.4ml 克赛)乙	0.4ml	皮下注射	0		
08:00	氯化钠针(袋装0.9%100ml)乙★军G	100ml	静滴	100		
08:00	注射用咪拉丙林钠他唑巴坦(1.25g)甲	3.75g				
08:00	铝镁加混悬液(1.5g*15)甲★军	1.5g	口服			
08:00	盐酸胺碘酮片(200mg*10 可达龙)甲	200mg	口服			
08:00	盐酸贝那普利片(10mg*10 川地奥)乙	5mg	口服			
08:00	麻仁软胶囊(0.6g*20)甲★军	1.2g	口服			
08:00	氯化钠针(袋装0.9%100ml)乙★军G	50ml	注射泵注	20	2.2	
08:00	新活素	0.5mg				
08:00	葡萄糖注射液(5%100ml 康源)甲★军	44ml	注射泵注		5	
08:00	盐酸胺碘酮注射液(0.15g 可达龙)乙	0.3g				
08:00	氯化钠针(袋装0.9%100ml)乙★军G	50ml	注射泵注	10	8	
08:00	注射用硝普钠(50mg 粤宏远)甲★军	50mg				
08:00	盐酸胺碘酮片(10mg*10 川地奥)乙★军G	10mg	静滴			
09:00	氯化钠针(袋装0.9%100ml)乙★军G	100ml	静滴	100		
09:00	注射用硝普钠(1g 意大利)乙★军	1g				
09:00	呋塞米注射液(20mg)甲★军G	20mg	静脉注射	2		子翻身拍背，按摩受压处皮肤。
09:25	盐酸氨溴索注射液(15mg 冰舒坦)乙	30mg	静脉注射	4		
10:00						
10:10	氯化钠针(袋装0.9%100ml)乙★军G	50ml	注射泵注	50	8	
11:00	阿卡波糖片(50mg*30 拜唐苹)甲★军	50mg	口服			子翻身拍背，按摩受压处皮肤。
12:00	吲哚美辛肠溶片(25mg*100)乙★军G	25mg	口服			
12:00	铝镁加混悬液(1.5g*15)甲★军	1.5g	口服			
12:00	盐酸胺碘酮片(200mg*10 可达龙)甲	200mg	口服			
12:00	麻仁软胶囊(0.6g*20)甲★军	1.2g	口服			子翻身拍背，按摩受压处皮肤。
14:00						测其中心静脉压为19.5cmH₂O。
15:00	氯化钠针(袋装0.9%100ml)甲★军G	100ml	静滴	100		
15:00	注射用咪拉丙林钠他唑巴坦(1.25g)甲	3.75g				
15:00	呋塞米注射液(20mg)甲★军G	20mg	静脉注射	2		遵医嘱执行。
15:10	盐酸氨溴索注射液(15mg 冰舒坦)乙	30mg	静脉注射	4		
15:10	盐酸贝那普利片(10mg*10 川地奥)乙★军G	10mg	口服			
15:30	氯化钠针(袋装0.9%100ml)乙★军G	50ml	注射泵注	12	8	
15:30	注射用硝普钠(50mg 粤宏远)甲★军	50mg				

第3页

(续表)

重症监护护理记录

床号 ___ 姓名 ___ 年龄 ___ 岁 入科(室)时间 ___ 体重 ___ kg 诊断 冠心病,急性心梗 记录时间 2017 年 04 月 07 日
病案号 ___ 术后第 ___ 天

Ⅲ. 病情及用药

时间	用药	剂量	途径	量	流速	病情及处理
16:55						小结:患者日间精神、食欲可,遵医嘱子停高流量面罩高流量吸氧,氧浓度为61%,心电监护示心率波动在80~91次/分,血压波动在129~146/67~79mmHg,血氧饱和度达95%以上。定时子翻身拍背,按摩受压处皮肤,协助其生活护理。8:00遵医嘱子停子停呼吸泵可达龙组液体,遵医嘱子诺和锐30笔芯12U皮下注射,子继续观察;15:00测其中心静脉压为19.5cmH₂O。16:30复测体温为37.6℃;日同尿量为1700ml,硝普钠组液体泵速为0.005μg/(kg·min),新活素组液体泵速为1.90μg/(kg·min)。
						医嘱子停特级护理改一级护理,详情见护理病情记录单。
						8:00-17:00 方××
17:00	阿卡波糖片 50mg*30 拜唐苹 甲★军	50mg	口服			17:00-1:00 徐××/冯××
17:00	诺和锐笔芯(300U 3ml) 乙★军 G	14U	皮下注射			

第 4 页

四、质量考评

1. *眉栏和底栏*　眉栏项目填写齐全、正确,无空白、漏项,用蓝黑笔填写,不得涂改。底栏页码不出现错误。

2. *护理记录内容*

(1)时间记录具体到小时、分钟。记录时间真实,符合逻辑,不涂改。

(2)遵医嘱或病情变化,及时观察、准确记录生命体征。

(3)准确记录出入量。

(4)准确记录各种引流液的色、质、量和管道通畅情况。

(5)根据医嘱要求按时完成各项基础护理措施,频次符合要求。

(6)病情变化及时记录,护理措施及效果与实际相符,记录内容客观,无主观臆断语言。

(7)护理记录内容能体现相应专科的特点和重点,正确运用医学术语。

(8)护理记录内容客观,无主观臆断语言。签署全名,清晰可辨。

(9)抢救记录补记应在抢救结束后6小时内据实补记,注明补记时间并签名。

(10)护理记录无论日间或是夜间均应使用蓝黑笔书写。

3. *书写质量*

(1)文字工整,字迹清晰,页面整洁,表述准确,语句通顺,标点正确。

(2)护理记录单内容无涂改(表5-4)。

表5-4 危重患者护理记录单书写质量考评表

科别：　　　　　　　　　　　　考评人签名：　　　　　　　　　考评日期：

项目	内容	分值	扣分	得分
眉栏 (10分)	1. 用蓝黑笔填写眉栏，无涂改	4分		
	2. 眉栏项目填写齐全、正确，无空白、漏项	6分		
护理记录 (75分)	1. 时间记录具体到分钟，记录时间真实，符合逻辑，无涂改	5分		
	2. 遵医嘱或病情变化，及时观察、准确记录生命体征	10分		
	3. 出入量记录准确	5分		
	4. 记录各种引流液的色、质、量和管道通畅情况	5分		
	5. 根据医嘱要求按时完成各项基础护理措施，记录频次符合要求	10分		
	6. 病情变化及时记录，护理措施及效果与评价实际相符，记录内容客观，无主观臆断语言	10分		
	7. 护理记录的内容能体现相应专科的特点和重点，正确运用医学术语	10分		
	8. 记录内容客观，无主观臆断语言，签署全名，清晰可辨	8分		
	9. 抢救记录补记应在抢救结束后6小时内据实补记，注明补记时间并签名	7分		
	10. 护理记录各班签名、签时间	5分		
底栏 (5分)	页码无错误	5分		
书写质量 (10分)	1. 文字工整，字迹清晰，页面整洁，表述准确，语句通顺，标点正确	5分		
	2. 护理记录单内容无涂改，改错字画双线，将正确写在上方	5分		
合计 (100分)		100		

第六章 特殊护理记录单

随着医学科学技术的迅速发展,医学专科分工的细化和诊疗新业务、新技术的开展,在临床护理工作中经常使用到一些专科和专项的护理相关记录单,如产科护理记录单、新生儿护理记录单、精神疾病患者监护记录单、护理会诊单、静脉输液记录单、康复治疗记录单、血液透析治疗记录表、肢体功能及日常生活能力评定表等。本章列为特殊护理记录单,分别对其书写内容、要求、格式和示例作一介绍,仅供参考。

一、产科护理记录单

产科护理记录是指助产护士对产妇在产前、产中、产后及新生儿出生时临床护理的客观记录。

(一)书写内容及要求

1. **产前护理记录** 是指护士根据医嘱与护理常规对≥28周、患有妊娠合并症或待产的孕妇在住院期间的治疗与护理过程的客观记录,如血压、宫高、腹围、水肿、胎位、胎心率、胎心律等。

2. **临产记录** 是指护士根据医嘱与护理常规对进入产房临产的产妇在整个产程中客观与动态的记录。包括产妇的精神状态、大小便、进食、血压、胎儿心音的变化、子宫收缩情况、宫口大小、先露下降、胎膜破否、产程的进展、产前用药、特殊检查及处置、绘制产程图等。

3. **分娩记录** 包括分娩方式、分娩后羊水性状、胎盘脐带情况、会阴及阴道裂伤、子宫收缩、阴道出血、产后用药、新生儿出生时的评估及发育情况,有无进行新生儿复苏等。

4. **产后记录** 是指护士根据医嘱与护理常规对分娩后产妇在产房观察2小时中护理与处置的记录,包括血压、脉搏、子宫收缩、阴道出血、会阴有无血肿、膀胱充盈度、进食等情况的如实记录。

(二)产前、产时护理记录单

1. 格式 见表6-1。
2. 示例 见表6-2。

(三)产后护理记录单

1. 格式 见表6-3。
2. 示例 见表6-4。

(四)分娩记录单

1. 格式 见表6-5。
2. 示例 见表6-6。

表 6-1 产前、产时护理记录单

科别 产科　　姓名　　　　年龄　　　　床号　　　　孕周　　　　胎产次　　　　住院号　　　　

| 年 | 时间 | 血压 (mmHg) | 脉搏 (次/分) | 胎方位 | 胎心音 (次/分) | 子宫收缩时限 (秒/分) | 宫口 (cm) | 先露高低 (cm) | 检查方式 | | 胎膜破否 | 羊水性状 | 膀胱 | 病情观察、护理措施及效果 | 护士签名 |
									肛	阴					
日/月															

第　　页

第六章 特殊护理记录单

科别 __产科__   姓名 __王×__   年龄 __23__   床号 __32__   孕周 __39__   胎产次 __1__   住院号 _____

表6-2 产前、产时护理记录单示例

2009年		血压(mmHg)	脉搏(次/分)	胎方位	胎心音(次/分)	子宫收缩时限(秒/分)	宫口(cm)	先露高低(cm)	检查方式 肛	检查方式 阴	胎膜破否	羊水性状	膀胱	病情观察、护理措施及效果	护士签名
日/月	时间														
6/5	8:00	100/70	80	LOA	136	30/6	2	-2	√		否		充盈	入待产室观察,向产妇的注意事项及产前准备的目的。	李×
	9:00			LOA	143	30/5							排空	行备皮、灌肠	
	10:00			LOA	144	30/4	3	1	√					指导产妇深呼吸,按摩子宫下段,缓解疼痛	
	11:00			LOA	136	30/4							充盈	鼓励产妇进食,协助解小便。	
	12:00	104/68	82	LOA	146	30/4	5	0		√	已	清		行人工破膜	
	13:00			LOA	140		8	+1	√					向产妇宣教分娩时的配合。	
	13:50			LOA	148	40/2	10	+2		√				协助产妇上产床	
	14:00			LOA	133									指导产妇正确使用腹压	
	14:10			LOT	128									阴查枕左横位,行胎头旋转术。	
	14:20			LOA											
	14:32													胎儿娩出。	李×

第1页

表 6-3 产后护理记录单

科别 产科　　姓名　　　　　　年龄　　　　床号　　　住院号　　　

年		生命体征			子宫收缩			阴道流血(ml)	肛门排气	小便情况	伤口情况	乳房情况	病情观察、护理措施及效果	护士签名
日/月	时间	体温(℃)	脉搏(次/分)	呼吸(次/分)	血压(mmHg)	好	中	差							

第　　页

表 6-4 产后护理记录单示例

科别 产科　　　　姓名 王×　　　　年龄 23　　　　床号 32　　　　住院号 _____

日/月	时间	生命体征 体温(℃)	脉搏(次/分)	呼吸(次/分)	血压(mmHg)	子宫收缩 好	中	差	阴道流血(ml)	肛门排气	尿量(ml)	伤口情况	乳房情况	病情观察、护理措施及效果	护士签名
2009年 6/5	10:00	37	80	18	100/70	√			20	未		无渗液	软	床旁接产妇，尿管固定好，通畅。告知术后的注意事项，强调未通气不能进食，6小时后可垫枕头。	李×
	12:00					√			10						↓
	14:00	36	78	17	104/70	√			10		500	无渗液	软		
	16:00					√			10					腹部伤口轻微疼痛，给予心理疏导。	
	18:00	36.6	80	18	100/68	√			5		500	无渗液	软	协助床上翻身。	李×
	20:00	37	82	18	100/70	√			5	未		无渗液	软	腹部伤口疼痛，遵医嘱给予度冷丁100 mg 肌内注射。	刘×
	22:00					√			5		600			间断入睡。	↓
	24:00					√			5					入睡好。	
7/5	6:00	36.8	76	16	98/68	√			5	通气	800	干燥	少许乳汁	会阴冲洗。	刘×
	8:00					√			5					进食少量藕粉，协助哺乳。	王×
	12:00	37	78	18	100/72	√			5		400	干燥	有硬节	给予乳房局部热敷，按摩，疏通乳腺管，指导母乳喂养，鼓励下床活动。	↓
	18:00	36.5	76	18	98/70	√			无		500	干燥	软	拔出尿管，能自行排出小便。	王×

第 1 页

表6-5 分娩记录单

科别_____　　床号_____　　住院号_____
姓名_____　　年龄_____　　孕周_____　　胎产次_____

产程开始	年	月	日	时	分	破膜:自破　人工　时间:　年　月　日　时
宫口开全	年	月	日	时	分	羊水:量　　ml　性状:清亮　Ⅰ°　Ⅱ°　Ⅲ°
婴儿娩出	年	月	日	时	分	胎先露:　　　　　　胎方位:
胎盘娩出	年	月	日	时	分	分娩方式:自然　剖宫产　产钳　臀牵引

产程	一	二	三	总程	胎盘娩出:自然　人工　希氏　邓氏
					徒手剥离　清宫　残留:有　无
					胎盘:长　cm 宽　cm 厚　cm 重　g
					脐带:长度　cm 绕颈　周 缠身　圈
					扭转　圈

会阴裂伤:0°　Ⅰ°　Ⅱ°　Ⅲ°
切开:正中　左侧　右侧
缝合:内　外　线　针

阴道裂伤:有　无　血肿:有　无　　子宫收缩:好　中　差
阴道填塞纱布:有　无　　产后出血:　　ml 血压　　mmHg
产时、后用药:
新生儿情况:性别　　体重　　g 身长　　cm；Apgar评分　　分

时间	产后2小时观察(按摩子宫,子宫收缩)					
	好	中	差	阴道流血(ml)	血压(mmHg) 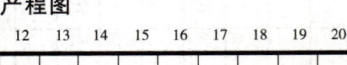	心率(次/分)	有无血肿

备注:

接生者签名:　　　　　　　　　　　　　　　　　　年　月　日

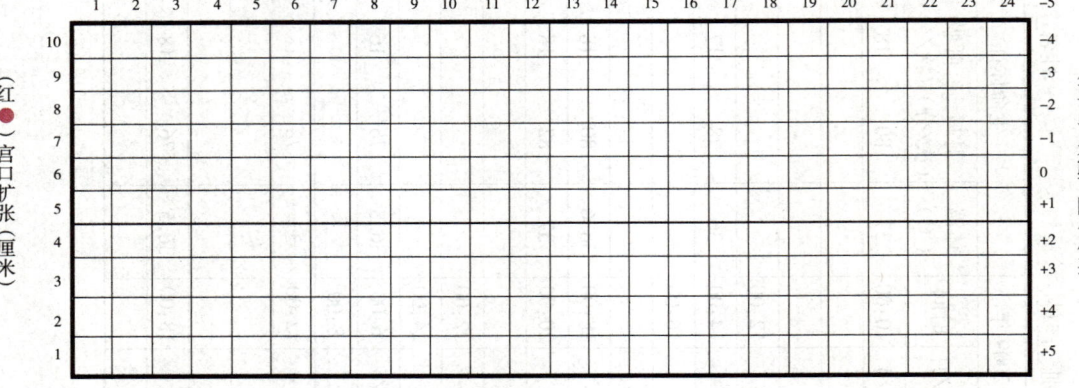

产程图

表6-6 分娩记录单示例

科别 __产科__ 　　　床号 __32__ 　　　住院号 _____ 　　　
姓名 __王×__ 　　　年龄 __23__ 　　　孕周 __38__ 　　　胎产次 __G_1P_0__

产程开始 2009 年 5 月 6 日 10 时 20 分	破膜:自破　　人工√　　时间:2009 年 5 月 6 日 17 时
宫口开全 2009 年 5 月 6 日 17 时 10 分	羊水:量　100　ml　性状:清亮√　Ⅰ°　Ⅱ°　Ⅲ°
婴儿娩出 2009 年 5 月 6 日 17 时 50 分	胎先露:　　　　　　　胎方位:
胎盘娩出 2009 年 5 月 6 日 17 时 55 分	分娩方式:自然　　剖宫产　　产钳√　　臀牵引

产程	一	二	三	总程	胎盘娩出:自然√　　人工　　希氏　　邓氏
	6°50′	40′	5′	7°35′	徒手剥离　　清宫　　残留:有　　无√

会阴裂伤:0°　　Ⅰ°√　　Ⅱ°　　Ⅲ°	胎盘:长 18 cm 宽 17 cm 厚 2 cm 重 450 g
切开:正中　　左侧√　　右侧	脐带:长度　54　cm　　绕颈　1　周　　缠身　0　圈
缝合:内√　　外　　线　　针	扭转　6　圈
阴道裂伤:有　　无√　　血肿:有　　无√	子宫收缩:好√　　中　　差
阴道填塞纱布:有　　无√	产后出血:　　150　　ml　　血压100/70 mmHg
产时、后用药:缩宫素20单位 IV(产后)	
新生儿情况:性别　女　　体重　3000 g　　身长　50 cm;　　Apgar 评分 10 分	

时间	产后2小时观察(按摩子宫,子宫收缩)						
	好	中	差	阴道流血(ml)	血压(mmHg)	心率(次/分)	有无血肿
18:30	√			20	100/70	80	无
19:00	√			20	104/72	78	无
19:30	√			10	100/70	80	无
20:00	√			10	100/70	82	无

备注:

接生者签名:林×　　　　　　　　　　　　　　　　　　　2009 年 5 月 6 日

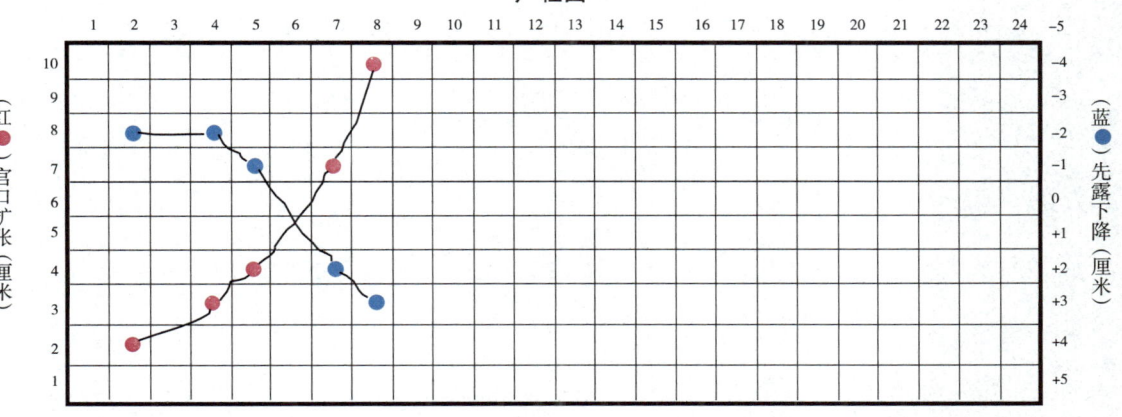

产程图

二、新生儿护理记录单

(一) 书写内容及要求

新生儿护理记录是指护士根据医嘱、护理级别及新生儿护理常规对新生儿住院期间护理与观察的客观记录。

1. 统一用蓝黑墨水笔填写。
2. 单位说明：体温用"℃"；大、小便、母乳用"次"；配方奶及水用"ml"；体重用"g"；其他用"√"表示。
3. 皮肤：主要描述肤色，如红润、青紫、苍白、黄染等。若发现皮肤硬肿、破损、脓疱、皮疹、红臀等异常状态应在空格内记录，并注明部位。
4. 行为观察：以安静、入睡、哭闹、烦躁、嗜睡描述。
5. 脐带：以干燥、脱落、渗血、脐带周围有无红肿表示（人工脱落要注明）。
6. 按照医嘱和新生儿护理要求，巡视、治疗应及时，记录应全面、准确、无涂改。
7. 按照新生儿护理常规，巡视1次/2小时，测体温4次/日，沐浴1次/日，并进行脐带护理和称体重。护理完成后及时在护理观察栏内记录。
8. 常规进行各种疫苗接种或健康宣教后在护理观察栏内记录。
9. 总结内容以新生儿行为、皮肤、脐带、大小便次数及吃奶情况为主；每天19:00对24小时情况进行总结，不满24小时按实际小时统计。

(二) 格式

见表6-7。

(三) 示例

见表6-8。

表 6-7 新生儿护理记录单

科别_____ 母亲姓名_____ 床号_____ 新生儿性别_____ 出生时间_____ 出生方式_____ 住院号_____

年	体温	体重	行为	大便		小便次数	喂养情况(次数)			脐带	皮肤	病情观察、护理措施及效果	护士签名
日/月 时间	(℃)	(g)		次数	颜色		母乳	配方奶	水				

第 页

表 6-8 新生儿护理记录单示例

科别 产科　母亲姓名 王×　床号 32　新生儿性别 女　出生时间 09-5-7 9:00　出生方式 顺产　住院号_____

2009年		体温(℃)	行为	体重(g)	大便次数	大便颜色	小便次数	喂养情况(次数)			脐带	皮肤	病情观察、护理措施及效果	护士签名
日/月	时间							母乳	配方奶	水				
7/5	10:00		安静	3000	1	黑		1			无渗液	红润	早吸吮完毕,入复温箱复温,温箱温度35℃。向家属交代母婴同室相关注意事项,并签定安全责任书。	李×
	12:10	36.7												↓
	12:30												新生儿出温箱入住母婴同室病房,向家属宣教新生儿护理知识,协助更换尿布。	
	14:30						1			1			喂葡萄糖水10ml。	
	16:30	36.8	哭闹		1	黑	1	1					协助母乳喂养,少许溢奶。	李×
	18:00								1				喂配方奶10ml。	↓
	20:00							1			干燥	红润	8小时总结:母乳喂养3次,喂配方奶1次,葡萄糖水1次,解大便2次,小便2次。	
	22:00	37	入睡		1	褐	1	1						王×
	24:00							1						
8/5	2:00							2						
	4:10		哭闹		1	黄	1	1					协助母乳喂养。	王×
	6:00													张×
	8:00	37		2900	1	黄	1	1			断脐	红润	冰浴,全身护理,接种卡介苗、乙肝疫苗。人工断脐,脐部加压包扎。	张×
	10:00						1	1			无渗血		协助母乳喂养及更换尿布,婴儿吸吮有力,无呕吐。	李×
	12:00	36.8												↓ 李×

第1页

三、精神疾病患者护理记录单

精神疾病患者护理记录是指护士根据医嘱和病情对精神疾病患者住院期间护理过程的客观记录。精神疾病患者护理记录分为一般护理记录和监护记录。精神疾病患者一般护理记录书写要求及格式同一般患者护理记录。凡医嘱开"四防"(防伤人、防毁物、防外逃、防自杀)患者,护士应每班书写精神病患者监护记录。

(一)精神疾病患者一般护理记录单

书写内容、要求及格式同其他临床专科一般护理记录单。

(二)精神疾病患者监护记录单

1. 书写内容及要求

(1)眉栏内容要求填写无漏项。

(2)日期记录为"-月-日",时间记录具体到分钟。首次记录和跨年的第一次记录应写"-年-月-日"。

(3)记录的具体内容包括病情观察、护理措施及效果,健康教育,心理护理以及需要说明的特殊情况等。记录应及时,按时间顺序记录,体现病情的动态变化、记录的连续性和完整性。记录毕,在记录内容的最后一行右边签全名。

(4)入院、手术、分娩应当天记录。转科应有出科和入科记录,出院者应有出院前记录。病情变化时应随时记录。

(5)入院当天及转科护理记录应包括患者入院的原因、针对患者的主要护理问题和护理需求所拟订的护理措施及注意事项。

(6)精神疾病患者监护记录的表述。

①"自杀""自伤""逃跑",可根据不同程度记录为"行为""企图""无"。

②"伤人""毁物",可根据不同程度记录为"行为""倾向""无"。

③"行为紊乱",可根据不同程度记录为"严重""中度""轻度""无"。

④"与人接触",可根据不同程度记录为"无法接触""违拗""不合作""被动""主动""合作"。

⑤"治疗依从性",可根据不同程度记录为"不合作""被动合作""违拗""合作"。

⑥"服药情况",可根据不同程度记录为"拒药""藏药""吐药""合作"。

⑦"自理程度",可根据不同程度记录为"照料""协助""督促""自理"。

⑧"饮食",可根据不同程度记录为"拒食""吞咽困难""少食""暴食""正常"。

⑨"睡眠",可根据不同程度记录为"不眠""入睡难""间断入睡""早睡""正常"。

⑩"大便",可根据不同程度记录为"腹泻""便秘""便床""正常";"小便",可根据不同程度记录为"失禁""潴留""便床""正常"。

2. 格式　见表6-9。

3. 示例　见表6-10。

表 6-9 精神疾病患者监护记录单

科别_____ 姓名_____ 性别_____ 年龄_____ 床号_____ 住院号_____

年月日	时间	自杀	伤人	毁物	逃跑	行为紊乱	与人接触	治疗依从性	服药情况	自理程度	饮食	睡眠	大便	小便	病情观察、护理措施及效果	护士签名

第 页

表 6-10 精神疾病患者监护记录单示例

科别 __精神科__ 姓名 __刘×__ 性别 __男__ 年龄 __34__ 床号 __7__ 住院号 _____

年月/日	时间	自杀	伤人	毁物	逃跑	行为紊乱	与人接触	治疗依从性	服药情况	自理程度	饮食	睡眠	大便	小便	病情观察、护理措施及效果	护士签名
3/4	10:30	无	无	无	无	严重		不合作							患者用头撞墙，用水杯砸医护人员。嘱转监护病房，冲动行为干预治疗。	王××
	11:00														↓	王××
	12:00										拒食				进食少量牛奶。	孔×
	12:40														↓	孔×
	13:00										少食			正常	松解约束带1次。	
	14:00							不合作	吐药						遵医嘱肌内注射氯丙嗪75mg，东莨菪碱0.3mg。	
	16:00						合作								配合进餐。	王×
	17:00					严重					少食			正常	自言自语，坐立不安，反复脱衣。	王×
	17:30							不合作							遵医嘱开塞露20ml纳肛。	
	18:30														↓	
	19:00								藏药				便秘			石×
	20:00											不眠			劝说后被动服药。	
	20:10						被动	被动合作		督促					洗脸，洗脚。	石×
	21:00														↓	
	22:00							合作				不眠			走道游走，遵医嘱阿普唑仑0.4mg口服。	石×
	23:00														↓	石×

第 1 页

四、护理会诊单

护理会诊单是指患者在住院期间,需邀请及协调组织相关科室或外单位医疗机构相关护理专家进行指导,解决临床护理问题时书写的文字记录。

(一)书写内容

1. 护理会诊单内容　包括申请会诊记录和会诊意见记录,分别由申请护士和会诊护理专家书写。

2. 护理会诊单的填写　一般项目:会诊等级、ID 号、住院号、姓名、性别、年龄、科别、床号应填写完整,无漏项。"护理会诊原由"书写内容包括简要病史、阳性体征、必要的辅助检查结果、实施的护理措施、效果、会诊目的与要求。书写时应简明扼要。

(二)书写要求

1. 应邀会诊科室护理专家应根据会诊等级在规定时间内完成会诊,普通会诊 4 小时内,急会诊 30 分钟内到达会诊科室,突发事件随叫随到。

2. 会诊后在护理会诊单的"护理会诊意见"栏内认真记录处理意见。

3. 护理会诊单上的"申请日期""会诊日期"必须具体到年月日时分。

4. 护理会诊单科内专人保存,保存期限为 1 年。

(三)会诊申请

1. 申请科间会诊,由责任护士提出,经护士长同意后,填写会诊单,送应邀会诊科室或电话联系。

2. 申请院外会诊,由科室提出书面会诊申请,报护理部同意后,由护理部与有关单位联系。

(四)格式

见表 6-11。

(五)示例

见表 6-12。

第六章 特殊护理记录单

表 6-11 护理会诊单

会诊等级：　　　急　　普通　　ID 号：　　　　　住院号：
科别：　　　　姓名：　　　　性别：　　　　年龄：　　　　床号：
诊断：

护理会诊原由：

应邀会诊科室：　　　　　　　　　　　　　　　申请人：
应邀会诊人员：　　　　　　　　　　　　　　　批准人：
　　　　　　　　　　　　　　　　　　　　　　申请日期：

护理会诊意见：

　　　　　　　　　　　　　　　　　　　　　　会诊人员：
　　　　　　　　　　　　　　　　　　　　　　会诊日期：

表 6-12 护理会诊单示例

会诊等级： 急√ 普通　　　ID 号：　　　　住院号：

科别：骨科　　姓名：张×　　性别：男　　年龄：25　　床号：3

诊断：右股骨颈骨折

护理会诊原由：
　　患者6小时前被汽车撞伤，当即昏迷，约12分钟后清醒，感右下肢疼痛，不能自主活动。查体：神清合作，头部伤口已清创缝合，右大腿肿胀、青紫、畸形、压痛。X线检查提示：右股骨颈骨折。因四肢输液困难，该患者需行锁骨下静脉穿刺置管输液，请会诊给予技术上的指导。

应邀会诊科室：导管门诊　　　　　　　　　　　　申请人：易×
应邀会诊人员：导管专科护士　　　　　　　　　　批准人：石××
　　　　　　　　　　　　　　　　　　　　　　　申请日期：2016年2月18日9时5分

护理会诊意见：
　　通过了解病史和护理查体，该患者可以行锁骨下静脉穿刺置管术，并顺利完成锁骨下静脉穿刺置管术，液体通畅，敷料固定好。请每日输完液后用肝素封管，并注意无菌技术操作及做好置管后护理。

　　　　　　　　　　　　　　　　　　　　　　　会诊人员：李×
　　　　　　　　　　　　　　　　　　　　　　　会诊日期：2016年2月18日9时50分

五、静脉输液记录单

静脉输液记录单是对病人输液全过程的原始记录。静脉输液记录单的使用对象为长期或临时医嘱需要输液、输血、静脉注射的病人。

(一) 书写内容

1. 一般项目　日期、姓名、性别、年龄、科室、床号、途径、时间、长期/临时、医嘱类型应填写完整,不得有漏项。

2. 输液中记录项目　时间、滴数、在位通畅、签名、液体性质。①护士为病人输上液体查对无误后,在静脉输液记录单上记录每分钟滴数、输液时间,护士签名后将其挂于输液架上。②护士每30~40分钟巡视一次病人输液情况,按照要求记录每分钟滴数、巡视时间、护士签名。③出现输液反应等异常情况要及时报告医师处理,增加巡视次数并做好记录。④护士每更换一瓶液体,均需在输液记录单内注明瓶次顺序,并依次在巡视时间栏内填写更换时间并签全名。

(二) 书写要求

1. 根据医嘱及时修改静脉输液记录单,并在未执行的液体栏内注明原因,如退药、拒输、不在等。

2. 为确保责任落实到位,应由执行护士本人签全名,不允许他人代签。实习、进修人员必须在带教老师的指导下执行,并实行双签名,格式为:带教老师/实习生或进修生。

(三) 格式

见表6-13。

(四) 示例

见表6-14、表6-15、表6-16。

表6-13 静脉输液记录单

科别：　　姓名：　　性别：　　年龄：　　床号：　　日期：　　医嘱类型：临时　长期

液体组数	医嘱内容	输液时间	滴速（滴/分）	巡视时间	异常情况观察及处理	护士签名
第一组						
第二组						
第三组						
第四组						
第五组						
第六组						
第七组						

第六章 特殊护理记录单

表6-14 静脉输液评估记录单

床号：　　　姓名：　　　性别：　　　年龄：　　　住院号：　　　诊断：直肠癌

日期	输液工具	药液性质	导管状态 输液前	导管状态 输液后	并发症	护理措施	护理结局	护士签名
2021-06-03 08:54	CVC	普通	正常	正常	无			孙××
2021-06-04 09:28	CVC	普通	正常	正常	无			吴××
2021-06-05 09:46	CVC	普通	正常	正常	无			吴××
2021-06-06 09:50	CVC	普通	正常	正常	无			刘××
2021-06-07 08:47	CVC	普通	正常	正常	无			杨××
2021-06-08 09:47	CVC	普通	正常	正常	无			曹××
2021-06-09 08:50	CVC	普通	正常	正常	无			孙××

护理措施：①立即停止输液。②遵照医嘱拔除导管/拔除导管。③启动医院静脉输液（血）反应报告与处理流程。④通知医生，给予对症处理。⑤观察局部及全身情况的变化并记录。⑥将患肢抬高、制动，避免受压。⑦严禁热敷、按摩和压迫血栓侧患肢。⑧遵照医嘱进行血标本和导管末端细菌培养。⑨遵照医嘱给予分泌物细菌培养。⑩申请相关专家会诊。

表6-15 静脉输液记录单示例

科别:普通外科　姓名:陶×　性别:女　年龄:25　床号:2　日期:2009-02-13　医嘱类型:临时√ 长期

液体组数	医嘱内容	输液时间	滴速（滴/分）	巡视时间	异常情况观察及处理	护士签名
第一组	5% GS 500ml	08:00	60			苏×
	维生素 C 1g		60	08:30		苏×
	维生素 B_6 100mg		60	09:00		苏×
	10%氯化钾 10ml		60	09:30		苏×
第二组	甲硝唑 0.5g		60	10:00		苏×
				10:30		苏×
第三组	0.9% NS 250ml		60	10:40		苏×
	头孢曲松 2g			11:20		苏×
第四组	甲硝唑 0.5g		60	11:54		苏×
				12:34		苏×
第五组						
第六组						
第七组						

表6-16 输液巡视单(电子病历版)

床号	姓名	医嘱名称	频度	流程类型	滴速(滴/分钟)	执行人	记录时间	备注
10	李××	那屈肝素钙注射液(0.4ml 4100IU 津)乙★军G	R	1/日	执行	6	孙××	2021-06-09 08:44	
10	李××	那屈肝素钙注射液(0.4ml 4100IU 津)乙★军G	R	1/日	结束	6	孙××	2021-06-09 08:46	
10	李××	多烯磷脂酰胆碱注射液(5ml 易必生)乙★	S		执行	20	吴××	2021-06-09 10:31	
10	李××	多烯磷脂酰胆碱注射液(5ml 易必生)乙★	S		结束	20	吴××	2021-06-09 10:36	
10	李××	胰岛素注射液(400U 江苏万邦)甲★军G 脂肪乳氨基酸17葡萄糖11%注射液1440ml 甲 脂溶性维生素Ⅱ/水溶性维生素(1支成都)乙★ 氯化钾注射液(10ml 鄂科伦)甲★军G	R	1/日	执行	85	孙××	2021-06-09 08:44	
10	李××	胰岛素注射液(400u 江苏万邦)甲★军G 脂肪乳氨基酸17葡萄糖11%注射液1440ml 甲 脂溶性维生素Ⅱ/水溶性维生素(1支成都)乙★ 氯化钾注射液(10ml 鄂科伦)甲★军G	R	1/日	结束	85	吴××	2021-06-09 14:26	

六、康复护理治疗单

康复护理治疗单主要是针对肢体外伤后的病人进行康复治疗和锻炼过程中的记录。

(一)书写内容及要求

1. 书写内容 ①一般项目;②入科评估;③康复目标;④康复治疗项目;⑤康复效果评价。
2. 书写要求 ①一般项目应填写完整,不得有漏项;②康复治疗项目应注明日期和频次;③康复效果评价包括掌握运动情况、完成运动内容和运动效果评价,应注明评价日期和评价者签名。

(二)格式

见表6-17。

(三)示例

见表6-18。

表 6-17 康复护理治疗单

一般项目	科别：　　　　　姓名：　　　　　性别：　　　　　年龄： 床号：　　　　　住院号：　　　　ID号： 入院时间：　　年　　月　　日　　诊断： 手术时间：　　年　　月　　日　　手术名称：									
入科评估	1. 伤口疼痛（□明显　□轻度　□无） 2. 患肢肿胀（□明显　□轻度　□无） 3. 关节活动度（□正常　□受限　□僵直） 4. 肌肉萎缩（□明显　□轻度　□无）						5. 瘢痕挛缩（□明显　□轻度　□无） 6. 足下垂（□明显　□轻度　□无）			
康复目标	1. 消肿、消炎、止痛 2. 手术固定骨折 3. 手术修复创面 4. 断指（肢）再植						5. 预防关节僵直、肌肉萎缩、足下垂 6. 提高肌力，改善关节活动度			
康复治疗项目	康复内容		日期		频次	康复内容			日期	频次
	手指、足趾、腕、肘、肩屈伸运动					腹部按摩					
	左右上下肢主动运动					关节松动训练					
	左右股四头肌收缩运动					肩背部肌肉活动训练					
	左右推髌运动					腰背部肌肉活动训练					
	左右踝泵运动					站立行走训练					
	左右下肢屈膝屈髋运动					扶拐训练					
	左右下肢直腿抬高运动					步态训练					
	皮瓣指腹按摩					起蹲训练					
	抬臀提肛运动					轮椅训练					
	手功能训练					运动疗法					
	等速肌力训练					关节松动训练（cpm）					
康复效果评价	日期	掌握运动情况			完成运动内容			运动效果评价				评价者
		掌握	部分掌握	未掌握	较好	好	欠佳	明显	见效	一般	无效	

治疗者：

第六章 特殊护理记录单

表6-18 康复护理治疗单示例

一般项目	科别:骨科　　姓名:杨×　　性别:女　　年龄:42				
	床号:13　　住院号:　　　ID号:				
	入院时间:2009年05月12日		诊断:右腰、臀、大腿撕脱伤并皮肤坏死		
	手术时间:2009年05月13日		手术名称:双大腿清创术、骨盆骨折固定术		

入科评估	√1. 伤口疼痛(☑明显　□轻度　□无)	5. 瘢痕挛缩(□明显　□轻度　□无)
	√2. 患肢肿胀(☑明显　□轻度　□无)	6. 足下垂(□明显　□轻度　□无)
	√3. 关节活动度(□正常　☑受限　□僵直)	
	4. 肌肉萎缩(□明显　□轻度　□无)	

康复目标	√1. 消肿、消炎、止痛	√5. 预防关节僵直、肌肉萎缩、足下垂
	2. 手术固定骨折	√6. 提高肌力,改善关节活动度
	√3. 手术修复创面	
	4. 断指(肢)再植	

康复治疗项目	康复内容	日期	频次	康复内容	日期	频次
	手指、足趾、腕、肘、肩屈伸运动	14/5	1次/日	腹部按摩		
	左右上下肢主动运动			关节松动训练	31/5	1次/日
	左右股四头肌收缩运动			肩背部肌肉活动训练	14/5	1次/日
	左右推髌运动			腰背部肌肉活动训练	14/5	1次/日
	左右踝泵运动	14/5	1次/日	站立行走训练		
	左右下肢屈膝屈髋运动			扶拐训练		
	左右下肢直腿抬高运动			步态训练		
	皮瓣指腹按摩			起蹲训练		
	抬臀提肛运动			轮椅训练		
	手功能训练	31/5	1次/日	运动疗法	31/5	1次/日
	等速肌力训练	14/5	1次/日	关节松动训练(cpm)		

康复效果评价	日期	掌握运动情况			完成运动内容			运动效果评价				评价者
		掌握	部分掌握	未掌握	较好	好	欠佳	明显	见效	一般	无效	
	14/5	√			√				√			周霞
	31/5	√			√				√			周霞
	6/6	√			√				√			周霞

治疗者:周×

七、血液透析治疗护理记录表

血液透析治疗护理记录表是指对肾脏功能衰竭等病人在进行血液透析治疗时的原始记录。

(一)书写内容及要求

1. 书写内容　①一般项目:姓名、性别、年龄、住院号、治疗编号、累计治疗次数、治疗及记录日期、诊断。②医嘱:包括一般医嘱内容和特殊医嘱。③护理记录:主要是记录病人在血液透析时的生命体征、一般情况和并发症及处理。④护理小结:主要是对出入量、治疗时间、抗凝剂总量、透析后体重和透析器复用次数的总结。

2. 书写要求　①特殊医嘱需详细注明。②护理记录一般1小时记录1次,如果出现并发症或者特殊情况须随时记录,记录时间要求到分。③护理小结部分,操作护士还需对血管通路的状况进行描述并签名,本次透析结束后再用文字进行小结并签名。④最后须有治疗医师、操作护士和护士长三方的签名。⑤一般项目应填写完整,不得有漏项(如患有传染病者,须写明传染病诊断)。

(二)格式

见表6-19。

(三)示例

见表6-20。

表6-19 血液透析治疗护理记录表

血液透析治疗编号：_____　累计第　次治疗　　治疗及记录日期：　　年　月　日

一般项目	姓名：	性别：	年龄：	住院号：
	诊断：		传染病诊断：	

医嘱				
就诊方式	血液灌流器	设定超滤量(ml)	血泵设定流量(ml/min)
机器编号	血浆分离器	抗凝方式	透析液流量(ml/min)
机器型号	干体重(kg)	抗凝剂首量(mg)	置换液流量(ml/h)
治疗方式	上次透后体重(kg)	抗凝剂维持量(ml/h)	预冲液体量(ml)
透析滤过器	本次透前体重(kg)	鱼精蛋白(mg)	计划治疗时间(h)
特殊医嘱：			

护理记录

时间	体温(℃)	呼吸(次/分)	脉搏(次/分)	血压(mmHg)	血流量(ml)	温度(℃)	超滤率(L/h)	静脉压(mmHg)	跨膜压(mmHg)	电导度(mmol/L)	抗凝剂用量(mg)	并发症及处理

护理小结

实际治疗时间(h)	实际超滤量(ml)	本次透后体重(kg)	一次性透析器
输血总量(ml)	补液总量(ml)	抗凝剂总量：□肝素 □低分子肝素钠 □无　肝素　mg　IU	

血管通路方式：□动静脉内瘘 □颈内静脉置管 □锁骨下置管 □股静脉置管 □半永久静脉置管
　　　　　　　□直接血管穿刺 □自体血管移植 □人造血管移植

血管通路状况：

小结：

操作护士签名_____
护士长签名_____
医师签名_____

表6-20 血液透析治疗护理记录表示例

血液透析治疗编号:1032　　　累计第917次治疗　　　治疗及记录日期:2009年6月9日

一般项目	姓名:陈×		性别:男		年龄:		住院号:	
	诊断:慢性肾功能衰竭			传染病诊断:无				

医嘱								
	就诊方式	门诊	血液灌流器	HA330	设定超滤量(ml)	2500	血泵设定流量(ml/min)	230
	机器编号	4	血浆分离器	无	抗凝方式	肝素	透析液流量(ml/min)	500
	机器型号	AK200U	干体重(kg)	51	抗凝剂首量(mg)	20	置换液流量(ml/h)	3000
	治疗方式	HDF+HP	上次透后体重(kg)	51	抗凝剂维持量(mg/h)	10	预冲液体量(ml)	无
	透析滤过器	17R	本次透前体重(kg)	53.3	鱼精蛋白(mg)	无	计划治疗时间(h)	4
	特殊医嘱:行血液灌流2小时							

护理记录	时间	体温(℃)	呼吸(次/分)	脉搏(次/分)	血压(mmHg)	血流量(ml)	温度(℃)	超滤率(L/h)	静脉压(mmHg)	跨膜压(mmHg)	电导度(mmol/L)	抗凝剂用量(mg)	并发症及处理
	7:50			70	128/55								
	8:11		18	69	122/59	230	36.5	0	89	101	143	80	上机
	9:11	36.5		67	142/62	230	36.5	0.67	88	49	143	70	加血液灌流器HA330
	10:11			61	181/88	230	36.5	1.23	88	51	143	60	心痛定10mg含服
	11:11		19	62	142/70	230	36.5	1.82	87	56	143	50	取血液灌流器
	12:10			66	135/68			2.50				45	下机

护理小结						
	实际治疗时间(h)	4	实际超滤量(ml)	2300	本次透后体重(kg)	51　　一次性透析器
	输血总量(ml)	无	补液总量(ml)	无	抗凝剂总量:☑肝素　□低分子肝素钠　□无　肝素55mg　IU	
	血管通路方式:☑动静脉内瘘　□颈内静脉置管　□锁骨下置管　□股静脉置管　□半永久静脉置管 　　　　　　□直接血管穿刺　□自体血管移植　□人造血管移植					
	血管通路状况:内瘘震颤正常。					
	小结:患者透析过程中无特殊主诉,透析中行血液灌流,无不良反应,透析后脱水2.3kg,透析器无凝血,下机血压为159/71mmHg。					

操作护士签名　　张　×
护士长签名　　王××
医师签名　　王××

八、手术护理记录单

(一) 手术护理记录单

手术护理记录单是指巡回护士对手术患者术中护理情况及所用器械、敷料的记录。应当在手术结束后即时完成。

1. 书写内容及要求

(1) 书写内容:手术护理记录单应另页书写,内容包括一般项目、术前准备、术中护理、术后病人交接、所用器械和敷料数量的清点核对等。

(2) 书写要求:

①记录书写内容必须真实及明确,记录逐项填写。

②与麻醉记录重叠的内容均以麻醉记录为据,如脉搏、呼吸、血压、尿量、出血量、输液量、输血量等,不在护理记录中重复。局部麻醉的患者由巡回护士记录麻醉记录单。

③物品的清点:器械、敷料的清点由巡回护士和器械护士清点并签名,分别在手术开始前、关闭腹腔、胸腔和深部切口前及切口皮肤缝合前、关闭后至少4次仔细清点。术中追加敷料器械及时记录在"术中加数"栏内。术前清点、术中加数及关闭前后清点,写明具体数量;不可用打"√"。术中体内植入物(如人工关节、人工瓣膜、股骨头)条形码、手术所用的无菌包灭菌效果监测指示卡的标识由护士粘贴于粘贴栏内。对术中用于止血等填塞的纱布、纱条等物品进行清点,记录填塞数量、部位,并让手术医师签名。

④使用止血带时,应注明使用部位、压力,开始时间及结束时间。

⑤对术中病情出现变化者,在备注栏内进行简明扼要的说明。

⑥手术结束后,巡回护士及时将手术护理记录单归入患者住院病历中,与病房护士交接并签名,同时将患者带入手术室的物品与家属交接清楚并签名。

2. 格式 见表6-21。

3. 示例 见表6-22。

4. 质量考评

(1) 记录单眉栏填写齐全、准确。

(2) 术前病人准备情况认真查对,准确填写。

(3) 术中手术体位填写正确无误。

(4) 术中电灼器使用种类填写正确。

(5) 导尿、插胃管各项填写完整。

(6) 止血带压力、时间填写准确无误,完整。

(7) 静脉穿刺位置记录准确无误。

(8) 术中填塞物各项记录完整、准确,有医师签名。

(9) 引流管、手术物品灭菌效果填写符合要求。

(10) 手术物品清单填写正确无误,前后数字一致。

(11) 手术后病人交接,各项记录完整。

(12) 记录单页面整洁、内容无涂改、无缺项漏项,填写项目齐全(表6-23)。

表6-21 手术护理记录单

ID号_____
住院号_____

一般项目	科别_____ 姓名_____ 性别_____ 年龄_____ 床号_____ 血型_____ 术前诊断_____ 手术名称_____ 手术日期_____ 麻醉方式_____
术前准备	注意事项： 禁食□ 禁水□ 避免携带钱及贵重物品入室□ 衣着： 病号服□ 患者本人衣服□ 鞋□ 皮肤准备： 清洁□ 不清洁□ 完整□ 不完整□ 管道固定通畅：胃管□ 尿管□ 引流管□ 中心静脉管□ 带入资料： X线片□ CT片□ MRI片□ 其他： 血制品_____ 术前带药(术中带药)_____ 过敏史_____ 药物皮试_____ 病房护士签名：_____ 接病人护士签名：_____
术中护理	体位： 仰卧□ 侧卧□ 俯卧□ 截石位□ 折刀位□ 电凝系统： 电刀□ 氩气刀□ 超声刀□ 双极电凝□ 导尿： □时间_____ 插胃管：□时间_____ 上止血带：□ 充、放气时间_____ 压力_____kPa 静脉穿刺：颈内静脉□ 锁骨下静脉□ 股静脉□ 上肢：左□ 右□ 下肢：左□ 右□ 术中填塞物_____ 填塞部位_____ 数量_____ 医师签名：_____ 引流管： 腹腔引流管□ 胸腔引流管□ 橡胶管□ 负压球□ 潘氏引流管□ 手术物品灭菌效果： 器械：合格□ 不合格□ 敷料：合格□ 不合格□ 手术医师：_____ 麻醉医师：_____ 洗手护士：_____ 巡回护士：_____
术后病人交接	输液情况：正常□ 外渗□ 红肿□ 病人精神状态： 清醒□ 模糊□ 带气管插管回病房□ 导管情况： 固定通畅□ 松脱□ 打折□ 堵塞□ 带(库血、自体血)回病房：□ 血型_____ 血量_____ml(病房核对者：_____) 物品送回：衣物□ X线片□ CT片□ MRI片□(家属签名：_____) 送病人护士签名：_____ 病房护士签名：_____

手术物品清单

器械物品名称	术前清点	关前清点	关后清点	术后清点
大纱布(块)				
小纱布(块)				
纱 垫(块)				
缝 针(颗)				
单针带针缝线(包)				
脑 棉(片)				
特大弯(把)				
大 弯(把)				
中 弯(把)				
小 弯(把)				
蚊 式(把)				
持针器(把)				
柯氏钳(把)				
卵圆钳(把)				
镊 子(把)				
皮 钳(把)				
甲状腺钩(把)				
针 头(颗)				
双针带针缝线(包)				
			洗手护士签名：_____	
			巡回护士签名：_____	

表6-22 手术护理记录单示例

ID号 _____
住院号 _____

一般项目	科别 __普外科__ 姓名 __黎×__ 性别 __男__ 年龄 __55__ 床号 __30__ 血型 __B__ 术前诊断 __直肠癌__ 手术名称 __直肠癌根治术__ 手术日期 __2009-2-21__ 麻醉方式 __全麻__
术前准备	注意事项： 禁食☑ 禁水☑ 避免携带钱及贵重物品入室☑ 衣着： 病号服☑ 患者本人衣服□ 鞋□ 皮肤准备： 清洁☑ 不清洁□ 完整☑ 不完整□ 管道固定通畅： 胃管☑ 尿管☑ 引流管□ 中心静脉管□ 带入资料： X线片□ CT片☑ MRI片□ 其他： 病房护士签名：__刘×__ 接病人护士签名：__郑×__
术中护理	体位： 仰卧□ 侧卧□ 俯卧□ 截石位☑ 折刀位□ 电凝系统： 电刀☑ 氩气刀□ 超声刀□ 双极电凝□ 导尿：☑ 时间 __8:50__ 插胃管：□ 时间 _____ 上止血带：□ 充、放气时间 _____ 压力 _____ kPa 静脉穿刺：颈内静脉□ 锁骨下静脉□ 股静脉□ 上肢：左□ 右□ 下肢：左□ 右□ 术中填塞物 __腹纱__ 填塞部位 __肛门__ 数量 __15块__ 医师签名：__张强__ 引流管： 腹腔引流管☑ 胸腔引流管□ 橡胶管□ 负压球□ 潘氏引流管□ 手术物品灭菌效果： 器械：合格☑ 不合格□ 敷料：合格☑ 不合格□ 手术医师：__张×__ 麻醉医师：__王×__ 洗手护士：__钱×__ 巡回护士：__周×__
术后病人交接	输液情况：正常☑ 外渗□ 红肿□ 病人精神状态： 清醒☑ 模糊□ 带气管插管回病房□ 导管情况： 固定通畅☑ 松脱□ 打折□ 堵塞□ 带(库血、自体血)回病房：□ 血型 _____ 血量 _____ ml(病房核对者：_____) 物品送回：衣物☑ X线片□ CT片☑ MRI片□ (家属签名：__许×__) 送病人护士签名：__周×__ 病房护士签名：__刘×__

手术物品清单

器械物品名称	术前清点	关前清点	关后清点	术后清点
大纱布(块)	40	15	25	40
小纱布(块)	6	2	4	6
纱垫(块)	5	2	3	5
缝针(颗)	10	10	0	10
单针带针缝线(包)	/	/	/	/
脑棉(片)	/	/	/	/
特大弯(把)	/	/	/	/
大弯(把)	10	10	0	10
中弯(把)	10	10	0	10
小弯(把)	5	5	0	5
蚊式(把)	/	/	/	/
持针器(把)	3	3	0	3
柯氏钳(把)	2	2	0	2
卵圆钳(把)	1	1	0	1
镊子(把)	2	2	0	2
皮钳(把)	4	4	0	4
甲状腺钩(把)	2	2	0	2
针头(颗)	/	/	/	/
双针带针缝线(包)	/	/	/	/

洗手护士签名：__钱×__
巡回护士签名：__周×__

表6-23 手术护理记录单书写质量考评表

科别：　　　　　　　　考评人签名：　　　　　　考评日期：

项目	内　　容	分值	扣分	得分
眉栏 （5分）	记录单眉栏填写齐全、准确	5		
环节质量 （90分）	1. 术前病人准备情况认真查对，准确填写	10		
	2. 术中手术体位填写正确无误	5		
	3. 术中电灼器使用种类填写正确	2.5		
	4. 导尿、插胃管各项填写完整	2.5		
	5. 止血带压力，充、放气时间填写准确无误，完整	10		
	6. 静脉穿刺位置记录准确无误	5		
	7. 术中填塞物各项记录完整、准确，有医师签名	10		
	8. 引流管、手术物品灭菌效果填写符合要求	5		
	9. 手术物品清单填写正确无误，前后数字一致	30		
	10. 手术后病人交接，各项记录完整	10		
质量 （5分）	记录单页面清洁整齐，内容无涂改，无缺项漏项，填写项目齐全	5		
合计 （100分）		100		

（二）术前访视记录单

手术前一日到病房对病人进行访视，了解其病情、各种检查结果及告知手术的相关内容。通过访视、沟通与病人建立良好关系，消除病人的疑惑和不安，使病人在最佳状态下配合手术。

1. 书写内容及要求

（1）认真对病人进行访视。

①查阅病历，采集信息。

②看望病人，自我介绍，说明来意，进行护理评估。

③根据获取的信息认真填写术前访视记录单，并将术前病人访视记录单1夹入病历内；将术前病人访视记录单2交给病人，请病人仔细阅读。

④与病人沟通，询问病人是否已理解术前病人访视记录单2内容，有无其他要求。对病人提出的不便回答的问题，应巧妙回避，不能随口乱讲，以免引起不良后果。沟通时多运用保护性语言和安慰性语言。

⑤向手术医师了解有无特殊要求。

（2）认真填写访视单1、2的各个项目，不得有漏项及随意涂改。

2. 格式　术前病人访视记录单1、2格式分别见表6-24、表6-25。

3. 示例　术前病人访视记录单1、2示例分别见表6-26、表6-27。

表 6-24　术前病人访视记录单 1

科别_____　床号_____　姓名_____　性别_____　年龄_____

住院号_____　ID 号_____

血型_____　体重_____　药物过敏史_____　既往史_____

手术前诊断_____

拟手术名称_____

1. 神志：　　　□清醒　　　　□意识模糊　　　□嗜睡　　　　□浅昏迷　　　　□深昏迷
2. 全身皮肤情况：　　　□正常　　　　□不正常
3. 肢体活动情况：　　　□正常　　　　□受限
4. 患者对手术态度：　　□紧张　　　　□迫切　　　　□犹豫　　　　□医院决定
5. 身体状况：　　　　　□健康　　　　□一般　　　　□虚弱　　　　□极度虚弱
6. 静脉穿刺区皮肤及血管情况：
　　　□清洁　　　　　　□不清洁　　　　□充盈　　　　□较硬　　　　□触不到

表 6-25　术前病人访视记录单 2

尊敬的病员_____：

您好！

在您即将进行手术之前，手术室全体工作人员向您及您的家属致以真诚的祝福！我们将努力为您提供一个安全、舒适的手术环境。在术前访视时将手术前、手术中、手术后相关事宜告知如下，希望能得到您密切的配合，以保证手术的顺利进行。

一、手术前准备

1. 手术前一日请沐浴更衣，保持皮肤清洁，减少感染发生的机会。

2. 成人病员于手术前 12 小时禁食，8 小时禁水；婴幼儿及特殊情况病员请听从医师指导。

3. 为了您的安全，请取下您的假牙、假发、发卡、眼镜、耳环、戒指、手表等物品。

4. 术晨请做好个人卫生（洗脸、刷牙、梳头）；为便于术中观察病情，请勿擦唇膏和指甲油。

5. 您的手术安排在　年　月　日的第　台。第一台手术病人请于术晨 7：00 前排尽大、小便（留置尿管病人除外），并在病房等候，我科有专人接您到手术室。如您不是第一台手术病人，也请在病房耐心等候，不要离开病房，到时会有专人接您到手术室。由于各种原因，手术顺序可能发生调整，希望您能理解。

6. 请您贴身穿好病号服，如怕冷，请您将宽松的开衫衣服穿在外面，以便于术前术后的穿脱。

7. 请不要将贵重物品及现金带入手术室。

8. 请准备好您的 X 线片等，以便带入手术室。

二、手术中情况

1. 进入手术室后，我们将再次核查您的相关信息。

2. 我们将为您进行常规的手术准备，如有不适，请告诉我们。

3. 为防止坠床，将进行适当的肢体约束。

4. 留置导尿：根据手术需要而定。

5. 输液：通常选择静脉留置针。

6. 麻醉医师会有序进行麻醉前准备：胸部粘贴电极片；手臂上捆扎测血压的袖带；手指上带血氧饱和度仪的探头。

7. 为保证手术安全的需要，通常作中心静脉穿刺和动脉穿刺。

8. 根据手术和麻醉的需要，我们会帮助您摆放不同的体位。

三、手术后注意事项

1. 手术结束后，为保证安全，将送您到我科术后复苏室，待生命体征的各项指标恢复较好后，我们会护送您回到病房。

2. 您带入手术室的物品将随您一道返回病房（衣物、摄片等），请注意查收。

3. 回到病房如有不适或问题，请与病房医师、护士联系，如需我科解决，他们会与我科联系。

如您已知晓以上告知内容，请您签名。谢谢您的合作！

患者签名：　　　　　　　　　　　　　　　　告知者签名：

家属签名：　　　　家属与患者的关系：　　　签名时间：　年　月　日　时　分

签名时间：　　年　月　日　时　分

表 6-26　术前病人访视记录单 1 示例

科室　__普外__　　床号　__30__　　姓名　__黎×__　　性别　__男__　　年龄　__55__
住院号　_____　　ID 号　_____
血型　__B__　体重　__55__ kg　药物过敏史　__无__　既往史　_____
手术前诊断　__直肠癌__
拟手术名称　__直肠癌根治术__

1. 神志：　　　　☑清醒　　　　□意识模糊　　　□嗜睡　　　　□浅昏迷　　　　□深昏迷
2. 全身皮肤情况：　☑正常　　　　□不正常
3. 肢体活动情况：　☑正常　　　　□受限
4. 患者对手术态度：☑紧张　　　　□迫切　　　　□犹豫　　　　□医院决定
5. 身体状况：　　　□健康　　　　☑一般　　　　□虚弱　　　　□极度虚弱
6. 静脉穿刺区皮肤及血管情况：
　　☑清洁　　　　□不清洁　　　　☑充盈　　　　□较硬　　　　□触不到

表 6-27 术前病人访视记录单 2 示例

尊敬的病员＿＿＿黎×＿＿＿：

您好！

在您即将进行手术之前，手术室全体工作人员向您及您的家属致以真诚的祝福！我们将努力为您提供一个安全、舒适的手术环境。现将术前访视时手术前、手术中、手术后相关事宜告知如下，希望能得到您密切的配合，以保证手术的顺利进行。

一、手术前准备

1. 手术前一日请沐浴更衣，保持皮肤清洁，减少感染发生的机会。

2. 成人病员于手术前 12 小时禁食，8 小时禁水；婴幼儿及特殊情况请听从医师指导。

3. 为了您的安全，请取下您的假牙、假发、发卡、眼镜、耳环、戒指、手表等金属物。

4. 术晨请做好个人卫生(洗脸、刷牙、梳头)；为便于术中观察病情，请勿擦唇膏和指甲油。

5. 您的手术安排在 2009 年 2 月 21 日的第 1 台。第一台手术病人请于术晨 7:00 前排尽大、小便(留置尿管病人除外)，并在病房等候，我科有专人接您到手术室。如您不是第一台手术病人，也请在病房耐心等候，不要离开病房，到时会有专人接您到手术室。由于各种原因，手术顺序可能发生调整，希望您能理解。

6. 请您贴身穿好病号服，如怕冷，请您将宽松的开衫衣服穿在外面，以便于术前术后的穿脱。

7. 请不要将贵重物品及现金带入手术室。

8. 请准备好您的 X 线片等，以便带入手术室。

二、手术中情况

1. 进入手术室后，我们将再次核查您的相关信息。

2. 我们将为您进行常规的手术准备，如有不适，请告诉我们。

3. 为防止坠床，将进行适当的肢体约束。

4. 留置导尿：根据手术需要而定。

5. 输液：通常选择静脉留置针。

6. 麻醉医师会有序进行麻醉前准备：胸部粘贴电极片；手臂上捆扎测血压的袖带；手指上带血氧饱和度仪的探头。

7. 为保证手术安全的需要，通常作中心静脉穿刺和动脉穿刺。

8. 根据手术和麻醉的需要，我们会帮助您摆放不同的体位。

三、手术后注意事项

1. 手术结束后，为保证安全，将送您到我科术后复苏室，待生命体征的各项指标恢复较好后，我们会护送您回到病房。

2. 您带入手术室的物品将随您一道返回病房(衣物、摄片等)，请注意查收。

3. 回到病房如有不适或问题，请与病房医师、护士联系，如需我科解决，他们会与我科联系。

如您已知晓以上告知内容，请您签名。谢谢您的合作！

患者签名：黎×　　　　　　　　　　　　告知者签名：周×

家属签名：王×　　　家属与患者的关系：夫妻　　签名时间：2009 年 2 月 20 日 15 时 30 分

签名时间：2009 年 2 月 20 日 16 时 30 分

第七章　临床常用护理评估表单

随着医学的发展，人们对医疗、护理服务及质量要求越来越高，为降低医疗风险，便于护理人员更全面地评估病人病情，结合电子病历形成各类护理评估表单，现将表单的基本规范叙述如下。

一、住院患者跌倒/坠床危险因素连续评估表

跌倒风险评估表见表7-1。住院患者跌倒/坠床危险因素连续评估表见表7-2，表7-3，表7-4。

1. 评估范围　有其中一项即进行评估。
2. 评估结果判断标准　低度危险:1~2分;中度危险:3~9分;高度危险:10分以上。
3. 评估频次　评分≥10分为高危患者（使用警示标识，采取预防措施），1天评估1次;中度危险，3天评估1次;低度危险，1周评估1次。根据病情、用药变化随时评估。注:孕妇、残疾、行走不便、智力障碍者，年龄≤5岁、≥80岁的患者均为高危患者，使用警示标识，采取预防措施。
4. 护理措施　①悬挂警示牌;②预防跌倒/坠床安全教育;③主动告知跌倒/坠床注意事项;④起床、活动有人搀扶;⑤卫生间、走廊使用扶手;⑥使用约束带;⑦24小时专人陪护;⑧防止地面湿滑。

二、住院患者压力性损伤危险因素连续评估表

见表7-5和表7-6。

1. 评估范围　危重、特护、一级护理、大手术后患者;年老、体弱、消瘦、瘫痪、长期卧床等不能自行翻身的患者。
2. 评估结果判断标准　总分≤12分为高度危险，13~14分为中度危险，15~16分为轻度危险;年龄≥70岁分值提升至15~17分为轻度危险。
3. 评估频次　高度危险，1天评估1次;中度危险，3天评估1次;轻度危险，1周评估1次;病情变化随时评估。
4. 护理措施　①悬挂警示牌;②进行预防压力性损伤的健康宣教，加强营养;③主动告知压力性损伤的注意事项;④翻身1次/2小时;⑤红光照射;⑥使用气垫床;⑦保持床单位平整、干燥;保持皮肤清洁、干燥;⑧视病情使用护理用具;⑨视病情使用压力性损伤预防性敷料/器具;⑩清除坏死组织。

表7-1 跌倒风险评估表

科室	普通外科护理单元	床号		住院号	
姓名		性别	男	年龄	80岁
入院日期	2021-05-26 14:35	评估日期		2021-06-03 16:42	
诊断		横结肠癌			

运动	是否	睡眠状况	是否	精神不稳定状态	是否	自控能力	是否
行走需要旁人帮助	是	失眠	否	意识恍惚	否	保留导尿	是
行走需要辅助设施	是	夜游症	否	兴奋/行为异常	否	频率增加	否
步态异常/假肢	否	冬眠	否	痴呆	否	大便/小便失禁	否
				谵妄	否		
跌倒史		**感觉障碍**		**用药史**		**相关病史**	
因跌倒住院	否	其他情况	是	新药	否	神经科疾病	否
有跌倒史	否	感觉性失语	否	心脑血管药物	否	骨质疏松症	否
		听觉受损	否	降压药	否	骨折史	否
		视觉受损	否	镇静、催眠药	否	低血压	否
				戒断治疗	否	药物/乙醇戒断	否
				糖尿病用药	否	缺氧症	否
				抗癫痫用药	否	全麻恢复期	否
				麻醉药	是	年龄≤5岁或≥80岁	是
				其他	否		
总分	10	结果评定	高度危险				
评估者	舒××	护理措施	①,②,③,④,⑤,⑦,⑧				
备注	护理措施:①悬挂警示牌;②预防跌倒/坠床安全教育;③主动告知跌倒/坠床注意事项;④起床、活动有人搀扶;⑤卫生间、走廊使用扶手;⑥使用约束带;⑦24小时专人陪护;⑧防止地面湿滑 结果评定:低度危险:1~2分;中度危险:3~9分;高度危险:10分以上						

表7-2 住院患者跌倒/坠床危险因素连续评估表

科室:心血管内科护理单元　住院号:　姓名:周××　性别:男　年龄:60岁　床号:43　诊断:急性心肌梗死

日期	评分	护理措施	护士签名
2021-05-21	4	①,②,③,④,⑤,⑧	盛××
2021-05-24	4	①,②,③,④,⑤,⑧	商××
2021-05-27	3	①,②,③,④,⑤,⑧	徐××
2021-05-30	3	①,②,③,④,⑤,⑧	贾××
2021-06-02	3	①,②,③,④,⑤,⑧	刘××

护理措施:①悬挂警示牌　②进行跌倒/坠床安全教育　③主动告知跌倒/坠床注意事项　④起床、活动有人挽扶　⑤卫生间、走廊使用扶手　⑥使用约束带　⑦24h专人陪护　⑧防止地面湿滑　评估范围:危重、特户、一级护理、大手术后患者;3~9分,中度危险,3天评估1次;病情变化随时评估。(≥10分使用警示标识,采取预防措施)评估标准:(10+高度危险;3~9中度危险;1~2低度危险)

表7-3 跌倒风险评估表

科室	心血管内科护理单元	床号	43	住院号		
姓名	周××	性别	男	年龄	60岁	
入院日期	2021-05-21 17:32	评估日期	2021-05-21 19:44			
诊断	急性心肌梗死					
运动	是否	**睡眠状况**	是否	**精神不稳定状态**	是否	**自控能力**	是否
行走需要旁人帮助	否	失眠	否	意识恍惚	否	保留导尿	是
行走需要辅助设施	否	夜游症	否	兴奋/行为异常	否	频率增加	否
步态异常/假肢	否	冬眠	否	痴呆	否	大便/小便失禁	否
				谵妄	否		
跌倒史		**感觉障碍**		**用药史**		**相关病史**	
因跌倒住院	否	其他情况	是	新药	是	神经科疾病	否
有跌倒史	否	感觉性失语	否	心脑血管药物	是	骨质疏松症	否
		听觉受损	否	降压药	是	骨折史	否
		视觉受损	否	镇静、催眠药	否	低血压	否
				戒断治疗	否	药物/乙醇戒断	否
				糖尿病用药	否	缺氧症	否
				抗癫痫用药	否	全麻恢复期	否
				麻醉药	否	年龄≤5岁或≥80岁	否
				其他	是		
总分	4	结果评定	中度危险				
评估者	盛××	护理措施	①,②,③,④,⑤,⑧				
备注	护理措施:①悬挂警示牌;②预防跌倒/坠床安全教育;③主动告知跌倒/坠床注意事项;④起床、活动有人搀扶;⑤卫生间、走廊使用扶手;⑥使用约束带;⑦24小时专人陪护;⑧防止地面湿滑 结果评定:低度危险:1~2分;中度危险:3~9分;高度危险:10分以上					

表7-4 跌倒风险评估表

科室	心血管内科护理单元		床号	43	住院号		
姓名	周××		性别	男	年龄	60岁	
入院日期	2021-05-21 17:32		评估日期		2021-05-27 10:06		
诊断	急性心肌梗死						
运动	是否	睡眠状况	是否	精神不稳定状态	是否	自控能力	是否
行走需要旁人帮助	否	失眠	否	意识恍惚	否	保留导尿	否
行走需要辅助设施	否	夜游症	否	兴奋/行为异常	否	频率增加	否
步态异常/假肢	否	冬眠	否	痴呆	否	大便/小便失禁	否
				谵妄	否		
跌倒史		感觉障碍		用药史		相关病史	
因跌倒住院	否	其他情况	否	新药	否	神经科疾病	否
有跌倒史	否	感觉性失语	否	心脑血管药物	是	骨质疏松症	否
		听觉受损	否	降压药	是	骨折史	否
		视觉受损	否	镇静、催眠药	否	低血压	否
				戒断治疗	否	药物/乙醇戒断	否
				糖尿病用药	否	缺氧症	否
				抗癫痫用药	否	全麻恢复期	否
				麻醉药	否	年龄≤5岁或≥80岁	否
				其他	是		
总分	3	结果评定	中度危险				
评估者	盛××	护理措施	①,②,③,④,⑤,⑧				
备注	护理措施:①悬挂警示牌;②预防跌倒/坠床安全教育;③主动告知跌倒/坠床注意事项;④起床、活动有人搀扶;⑤卫生间、走廊使用扶手;⑥使用约束带;⑦24小时专人陪护;⑧防止地面湿滑 结果评定:低度危险:1~2分;中度危险:3~9分;高度危险:10分以上						

表7-5 住院患者压力性损伤危险因素连续评估表

住院号：　　　姓名：　　　性别：　　　年龄：　　　床号：　　　诊断：横结肠癌

日期	评分	护理措施	护士签名
2021-06-03 16:42	12	①,②,③,④,⑦	舒××
2021-06-04 10:43	14	①,②,③,④,⑦	马××
2021-06-07 15:05	16	①,②,③,④,⑦	杨××

护理措施：①悬挂警示牌　②进行预防压力性损伤的健康宣教，加强营养　③主动告知压力性损伤的注意事项　④翻身1次/2小时　⑤红光照　⑥使用气垫床　⑦保持床单位平整、干燥；保持皮肤清洁、干燥　⑧视病情使用护理用具　⑨视病情使用压力性损伤预防性敷料/器具　⑩清除坏死组织

表 7-6 住院患者压力性损伤危险因素连续评估表

住院号：　　　姓名：　　　性别：　　　年龄：　　　床号：　　　诊断：急性心肌梗死

日期	评分	护理措施	护士签名
2021-05-21 19:44	14	①,②,③,⑥,⑦	盛××
2021-05-24 08:54	14	①,②,③,⑥,⑦	刘××
2021-05-27 10:03	14	①,②,③,⑥,⑦	徐××
2021-05-30 13:43	14	①,②,③,⑥,⑦	贾××
2021-06-02 10:55	14	①,②,③,⑥,⑦	刘××

护理措施：①悬挂警示牌　②进行预防压力性损伤的健康宣教,加强营养　③主动告知压力性损伤的注意事项　④翻身1次/2小时　⑤红光照　⑥使用气垫床　⑦保持床单位平整、干燥;保持皮肤清洁、干燥　⑧视病情使用护理用具　⑨视病情使用压力性损伤预防性敷料/器具　⑩清除坏死组织

三、住院患者导管滑脱危险因素评估表

危险因素:导管分级、年龄、意识、精神心理、活动、固定方式、疼痛、沟通。

见表 7-7 和 7-8。

1. 评估范围　凡有导管者即做评估。
2. 评估结果判断标准　低度危险:1~2 分;中度危险:3~4;高度危险:5 分以上。
3. 评估频次　导管滑脱危险≥2 分为轻度危险,1 周评估 1 次;3~4 分为中度危险,3 天评估 1 次,≥5 分为高度危险,1 天评估 1 次;病情变化随时评估(≥2 分使用警示标识,采取预防措施)。
4. 护理措施　①悬挂警示牌;②进行预防导管滑脱的健康宣教;③主动告知导管滑脱的注意事项;④导管固定;⑤24 小时专人陪护;⑥使用镇静药物;⑦使用约束带;⑧使用手套或袜套。

四、人工气道及呼吸机相关肺炎监测评估表

见表 7-9。

1. 评估范围　用于对人工气道及呼吸机的必要性进行评估,不需要时应尽早拔管和撤机。
2. 评估时间　每日评估。
3. 填写说明　从插管、使用呼吸机当天开始评估,符合项目打"√",不符合打"×"。

五、深静脉置管及相关感染监测评估表

见表 7-10 和表 7-11。

1. 评估范围　用于对深静脉置管的必要性进行评估,不需要时应尽早拔管。
2. 评估时间　每日评估。
3. 填写说明　从插管当天开始评估,符合项目打"√",不符合打"×"。

六、留置导尿管及相关感染监测评估表

见表 7-12 和表 7-13。

1. 评估范围　本表用于 ICU 医务人员每日对留置导尿管的必要性进行评估,不需要时应尽早拔除导尿管。
2. 评估时间　每日评估。
3. 填写说明　从插尿管当天开始评估,符合项目打"√",不符合打"×"。

七、住院患者自理能力评定表

见表 7-14 和表 7-15。

1. 评估范围　所有住院病人。
2. 评估结果判断标准　总分≤40 分为重度依赖;41~60 分为中度依赖;61~99 分为轻度依赖;100 分为无需依赖。
3. 评估时间　入院时、自理能力变化时。
4. 评估方法　在各项目对应空格内填入相应分数,根据各项目分数计算总分并判断自理

能力等级。

八、疼痛评估表

见表 7-16。

评估说明：

1. 一般情况下，同一个病人使用相同的评估工具。

2. 若需要对病人多处疼痛部位分别进行评估时，第一处疼痛部位评估得分用●曲线表示；第二个疼痛部位用▲曲线表示。

3. 每次疼痛治疗干预后 15~60 分钟（静脉镇痛药 15 分钟，其他镇痛措施治疗后 30 分钟，口服镇痛药 30~60 分钟），需对病人进行疼痛评估，用相应的○/△表示，并与疼痛干预前的评估结果画在同一纵格内，用虚线连接。

九、血栓风险因素 Caprini 评估表

见表 7-17。

表7-7 住院患者导管滑落危险因素评估表

住院号： 　姓名：陈×× 　性别：女 　年龄：56岁 　床号： 　诊断：盆腔占位

项目	I类导管						II类导管							氧气管/胃管	III类导管				意识		其他		总分	护理措施	备注	签名
危险因素	胸T型管/胸管	口鼻插管	气管切开插管	动脉插管	脑室引流管	心包纵隔引流管	无双套管	负压球	PICC	深静脉插管	三腔造瘘管	鼻腔肠管	无引流管	氧气管/胃管	其他导管	尿管	镇痛泵	无针管	意识障碍	烦躁	幼儿	不配合				
分值	3	3	3	3	3	3	0	2	2	2	2	2	2	1	1	1	1	0	3	4	2	3				
2021-06-02								√		√		√		√	√	√	√						9	①②③④⑤		刘××
2021-06-03										√		√		√	√	√	√						8	①②③④⑤		舒××
2021-06-04									√			√		√	√	√	√						8	①②③④⑤		马××
2021-06-05										√		√		√	√	√							7	①②③④⑤		吴××
2021-06-06										√		√		√		√	√						6	①②③④⑤		康××
2021-06-07										√				√		√							4	①②③④⑤		杨××
2021-06-08							√									√							2	①②③④⑤		曹××
2021-06-09																		√					0			舒××

护理措施：①悬挂警示牌；②进行预防导管滑脱的健康宣教；③主动告知导管滑脱的注意事项；④导管固定；⑤24小时专人陪护；⑥使用镇静药物；⑦使用约束带；⑧使用手套或袜套

评估范围：凡有导管滑脱危险1～2分为轻度危险，7天评估1次；3～4分为中度危险，3天评估1次；≥5分为高度危险，1天评估1次；病情变化随时评估。

评估频次：导管滑脱警示标识，采取预防措施（≥2分使用警示标识）

第七章　临床常用护理评估表单

表7-8　住院患者导管滑落危险因素评估表

住院号：　　　　姓名：周×× 　　性别：男　　年龄：50岁　　床号：　　　　诊断：急性心肌梗死

项目	I类导管					II类导管					III类导管				意识			其他	总分	护理措施	备注	签名
危险因素	胸T型胸管	口鼻插管气管切开	动脉插管	脑室引流心包引流管	纵隔引流无管	双套管负压球	PICC深静脉	三腔胃管	造瘘管鼻腔肠管	引流无管	氧气管	其他胃管	其他导尿管	套管针镇痛泵	意识无障碍	烦躁	幼儿	不配合				
分值	3	3	3	3	3	0	2	2	2	2	0	1	1	1	1	0	3	4	2	3			
2021-05-21	√																			8	①,②,③,④,⑦		盛××
2021-05-22					√		√					√		√						5	①,②,③,④		商××
2021-05-23					√		√					√		√						5	①,②,③,④,⑥,⑦		盛××
2021-05-24					√		√				√		√							4	①,②,③,④		刘××
2021-05-27					√		√							√						3	①,②,③,④		商××
2021-05-28										√	√									1	②,③,④		刘××
2021-06-04										√	√									1	②,③,④		刘××

护理措施：①悬挂警示牌；②进行预防导管滑脱的健康宣教；③主动告知导管滑脱的注意事项；④导管固定；⑤24小时专人陪护；⑥使用镇静药物；⑦使用约束带；⑧使用手套或袜套

评估范围：凡有导管者即做评估

评估频次：导管滑脱危险1~2分为轻度危险,7天评估1次；3~4分为中度危险,3天评估1次；≥5分为高度危险,1天评估1次；病情变化随时评估。（≥2分使用警示标识，采取预防措施）

表7-9 人工气道及呼吸机相关肺炎监测评估表

科室：心血管内科—病区　　床号：　　患者姓名：　　性别：　　年龄：　　ID：　　诊断：高血压　　插管类型：☑经口气管插管　□经鼻插管　□气管切开

日期	患者体位		口腔护理（次/日）	口腔护理液			口腔黏膜			气道湿化雾化程度			痰液性状						痰量等级					吸痰无菌操作	呼吸机		*痰培养阳性	*呼吸机相关肺炎	*撤机指征		*拔管指征			今日撤机	今日拔管	评估人	
	平卧	30°~40°卧位		无菌水	洗必素	其他	正常	糜烂	溃疡	正常	过度	不足	黏稠	稀薄	白色	黄色	红色	绿色	0级	1级	2级	3级	4级		冷凝水倒灌	呼吸机外置回路更换（≤2周）			自主呼吸	死亡	自主呼吸	气管切开	死亡			护士	医生
2017-03-03	×	√	4	×	×	√	√	×	×	√	×	×	×	√	√	×	×	×	×	×	√	×	×	√	×	√	×	×	×	×	×	×	×	×	×	陈××	赵××
2017-03-04	×	√	4	×	×	√	√	×	×	√	×	×	×	√	√	×	×	×	×	√	×	×	×	√	×	×	×	×	√	×	√	×	×	√	√	陈××	赵××

目的：本表用于 ICU 医务人员每日对人工气道呼吸机的必要性进行评估，不需要时应尽早拔管和撤机。

说明：从插管、使用呼吸机当天开始评估，符合项目打"√"，不符合打"×"。

"呼吸机相关肺炎（VAP）"是指施行人工机械通气 48 小时以上或脱机 48 小时以内发生的肺部感染，或原有肺部感染基础上发生新的肺部感染，经病原学证实。其中机械通气≤4 天发生的肺部感染称早发性 VAP，机械通气>4 天发生的称晚发性 VAP。

表 7-10 深静脉置管及相关感染监测评估表

科室：普通外科胃肠甲乳病区　　床号：　　患者姓名：王××　　性别：男　　年龄：23 岁　　ID：　　诊断：结肠癌术后

日期	置管部位	置管状态	穿刺点皮肤 清洁	红	肿	热	痛	渗液	渗血	分泌物	导管体内长度(cm)	导管内通畅度	堵塞	打折	贴膜/敷料更换	输液管24小时更换	三通24小时更换	血培养异常	*导管相关感染监测 血培养阴性	局部分泌物培养阴性	穿刺处皮肤采样培养阴性	导管尖端培养阳性	*导管相关血流感染	静脉炎	*拔除导管指征 液体输注<4000ml/d	无输注正性肌力药或升压药	无CVP或PA检测	无外周静脉输液困难	无全胃肠外营养	病人出院死亡	*深静脉血栓	*非计划脱管	其他	今日拔管	评估人 护士	医生
2021-05-21	颈内静脉	常规置管	√	×	×	×	×	×	×	×	13	√	×	×	×	√	√	×	√	×	×	×	×	×	√	√	√	√	√	×	×	×	×	×	刘××	陈××
2021-05-22	颈内静脉	常规置管	√	×	×	×	×	×	×	×	13	√	×	×	×	√	√	×	√	×	×	×	×	×	√	√	√	√	√	×	×	×	×	×	黄××	陈××
2021-05-23	颈内静脉	常规置管	√	×	×	×	×	×	×	×	13	√	×	×	×	√	√	×	√	×	×	×	×	×	√	√	√	√	√	×	×	×	×	×	孙××	陈××
2021-05-24	颈内静脉	常规置管	√	×	×	×	×	×	×	×	13	√	×	×	×	√	√	×	√	×	×	×	×	×	√	√	√	√	√	×	×	×	×	×	马××	陈××
2021-05-25	颈内静脉	常规置管	√	×	×	×	×	×	×	×	13	√	×	×	×	√	√	×	√	×	×	×	×	×	√	√	√	√	√	×	×	×	×	×	黄××	陈××
2021-05-26	颈内静脉	常规置管	√	×	×	×	×	×	×	×	13	√	×	×	×	√	√	×	√	×	×	×	×	×	√	√	√	√	√	×	×	×	×	×	刘××	陈××
2021-05-27	颈内静脉	常规置管	√	×	×	×	×	×	×	×	13	√	×	×	×	√	√	×	√	×	×	×	×	×	√	√	√	√	√	×	×	×	×	×	朱××	陈××

目的：本表用于 ICU 医务人员每日对深静脉置管的必要性进行评估，不需要时应尽早拔管。

说明：从插管当天开始评估，符合项目打"√"，不符合打"×"。

导管相关血流感染（catheter related blood stream infection，CRBSI）是指带有血管内导管或者拔除血管内导管48小时内患者出现菌血症或真菌血症，并伴有发热（>38℃）、寒战或低血压等感染表现，除血管导管外没有其他明确的感染源。实验室微生物学检查显示：外周静脉血培养细菌或真菌阳性；或者从导管段和外周血培养出相同种类、相同药敏结果的致病菌。紧急置管：若不能保证置管时有效的无菌原则，应在48小时内尽快拔除导管，更换穿刺部位后重新进行最大无菌屏障条件的置管。

(续表)

深静脉置管及相关感染监测评估表

科室：普通外科胃肠甲乳病区　　床号：　　患者姓名：王××　　性别：男　　年龄：23 岁　　ID：　　诊断：结肠癌术后

日期	置管部位	置管状态	穿刺点皮肤					导管			输液管路			*导管相关感染监测						*拔除导管指征							评估人	
			清洁	红肿	热痛	渗液渗血	分泌物	导管体内长度(cm)	打折	通畅堵塞	贴膜/敷料更换	输液管24小时更换	三通24小时更换	血常规异常	血培养阳性	局部分泌物培养阳性	穿刺处皮肤采样培养阳性	导管尖端培养阳性	*导管相关血流感染	*静脉炎	液体输注<4000ml/d	无输注正性肌力药或升压药	无CVP或PA检测	无外周静脉输液困难	无全胃肠外营养	病人出院死亡	*深静脉血栓	非计划脱管	今日拔管	其他	护士	医生
2021-05-28	颈内静脉置管	常规	√	×	×	×	×	13	×	√	×	√	√	×	×	×	×	×	×	×	×	√	√	√	√	√					高××	陈××
2021-05-29	颈内静脉置管	常规	√	×	×	×	×	13	×	√	×	√	√	×	×	×	×	×	×	×	×	√	√	√	√	√					舒××	陈××
2021-05-30	颈内静脉置管	常规	√	×	×	×	×	13	×	√	×	√	√	×	×	×	×	×	×	×	×	√	√	√	√	√					刘××	陈××
2021-05-31	颈内静脉置管	常规	√	×	×	×	×	13	×	√	×	√	√	×	×	×	×	×	×	×	×	√	√	√	√	√					刘××	李××
2021-06-01	颈内静脉置管	常规	√	×	×	×	×	13	×	√	×	√	√	×	×	×	×	×	×	×	×	√	√	√	√	√					徐××	李××
2021-06-02	颈内静脉置管	常规	√	×	×	×	×	13	×	√	×	√	√	×	×	×	×	×	×	×	×	√	√	√	√	√					李××	陈××
2021-06-03	颈内静脉置管	常规	√	×	×	×	×	13	×	√	×	√	√	×	×	×	×	×	×	×	×	√	√	√	√	√					康××	李××

目的：本表用于 ICU 医务人员每日对深静脉置管的必要性进行评估，不需要时应尽早拔管。

说明：从插管当天开始评估，符合项目打"√"，不符合打"×"。

导管相关血流感染（catheter related blood stream infection，CRBSI）是指带有血管内导管或者拔除血管内导管 48 小时内患者出现菌血症或真菌血症，并伴有发热（>38℃）、寒战或低血压等感染表现，除血管导管外没有其他明确的感染源。实验室微生物学检查显示：外周静脉血培养细菌或真菌培养阳性；或者从导管段和外周血培养出相同种类、相同药敏结果的致病菌。紧急置管：若不能保证置管时有效的无菌原则，应在 48 小时内尽快拔除导管，更换穿刺部位重新进行最大无菌屏障条件下的置管。

第七章 临床常用护理评估表单

（续表）

深静脉置管及相关感染监测评估表

科室：普通外科胃肠甲乳病区　床号：　患者姓名：王×× 　性别：男　年龄：23岁　ID：　诊断：结肠癌术后

日期	置管状态	置管部位	穿刺点皮肤						导管			输液管路		*导管相关感染监测				*拔除导管指征							评估人	
			清洁	红	肿	热	痛	渗液	渗血	分泌物	导管体内长度(cm)	通畅	堵塞	打折	贴膜/敷料更换	输液管24小时更换	三通24小时更换	血常规异常	血培养阳性	局部分泌物培养阳性	穿刺处皮肤采样培养阳性	导管尖端培养阳性	导管相关血流感染	*静脉炎	液体输注<4000mL/d	*无输注正性肌力药或升压药	无CVP或PA检测	无外周静脉输液困难	无全胃肠外营养	病人出院死亡	*深静脉血栓	*非计划脱管	其他	今日拔管	护士	医生
2021-06-04	颈内常规置管	√	√	×	×	×	×	×	×	×	13	√	×	×	×	√	√	×	×	×	×	×	×	×	√	√	√	√	√	×	×	×	×	李××	陈××
2021-06-05	颈内常规置管	√	√	×	×	×	×	×	×	×	13	√	×	×	×	√	√	×	×	×	×	×	×	×	√	√	√	√	√	×	×	×	×	李××	李××
2021-06-06	颈内常规置管	√	√	×	×	×	×	×	×	×	13	√	×	×	×	√	√	×	×	×	×	×	×	×	√	√	√	√	√	×	×	×	×	刘××	李××
2021-06-07	颈内常规置管	√	√	×	×	×	×	×	×	×	13	√	×	×	×	√	√	×	×	×	×	×	×	×	√	√	√	√	√	×	×	×	×	刘××	李××
2021-06-08	颈内常规置管	√	√	×	×	×	×	×	×	×	13	√	×	×	×	√	√	×	×	×	×	×	×	×	√	√	√	√	√	×	×	×	×	朱××	李××
2021-06-09	颈内常规置管	√	√	×	×	×	×	×	×	×	13	√	×	×	×	√	√	×	×	×	×	×	×	×	√	√	√	√	√	×	×	×	√	朱××	李××

目的：本表用于ICU医务人员每日对深静脉置管的必要性进行评估，不需要时应尽早拔管。

说明：从插管当天开始评估，符合项目打"√"，不符合打"×"。

导管相关血流感染（catheter related blood stream infection，CRBSI）是指带有血管内导管或拔除血管内导管48小时内患者出现菌血症或真菌血症，并伴有发热（＞38℃），寒战或低血压等感染表现，除血管导管外没有其他明确的感染源。实验室微生物学检查显示：外周静脉血培养细菌或真菌阳性；或者从导管段和外周血培养出相同种类、相同药敏结果的致病菌。紧急置管：若不能保证置管时有效的无菌原则，应在48小时内尽快拔除导管，更换穿刺部位后重新进行最大无菌屏障条件的置管。

表7-11 深静脉置管及相关感染监测评估表

科室:心血管内科一病区　床号:　　患者姓名:周×× *导管相关感染监测　性别:男　年龄:60岁　ID:　　诊断:急性心肌梗死

日期	置管部位	置管状态	穿刺点皮肤						导管					输液管路			导管相关感染监测					拔除导管指征									今日拔管	评估人	
			清洁	红	肿	热	痛	渗液渗血	分泌物	导管体外长度(cm)	堵塞	打折通畅	贴膜/敷料更换	输液管24小时更换	三通24小时更换	血常规异常	血培养阴性	局部分泌物培养阴性	穿刺处皮肤采样培养阴性	导管尖端培养阴性	*导管相关血流感染	*静脉炎	液体输注<4000ml/d	*无输注正性肌力药或升压药	*无CVP或PA检测	无外周静脉输液困难	无全胃肠外营养	病人出院/死亡	*深静脉血栓	非计划脱管	*其他		护士	医生
2021-05-21	锁骨下静脉	常规置管	√	×	×	×	×	×	×	14	×	√	×	√	√	√	×	×	×	×	×	×	√	√	√	√	√	×	×	×	×	×	盛××	李××
2021-05-22	锁骨下静脉	常规置管	×	×	×	×	×	×	×	14	×	√	×	√	√	√	×	×	×	×	×	×	√	√	√	√	√	×	×	×	×	×	商××	李××
2021-05-23	锁骨下静脉	常规置管	√	×	×	×	×	×	×	14	×	√	×	√	√	√	×	×	×	×	×	×	√	√	√	√	√	×	×	×	×	×	盛××	李××
2021-05-24	锁骨下静脉	常规置管	√	×	×	×	×	×	×	14	×	√	√	√	√	√	×	×	×	×	×	×	√	√	√	√	√	×	×	×	×	×	孙××	李××
2021-05-25	锁骨下静脉	常规置管	√	×	×	×	×	×	×	14	×	√	×	√	√	√	×	×	×	×	×	×	√	√	√	√	√	×	×	×	×	×	刘××	李××

目的:本表用于ICU医务人员每日对深静脉置管的必要性进行评估,不需要时应尽早拔管。

说明:从插管当天开始评估,符合项目打"√",不符合打"×"。

导管相关血流感染(catheter related blood stream infection,CRBSI)是指带有血管内导管或拔除血管内导管48小时内患者出现菌血症或真菌血症,并伴有发热(>38℃)、寒战或低血压等感染表现,除血管导管外没有其他明确的感染源。实验室微生物学检查显示:外周静脉血培养细菌或真菌阳性;或者从导管段和外周血培养出相同种类、相同药敏结果的致病菌。紧急置管:若不能保证置管时有效的无菌原则,应在48小时内尽快拔除导管,更换穿刺部位后重新进行最大无菌屏障条件下的置管。

深静脉置管及相关感染监测评估表（续表）

科室：心血管内科—病区　床号：　导管：　患者姓名：周××　性别：男　年龄 60 岁　ID：　诊断：急性心肌梗死

日期	置管部位	置管状态	穿刺点皮肤 清洁	红	热	痛	渗液	渗血	分泌物	导管体内长度(cm)	导管 打折	堵塞	通畅	贴膜/敷料更换	输液管24小时更换	三通24小时更换	血常规异常	*导管相关感染监测 血培养阳性	局部分泌物培养阳性	穿刺处皮肤样本培养阳性	导管尖端培养阳性	*导管相关血流感染	*静脉炎	液体输注<4000 ml/d	*拔除导管指征 无输注正性肌力药或升压药	无CVP或PA检测	无外周静脉输液困难	无全胃肠外营养	病人出院/死亡	*深静脉血栓	*非计划脱管	其他	今日拔管	评估人 护士	医生
2021-05-26	锁骨下静脉	常规置管	√	×	×	×	×	×	×	14	×	×	√	×	√	√	×	×	×	×	×	×	×	√	√	×	×	×	×	×	×	×	×	商××	李××
2021-05-27	锁骨下静脉	常规置管	√	×	×	×	×	×	×	14	×	×	√	×	√	√	×	×	×	×	×	×	×	√	√	×	×	√	×	×	×	×	×	徐××	李××
2021-05-28	锁骨下静脉	常规置管	√	×	×	×	×	×	×	14	×	×	√	×	√	√	×	×	×	×	×	×	×	√	√	×	×	√	×	×	×	×	√	刘××	李××

说明：从插管当天开始评估，符合项目打"√"，不符合打"×"。

目的：本表用于ICU医务人员每日对深静脉置管的必要性进行评估，不需要时应尽早拔管。

导管相关血流感染（catheter related blood stream infection, CRBSI）是指带有血管内导管或者拔除血管内导管48小时内患者出现菌血症或真菌血症，并伴有发热（>38℃）、寒战或低血压等感染表现，除血管导管外没有其他明确的感染源。实验室微生物学检查显示：外周静脉血培养细菌或真菌阳性；或者从导管段和外周血培养出相同种类、相同药敏结果的致病菌。紧急置管：若不能保证置管时有效的无菌屏障原则，应在48小时内尽快拔除导管，更换穿刺部位重新进行最大无菌屏障条件下的置管。

表7-12 留置导尿管及相关感染监测评估表

患者姓名：关×× ID： 插管类型：☑双气囊导尿管 ☐普通导尿管 ☐膀胱造瘘导尿 ☐其他：

科室：普外科胃肠甲乳病区 性别：男 年龄：54岁 床号： 诊断：直肠癌

日期	导尿管状态			尿液性状				膀胱冲洗	会阴冲洗/擦洗			尿道口/会阴部			集尿器/集尿袋管理			倾倒尿液管理			*尿常规异常	*中段尿培养阳性	*拔除/更换导尿管指征				今日换管	今日拔管	评估人	
	通畅	堵塞	脱出	清亮	浑浊	血尿	乳糜尿		温开水	消毒液	未做	清洁干燥	红肿	分泌物	手卫生	距耻骨联合10~15cm下	面	量杯消毒	集尿器出口消毒	倾倒			自主排尿	尿路感染	堵塞	脱出	其他			护士	医生
2021-06-01	√	×	×	√	×	×	×	×	×	×	√	√	×	×	√	√	√	√	√			×	×	×	×	×	×	×	杨××	陈××
2021-06-02	√	×	×	√	×	×	×	×	√	×	×	√	×	×	√	√	√	√	√			×	×	×	×	×	×	×	舒××	陈××
2021-06-03	√	×	×	√	×	×	×	×	×	√	×	√	×	×	√	√	√	√	√			×	×	×	×	×	×	×	高××	陈××
2021-06-04	√	×	×	√	×	×	×	×	√	×	×	√	×	×	√	√	√	√	√			×	×	×	×	×	×	×	吴××	陈××
2021-06-05	√	×	×	√	×	×	×	×	×	√	×	√	×	×	√	√	√	√	√			×	×	×	×	×	×	×	吴××	陈××
2021-06-06	√	×	×	√	×	×	×	×	×	×	√	√	×	×	√	√	√	√	√			×	×	×	×	×	×	√	朱××	陈××

目的：本表用于ICU医务人员每日对留置导尿管的必要性进行评估，不需要时应尽早拔除导尿管。

说明：从插尿管当天开始评估，符合项目打"√"，不符合打"×"。

导尿管相关尿路感染主要是指患者留置导尿管后或者拔除导尿管48小时内发生的泌尿系统感染。临床诊断：患者出现尿频、尿急、尿痛等尿路刺激症状，或有下腹胀痛、肾区叩痛，伴有或不伴有发热，并日尿检白细胞男性≥5个高倍视野，女性≥10个高倍视野，插尿管者应当行尿培养。病原学诊断：在临床诊断的基础上，符合以下条件之一：1. 清洁中段尿菌落培养革兰阳性球菌菌落数≥10⁴cfu/ml，革兰阴性杆菌菌落数≥10⁵cfu/ml。2. 耻骨联合上膀胱穿刺留取尿液培养的细菌菌落数≥10³cfu/ml。3. 新鲜尿液离心应用相差显微镜检查，在每30个视野中有半数视野见到细菌。4. 经手术、病理学或影像学检查，有尿路感染证据的。患者虽然没有症状，但在1周内有内镜检查或导尿管经无菌术留取尿液标本培养革兰阳性球菌菌落数≥10³cfu/ml，革兰阴性杆菌菌落数≥10⁵cfu/ml，应当诊断为无症状菌尿症。

表7-13 留置导尿管及相关感染监测评估表

科室:心血管内科—病区　　患者姓名:周×× 　ID:　　 性别:男 　年龄:60岁 　插管类型:☑双气囊导尿管 □普通导尿管 □膀胱造瘘导尿管 □其他:　　床号:　　诊断:急性心肌梗死

日期	导尿管状态			尿液性状			膀胱冲洗	会阴冲洗/擦洗			尿道口会阴部			集尿器/袋管管理		倾倒尿液管理			*尿常规异常	*中段尿培养阳性	*拔除/更换导尿管指征				今日换管	今日拔管	评估人	
	通畅	堵塞	脱出	清亮	浑浊	血尿	乳糜尿	温开水	消毒液	未做	清洁干燥	红肿	分泌物痛	位于耻骨联合下	距地面10~15cm	手卫生	集尿器出口消毒	量杯消毒			自主排尿	尿路感染	堵塞	脱出	其他			护士	医生
2021-05-21	√	×	×	×	×	×	×	×	√	×	√	×	×	√	√	√	√	√	×	×	×	×	×	×	×	×	×	盛××	李××
2021-05-22	√	×	×	√	×	×	×	×	√	×	√	×	×	√	√	√	√	√	×	×	×	×	×	×	×	×	×	商××	李××
2021-05-23	√	×	×	√	×	×	×	×	√	×	√	×	×	√	√	√	√	√	×	×	×	×	×	×	×	×	×	盛××	李××
2021-05-24	√	×	×	√	×	×	×	×	√	×	√	×	×	√	√	√	√	√	×	×	×	×	×	×	×	×	×	李××	李××
2021-05-25	√	×	×	√	×	×	×	×	√	×	√	×	×	√	√	√	√	√	×	×	√	×	×	×	×	×	×	李××	李××
2021-05-26	√	×	×	√	×	×	×	×	√	×	√	×	×	√	√	√	√	√	×	×	×	×	×	×	×	×	√	李××	李××

目的:本表用于ICU医务人员每天开始对留置导尿管的患者留置导尿管的必要性进行评估,不需要时应尽早拔除导尿管。

说明:从插导尿管当天开始评估,符合项目打"√","不符合打"×"。

导尿管相关尿路感染主要是指患者留置导尿管48小时内发生的泌尿系统感染。临床诊断:患者出现尿频、尿急、尿痛等尿路刺激症状,或者有下腹触痛、肾区叩痛,伴有或不伴有发热,并且尿检白细胞男性≥5个/高倍视野,女性≥10个/高倍视野,在临床诊断的基础上,符合以下条件之一:1.清洁中段尿或者导尿留取尿液(非留置导尿)培养革兰阳性球菌菌落数≥10⁴cfu/ml,革兰阴性杆菌菌落数≥10⁵cfu/ml。2.耻骨联合上膀胱穿刺留取尿液培养的细菌菌落数≥10³cfu/ml。3.新鲜尿液标本经离心应用相差显微镜检查,在每30个视野中有半数视野见到细菌。4.经手术、病理学或影像学检查,有尿路感染证据的。患者虽然没有临床症状,但在1周内有内镜检查或导尿管置入,尿液培养革兰阳性球菌菌落数≥10⁴cfu/ml,革兰阴性杆菌菌落数≥10⁵cfu/ml,应当诊断为无症状性菌尿症。

表7-14 住院患者自理能力评定

科室：普外科护理单元　　床号：　　姓名：李××　　住院号：

日期	时间	大便 0~10	小便 0~10	修饰 0~5	用厕 0~10	吃饭 0~10	转移 0~15	活动 0~15	穿衣 0~10	上楼 0~10	洗澡 0~5	总分	等级	签名
2021-05-26	14:57	10	10	5	10	10	15	15	10	10	5	100	无需依赖	邓××
2021-06-02	17:10	10	10	5	10	10	15	15	10	10	5	100	无需依赖	曹××
2021-06-03	16:41	0	0	0	0	5	0	5	0	0	0	10	重度依赖	舒××
2021-06-07	15:04	10	10	5	5	10	10	10	5	5	0	65	轻度依赖	杨××
2021-06-09	16:32	10	10	5	10	10	15	15	5	5	0	85	轻度依赖	康××
2021-06-10	16:28	10	10	5	10	10	15	15	10	10	5	100	无需依赖	黄××

项目	说明
1. 大便	0=失禁或昏迷，5=偶尔失禁（每周<1次），10=能控制
2. 小便	0=失禁或昏迷或需他人导尿，5=偶尔失禁（每24小时<1次，每周>1次），10=能控制
3. 修饰	0=需帮助，5=独立洗脸、梳头、刷牙、剃须
4. 用厕	0=依赖别人，5=需部分帮助，10=自理
5. 吃饭	0=依赖别人，5=需部分帮助（加饭、盛饭、切面包），10=全面自理
6. 转移	0=完全依赖别人，不能坐，5=需大量帮助（2人）能坐，10=需少量帮助（1人）或指导，15=自理
7. 活动（步行）（在病房及其周围不包括走路）	0=不能步行，5=在轮椅上独立行动，10=需1人帮助步行（体力或语言指导），15=独立步行（可用辅助器）
8. 穿衣	0=依赖，5=需一般帮助，10=自理（系、开纽扣，关、开拉锁和穿鞋）
9. 上楼梯（上下一般楼梯，用手扶也算独立）	0=不能，5=需帮助（体力或言语指导），10=自理
10. 洗澡	0=依赖，5=自理

1. 评估时间：入院时、自理能力变化时
2. 评估方法：在各项目对应空格内填入相应分数，根据各项目分数计算总分并判断自理能力的等级

第七章　临床常用护理评估表单

表7-15　住院患者自理能力评定

科室:心血管内科护理单元　　　床号:43　　　姓名:周××　　　住院号:

日期	时间	大便 0~10	小便 0~10	修饰 0~5	用厕 0~10	吃饭 0~10	转移 0~15	活动 0~15	穿衣 0~10	上楼 0~10	洗澡 0~5	总分	等级	签名
2021-05-21	19:45	0	0	0	0	0	0	0	0	0	0	0	重度依赖	盛××
2021-05-26	10:47	5	5	0	5	5	10	10	5	5	0	50	中度依赖	商××

项目	评分标准
1. 大便	0=失禁或昏迷,5=偶尔失禁(每周<1次),10=能控制
2. 小便	0=失禁或昏迷或需他人导尿,5=偶尔失禁(每24小时<1次,每周>1次),10=能控制
3. 修饰	0=需帮助,5=独立洗脸、梳头、刷牙、剃须
4. 用厕	0=依赖别人,5=需部分帮助,10=自理
5. 吃饭	0=依赖别人,5=需部分帮助(加饭、盛饭、切面包),10=全面自理
6. 转移	0=完全依赖别人,不能坐,5=需大量帮助(2人)能坐,10=需少量帮助(1人)或指导,15=自理
7. 活动(步行)(在病房及其周围不包括走路)	0=不能步行,5=在轮椅上独立行动,10=需1人帮助步行(体力或语言指导),15=独立步行(可用辅助器)
8. 穿衣	0=依赖,5=需一般帮助,10=自理(系、开纽扣,关、开拉锁和穿鞋)
9. 上楼梯(上下一般楼梯,用手扶也算独立)	0=不能,5=需帮助(体力或言语指导),10=自理
10. 洗澡	0=依赖,5=自理

1. 评估时间:入院时、自理能力变化时
2. 评估方法:在各项目对应空格内填入相应分数,根据各项目分数计算总分并判断自理能力的等级

表 7-16 疼痛评估记录单

科室：普外科护理单元　　　　ID 号：　　　　　姓名：　　　　　床号：　　　　　性别：男　　年龄：20 岁　　入院日期：2021-08-21　　主要诊断：非霍奇金淋巴瘤

疼痛部位：腹部　　　　疼痛性质：钝痛　　　　持续时间：24 小时　　　　发作频率：偶发　　　　诱因：无☐　有☑手术

伴随症状和体征：无☑　有☐　　加重或减轻因素：无☑　有☐

评估工具：1. 数字评定量表（NRS）☑　　2. 面部表情疼痛量表（FPS）☐　　3. FLACC 量表 ☐　　4. 晚期老年痴呆症疼痛评估量表（PAINAD）☐

天数		1					2					3					4					5					6					7				
日期		2021-8-27					2021-8-28					2021-8-29					2021-8-30					2021-8-31					2021-9-1					2021-9-2				
时间	0	4	8	12	16	20	0	4	8	12	16	20	0	4	8	12	16	20	0	4	8	12	16	20	0	4	8	12	16	20	0	4	8	12	16	20
疼痛强度评分 10																																				
9																																				
8																																				
7																																				
6																																				
5																								●												
4																							●													
3																						●														
2																	●			●	●															
1													●	●	●	●			●																	
0	●	●	●	●	●	●	●	●	●	●	●	●						●																		

说明：

1. 一般情况下，同一个病人使用相同的评估工具。
2. 每张记录单只记录一个疼痛部位。
3. 每次疼痛治疗干预后 15～60 分钟（静脉镇痛药 15 分钟，口服镇痛药 30 分钟，其他镇痛措施治疗后 30 分钟，口服镇痛药 30～60 分钟），需对病人进行疼痛评估。

表 7-17 血栓风险因素 Caprini 评估表

科别：　　　床号：　　　姓名：　　　性别：　　　年龄　　　住院号：

A1 每个危险因素 1 分	B 每个危险因素 2 分
□年龄 40~59 岁 □计划小手术 □近期大手术 □肥胖（BMI>30kg/m²） □卧床的内科患者 □炎症性肠病史 □下肢水肿 □静脉曲张 □严重的肺部疾病，含肺炎（1 个月内） □肺功能异常（慢性阻塞性肺病症） □急性心肌梗死（1 个月内） □充血性心力衰竭（1 个月内） □败血症（1 个月内） □输血（1 个月内） □下肢石膏或肢具固定 □中心静脉置管 □其他高危因素	□年龄 60~74 岁 □大手术（<60min）* □腹腔镜手术（>60min）* □关节镜手术（>60min）* □既往恶性肿瘤 □肥胖（BMI>40kg/m²）
	C 每个危险因素 3 分
	□年龄≥75 岁 □大手术持续 2~3h* □肥胖（BMI>50kg/m²） □浅静脉、深静脉血栓或肺栓塞病史 □血栓家族史 □现患恶性肿瘤或化疗 □肝素引起的血小板减少 □未列出的先天或后天血栓形成 □抗心磷脂抗体阳性 □凝血酶原 20210A 阳性 □因子 Vleiden 阳性 □狼疮抗凝物阳性 □血清同型半胱氨酸酶升高
A2 仅针对女性（每项 1 分）	**D 每个危险因素 5 分**
□口服避孕药或激素替代治疗 □妊娠期或产后（1 个月） □原因不明的死胎史， 　复发性自然流产（≥3 次） 　由于毒血症或发育受限原因早产	□脑卒中（1 个月内） □急性脊髓损伤（瘫痪）（1 个月内） □选择性下肢关节置换术 □髋关节、骨盆或下肢骨折 □多发性创伤（1 个月内） □大手术（超过 3h）*

危险因素总分：_____

注：①每个危险因素的权重取决于引起血栓事件的可能性。如癌症的评分是 3 分，卧床的评分是 1 分，前者比后者更易引起血栓。②*只能选择 1 个手术因素。

预防方案（Caprini 评分）			
危险因素总分	风险等级	DVT 发生风险	预防措施
0~1 分	低危	<10%	尽早活动，物理预防（　）
2 分	中危	10%~20%	抗凝同意书，药物预防或物理预防（　）
3~4 分	高危	20%~40%	抗凝同意书，药物预防和物理预防（　）
≥5 分	极高危	40%~80%，死亡率 1%~5%	抗凝同意书，药物预防和物理预防（　）

第八章　病区交班报告

病区交班报告是由值班护士书写的书面交班材料，是值班护士在值班时对本病区的护理工作动态、患者的流动情况和需要交代事宜的交班表述。

一、书写内容

1. 病危患者在第一栏内顶格书写体温、脉搏、呼吸及测量时间；对于非病危患者书写时不写呼吸。

2. 新入院及转入患者报告患者姓名、性别、年龄、入院时间、主诉、病情、曾行何种治疗、目前的病情、入院后给予何种处置及效果，并交代下一班应注意的事项。

3. 手术患者报告在何种麻醉下行何种手术、术中情况、皮肤情况、清醒及回病室时间；返回病室后的生命体征；创口敷料有无渗血、渗液；各种引流管是否通畅；引流液的性质、颜色、量；能否自行排尿以及镇痛药物的应用等。

4. 危重患者报告神志、意识、饮食等变化情况，所给予的治疗方法、护理措施及效果评价，下一班需要观察和护理的重点等。

5. 产妇报告胎次、产程、分娩时间、分娩方式、分娩创口及恶露等情况。

6. 预备工作交代：预手术、预检查、待执行的特殊治疗，应注明注意事项、术前皮试结果、皮肤准备、用药、禁食、禁水等准备情况。

7. 各类患者均应报告思想情绪、心理状态及夜间睡眠情况。

8. 有危重病人护理记录单的病室报告可以简化，注明详见危重患者护理记录单即可。

二、书写要求

1. 交班报告应在各班（白班、晚班、夜班）交班前按时完成。
2. 完整填写眉栏各空白项目，无者写"0"，不得有空项、漏项。
3. 由当班护士书写，书写者签全名，盖章无效。
4. 病情交班第一行空两格。手术病人诊断写术后诊断。交班报告第一页写满需续页时，下一页可以不写病人床号、姓名、诊断等。
5. 白天交班病人，如夜间交班内容在相应的格式内写不下时，可在当天交班的后面书写病人的床号、姓名、诊断及病情等。
6. 出院、转出、入院、转入、手术、分娩、病危、死亡、预手术、预检查、转床者，以上各项应在姓名项下以红笔注明。

三、书写顺序

1. 减员　包括出院、转院、转科（应交代转出科室）及死亡（应简要交代病情变化及抢救过程，呼吸、心跳停止时间，尸体料理情况等）。
2. 增员　包括入院、转入（注明由何科转来）。

3. 重点病人　包括病危、手术、分娩、有心理或情绪变化、病情发生突然变化的患者。
4. 预备工作交代　预手术,预检查,特殊检查如^{131}I试验等。

四、格式

见表8-1。

五、示例

见表8-2。

六、质量考评

1. 顺序按要求书写:按床号顺序报告减员(出院、转院、转科、死亡)、增员(入院、转入)、重点病人(手术、分娩、危重、病情特殊变化的)、预备工作交代(预手术、预检查、特殊实验检查)等。
2. 项目填写齐全,无漏项。眉栏填写完整,无漏项。年、月、日、页数填写完整。每一班次要填写好报告者的姓名,有带教教员的,带教教员也须签名。
3. 语言精练,正确使用医学术语,避免口语化。病情诊断要写全称,不能省略。
4. 字迹工整,无错别字,页面清洁整齐,无污渍、无涂改。
5. 生命体征准确,无遗漏。无论在第一行交代,还是文字叙述,在交班前都要填写完整,不能有空项、漏项。
6. 在内容上,要求病情描述确切,重点突出,对病情的观察、处置及时,连续性强。病情描述要客观、真实。每个班次要交代下一班需要观察和注意的事项。
7. 交班前要及时、完整地写好交班报告,不能有空项(抢救病人等特殊情况除外)。
8. 按规定使用红蓝笔。眉栏中的晚班、夜班用红笔书写,每个姓名项下的出院、入院、转出等用红笔书写,晚班、夜班的内容用红笔书写,护士长或代理护士长检查签名用红笔书写。其余均用蓝笔书写。
9. 检查者签名。每天的交班报告都要有护士长或代理护士长的检查并签全名(表8-3)。

表 8-1 病区交班报告(普通外科护理单元病室)

2021 年 6 月 10 日

班别	原有人数	新入	转入	转出	出院	病危	危重	特护	一级护理	手术	分娩	死亡	现有人数
白班													
前夜													
后夜													

白班(8:00~17:00)

前夜班(17:00~2:00)

后夜班(2:00~8:00)

表 8-2 病区交班报告示例

普通外科护理单元病室报告
2021年6月16日

班别	原有人数	新入	转入	转出	出院	病危	危重	特护	一级护理	手术	分娩	死亡	现有人数
白班	38	4	0	0	4	0	0	1	6	4	0	0	38
前夜	36	0	0	0	0	0	0	1	6	0	0	0	38
后夜	38	0	0	0	0	0	0	1	6	0	0	0	38

白班(8:00~17:00)

(1) 出院:
　21床　姓名:张×× 　诊断:肛门肿物
　33床　姓名:孟×× 　诊断:右侧腹股沟疝
　62床　姓名:徐×× 　诊断:乳癌术后
　备注项:
　71床　姓名:王×× 　诊断:左面甲状腺肿物
　备注项:

(2) 新入:
　今日手术:
　8床　姓名:陈×× 　诊断:腹股沟疝
　今日手术:患者今日在腰麻下行"右侧腹股沟疝物切除活检术",于11:30术归
　10床　姓名:李×× 　诊断:脐尿管囊肿伴脓肿
　今日手术:患者今日在腰淋下行"脐尿管囊肿切除术",于10:30术归
　27床　姓名:刘×× 　诊断:腹腔占位
　今日手术:患者今日在全麻下行"腹粘连松解术",于12:20术归
　44床　姓名:朱×× 　诊断:右腹股沟疝
　今日手术:患者今日在全麻下行"TAPP"术,于14:10术归

值班者:杨××

前夜班(17:00~2:00)

值班者:戴××

后夜班(2:00~8:00)
明日手术:
　19床　姓名:李×× 　诊断:肛门狭窄
明日手术:肛门病损切除术
　28床　姓名:李×× 　诊断:结肠癌
明日手术:腹腔镜辅助下右半结肠癌根治术
　47床　姓名:李×× 　诊断:结肠癌
明日手术:剖腹探查备横结肠癌根治术

值班者:杨××

表 8-3 病区交班报告考评表

科别：　　　　　　　考评人签名：　　　　　　　考评日期：

项目	内容	分值	扣分	得分
格式	符合要求	10		
顺序	按顺序要求书写	10		
眉栏	填写完整、齐全、无缺项、漏项	10		
语言	精练，正确使用医学术语	10		
字迹	工整、无错别字，页面清洁、整齐、无涂改，红蓝笔按规定使用	15		
生命体征	准确，无遗漏	10		
内容描述	病情描述确切，重点突出，连续性强	20		
记录	完整、及时	10		
签名	检查者每天有检查、签名	5		
合计（总分100）		100		

第九章 整体护理病历

整体护理病历是医疗护理文件的重要组成部分。它是护理人员对病人实施身心整体护理的全部记录和总结,是衡量护理质量的重要标志,同时也是临床教学、科研工作不可缺少的重要资料。整体护理病历主要包括入院病人护理评估单、护理计划单、健康教育评估单、护理查房记录单、护嘱记录单、住院病人护理评价单及出院指导单等。

一、入院病人护理评估单

入院病人护理评估单记录了新入院病人在生理、心理、社会等方面的基本情况,为确定护理诊断、拟订护理计划、制订护理措施等奠定基础。

(一)书写内容

1. 一般资料:包括一般项目、入院方式、入院诊断、既往史、家族史、传染病史、用药史、过敏史、过敏表现等。
2. 护理体检:包括生命体征、意识状态、活动、语言、体位、听力、视力、营养、疼痛、导管、皮肤、DVT、咀嚼、吞咽等。
3. 生活状况:包括饮食、睡眠、排泄、烟酒嗜好、药物依赖、自理能力等。
4. 心理社会评估:包括情绪、住院态度、宗教信仰等。
5. 教育需求评估:包括学习能力、学习愿望、学习经历等。
6. 阳性资料描述。
7. 专科体征。
8. 评价日期及评价者签名。

(二)书写要求

1. 入院患者护理评估应由在班护士本班内完成。遇急症手术、抢救等特殊情况不能及时评估时,在患者入院后24小时内完成。
2. 入院患者护理评估填写要求无漏项,评估后应在所选项目后的横线内打"√"表示。
3. 有既往病史者,应询问过去所患疾病的医疗诊断名称。有家族史者,应询问清楚家族遗传疾病的诊断名称。有异常者或障碍者,应有个体描述。
4. 饮食异常者,应注明糖尿病饮食、低盐低脂饮食等。有特殊嗜好者应注明,如喜酸、喜辣。有药物依赖,应详细写明药名、剂量。
5. 有宗教信仰,请注明宗教名称。
6. 放置有引流管者,应注明管道名称、部位、通畅情况。
7. 皮肤有破损或褥疮时,应注明部位、详细情况。
8. 专科体征请简明扼要地描述。
9. 有阳性资料者,应详细描述阳性资料。

(三) 示例

见表 9-1 和表 9-2。

表 9-1　入院评估示例

姓名:关××　　科室:普通外科胃肠甲乳病区　　床号:17　　住院号:

一般资料:

床号:17	科室:普外科胃肠外科甲乳病区	姓名:关××
性别:男	年龄:54 岁	住院号:
入科时间:2021-05-26　09:45:31	入院方式:步行	资料来源:病人
联系电话:		
入院诊断:直肠癌		
最后诊断:直肠恶性肿瘤		
既往病史:无		
过敏史:无		
收集资料时间:2021-05-26　09:45		

生理状况:

体温:36.2℃　脉搏:72 次/分	呼吸:19 次/分	血氧饱和度:100%
血压:112/76mmHg	身高:167cm	体重:56kg
意识状态:正常	瞳孔:等大等圆、对称	语言表达:正常
肢体活动:正常	心律:正常	呼吸状况:正常
五官功能:正常	睡眠:正常	饮食:正常
食欲:正常	大便:正常	小便:正常
自理能力:100	跌倒风险:☑否□是	疼痛程度:☑否□是
压力性损伤风险:☑否□是	自杀危险:☑否□是	导管滑脱:☑否□是
皮肤黏膜:完好		

专科病情:患者于 2020 年年底无明显诱因开始出现排便规律、性状改变,大便次数较前明显增多,每次大便量少,排稀烂便或细条状软便,里急后重及排便不尽感明显,大便时带血,伴下腹部腹胀、隐痛不适。肠镜检查示:直肠距肛门 3～18cm 处见一菜花型肿物,质稍硬、脆,触之易出血,患者为求进一步治疗,排除新冠肺炎后,门诊以"直肠癌"收入我科。

其他:无

心理状况:

病人角色:适应	情绪:正常	住院顾虑:无
其他:无		

社会状况:

职业:无	婚姻:已婚	民族:汉族
籍贯:广东	文化程度:初中	居住环境:与家人同住
近期重大事件:无		
其他:无		

其他:

诊断及病情　病人:部分了解	家属:部分了解	
疾病及保健　病人:部分了解	家属:部分了解	
特殊嗜好:抽烟		

记录时间:2021-05-26　09:45　　　　评估人:邓××　　　　护士长签名:康××

第九章 整体护理病历

表 9-2 入院评估示例

姓名:周×× 　　科室:心血管内科一病区 　　床号:43 　　住院号:

一般资料:

床号:43	科室:心血管内科一病区	姓名:周××
性别:男	年龄:60 岁	住院号:
入科时间:2021-05-21　19:26:27	入院方式:平车	资料来源:家属
联系电话:		
入院诊断:急性心肌梗死		
最后诊断:1. 冠状动脉粥样硬化性心脏病　1.1　急性 ST 段抬高性下壁心肌梗死　1.2　Killip Ⅰ 级		
既往病史:无		
过敏史:无		
收集资料时间:2021-05-21　19:26		

生理状况:

体温:36℃　　脉搏:106 次/分	呼吸:18 次/分	血氧饱和度:100%
血压:71/52mmHg	身高:163cm	体重:110kg
意识状态:药眠	瞳孔:等大等圆、对称	语言表达:正常
肢体活动:卧床	心律:正常	呼吸状况:气管插管
五官功能:正常	睡眠:药物性催眠	饮食:治疗饮食
食欲:鼻饲	大便:正常	小便:留置导尿
自理能力:0	跌倒风险:□否 ☑是　中度风险/4	疼痛程度:□否☑是:(4 分)
压力性损伤风险:□否☑是　中度风险/14	自杀危险:☑否□是	导管滑脱:□否☑是　高度风险/8

皮肤黏膜:患者全身湿冷。

专科病情:因"突发胸痛 5 小时"入院。患者于 2021 年 5 月 21 日 13 时无明显诱因突发胸骨后疼痛,呈压榨样疼痛,范围约一巴掌大小,无向他处放射痛,伴有呼吸困难、气促、头晕、乏力,伴大汗淋漓,家属送至××××医院(14:05),首份心电图(14:07)提示:ST 段抬高 0.2~0.4mV(Ⅰ、Ⅱ、Ⅲ、aVF、V4、V5、V6);心梗 3 项:肌钙蛋白 0.2ng/ml、肌红蛋白 54.52ng/ml、CK-MB 6.22ng/ml,诊断为"急性 ST 段抬高型心肌梗死",予阿司匹林 300mg、氯吡格雷 300mg 口服,依诺肝素 3000U 静推、吗啡 5mg 静脉注射等治疗,患者胸痛、呼吸困难无明显改善。

其他:无疼痛主诉

心理状况:

病人角色:适应	情绪:正常	住院顾虑:无
其他:无		

社会状况:

职业:其他劳动者	婚姻:已婚	民族:汉族
籍贯:广东	文化程度:初中	居住环境:与家人同住
近期重大事件:无		
其他:身份证号码:××××××××××××××××××		

其他:

诊断及病情　　病人:部分了解	家属:部分了解
疾病及保健　　病人:部分了解	家属:部分了解
特殊嗜好:抽烟 20 支/天	

记录时间:2021-05-21　19:36 　　　评估人:盛×× 　　　护士长签名:邓××

二、护理计划单

整体护理规范要求建立标准护理计划单,其内容包括护理诊断、预期目标和护理措施。制定时可分别采用专科专病(病种)、专业分类(分科)及共性与个性相结合三种形式。

(一)书写内容及要求

1. **排列护理顺序** 一个病人可同时存在多个护理问题,制订计划时应在护理评估的基础上按其重要性和紧迫性排出主次,通常可按以下顺序排列:①首优问题:是指会威胁病人生命,需立即行动去解决的问题。②中优问题:是指虽不威胁病人生命,但能导致身体上的不健康或情绪上变化的问题。③次优问题:是指人们在应对发展和生活变化时所产生的问题。

2. **护理诊断** 依据护理问题确定护理诊断,并进一步查找相关因素和诊断依据。

3. **制订预期目标**
(1)预期目标的种类:①短期目标:指一周内病人可达到的目标,适合于病情变化快,住院时间短的病人。②长期目标:指一周以上甚至数月之久才能实现的目标。
(2)预期目标的要求:①通过护理手段能让病人达到预期的结果。②每个目标都应有针对性,目标应在护理技能所能解决的范围之内,并要注意与医嘱一致。③目标切实可行,在病人的能力范围之内。如某项功能锻炼,是病人经努力能够达到的。④目标陈述的行为标准应具体,以便于评价。

4. **制订护理措施** 护理措施应有针对性、可行性、安全性、配合性、科学性。

5. **护理评价**
(1)经常性评价:有计划并系统地将病人健康现状与预期护理目标进行评价。
(2)定期性评价:护士长和高级责任护士检查护理措施的落实情况,每周至少一次,完成预期目标应及时评价。对不可预测的时间,每10天至少评价一次。

(二)示例

见表9-3。

表9-3 护理计划单

姓名:周×× 病区:心血管内科护理单元 床号: 病历号:
诊断:急性心肌梗死

病情描述	患者,男性,60岁,因"突发胸痛5小时"入科,入科后遵医嘱予特级护理,病危,低盐低脂饮食,特定以下护理计划:
护理计划	病危护理计划
预期目标	1. 患者病情得到控制,不适症状明显缓解。2. 没有并发症发生,或并发症得到及时处理。3. 病情好转,无胸闷、胸痛等症状。

序号	日期	护理措施	状态	时间	签名
1	2021-05-21 19:28	1. 严密观察神志、意识、血压、脉搏、呼吸、尿量等情况。 2. 观察有无心律失常、病人面色、心率、呼吸、血压并记录。 3. 给病人提供安静舒适的环境,限制探视,保证病人充分休息。 4. 绝对卧床休息,低流量给氧。 5. 保证室内空气新鲜,注意咳嗽、咳痰情况,及时拍背、翻身,防止呼吸道感染。 6. 根据病情遵医嘱给予强心、利尿、镇静、扩血管药物,观察药物疗效及副作用。 7. 严密掌握输液滴数及输液量,准备记录24小时出入量。 8. 保证各种管道通畅,如输液器、深静脉导管、尿管、引流管,避免折、压、扭等。 9. 给予心电监护,监测病人心率、血压、脉搏及心电图变化,做好记录。 10. 患者生活不能自理,严格卧床休息,协助各种生活需要,使患者舒适。询问病人有无胸闷、胸痛、心悸、头晕等不适主诉,及时发现病情变化,报告医生并做好对症处理。 11. 向病人强调预防便秘的重要性和有效性,建议进食高纤维饮食,必要时遵医嘱给予缓泻剂或大便软化剂。 12. 观察病人的精神状态,有无疲乏无力、焦虑、抑郁,缓解患者紧张情绪,树立战胜疾病的信心。必要时,给予心理咨询,解除思想障碍。 13. 观察不适症状发生的性质、部位、持续时间、严重程度及诱因、缓解因素及伴随症状。 14. 比较不同时间患者的变化情形,预期可能发生的改变并提供防范措施,以避免病情恶化。 15. 做好心理护理,使患者处于接受治疗的最佳状态,利于疾病的康复。	完成	2021-05-24 15:54	彭××

(续表)

序号	日期	护理措施	状态	时间	签名
		16. 根据病情,结合患者文化程度,选择适宜的方式做好相关的健康教育。 17. 提供护理相关的健康指导,协助患者进行床上活动或做被动性活动。			
病情描述	患者,男性,60岁,因"突发胸痛5小时"入科,入科后遵医嘱予一级护理,病重,低盐低脂饮食,特定以下护理计划:					
护理计划	病重护理计划					
预期目标	1. 患者病情得到控制、不适症状明显缓解。2. 没有并发症发生,或发生并发症得到及时处理					
序号	日期	护理措施	状态	时间	签名
1	2021-05-24 15:54	1. 注意观察有无胸痛。 2. 病情严重时监测血压、心律、心率、心电图变化及心肌酶谱等的变化。 3. 适时开通静脉通路。 4. 宣教避免诱发因素:告知病人及家属过劳、情绪激动、饱餐、寒冷刺激等应尽量避免。 5. 宣教改变生活方式:合理膳食,保持大便通畅,忌用力排便。控制体重,适当运动。戒烟,缓解精神压力。 6. 教会病人及家属心绞痛发作时的缓解方法及警惕心肌梗死的发生。 7. 保证室内空气新鲜,注意咳嗽、咳痰情况,定时拍背、翻身,防止呼吸道感染。 8. 保持输液通畅,并根据心率、血压、呼吸及用药情况,随时调整输液滴数。 9. 观察病人的精神状态,有无疲乏无力、焦虑、抑郁,缓解患者紧张情绪,树立战胜疾病的信心。必要时,给予心理咨询,解除思想障碍。 10. 观察不适症状发生的性质、部位、持续时间、严重程度及诱因、缓解因素及伴随症状。 11. 比较不同时间患者的变化情形,预期可能发生的改变并提供防范措施,以避免病情恶化。 12. 做好心理护理,使患者处于接受治疗的最佳状态,利于疾病的康复。 13. 根据病情,结合患者文化程度,选择适宜的方式做好相关的健康教育。 14. 提供护理相关的健康指导,协助患者进行床上活动或做被动性活动。	完成	2021-06-04 15:00	涂××

护士长签名:邓××

三、健康教育评估单

健康教育评估单记录护士评估病人对健康知识和对疾病认知程度的掌握情况,以对健康教育的效果进行评价。

(一)书写内容

1. 入院教育　包括科室环境和设施介绍,住院期间安全教育,责任医师和护士介绍,就餐指导,标本留取方法等。
2. 住院教育(含围手术期健康教育)　包括疾病相关知识,等级护理活动范围,心理疏导,睡眠调解方法,服药、吸氧、输液、特殊检查的注意事项,如何预防压力性损伤和便秘,术前指导、术后康复锻炼等。
3. 出院教育　包括营养和药物指导,功能锻炼方法,如何预防疾病复发,复诊指导等。

(二)书写要求

1. 入院教育及第一次住院教育由在班护士本班内完成。
2. 眉栏填写清楚,给患者或家属做了健康宣教,就在对应的项目栏内打"√"表示,并让患者或家属签名,当班护士两人签名。
3. 表中未涉及但需要对患者进行健康教育的项目,应在其他项目内填写清楚。
4. 由于其他原因导致宣教中止,可在其他项目内注明。
5. 重复进行的宣教内容实施可在其他项目内注明。
6. 每位住院患者健康教育应不少于3次,即新入院一次健康宣教,住院期间一次健康宣教,出院一次出院健康指导。
7. 手术患者及特殊检查(或操作)前、中、后都应有一次健康教育。
8. 患者住院时间较长者,每10天做一次健康教育。
9. 根据住院期间对病人治疗、护理、康复的要求,确定病人的健康需求,有的放矢地安排教育内容。

(三)示例

见表9-4和表9-5。

表9-4 健康教育评价单

姓名:周×× 年龄:23岁 科室:普外科护理单元 床号: 病历号:

教育时间	教育项目	内容	教育对象			教育时机		宣教方式				评价			教育者	宣教对象	评价者
			陪护	病人	家属	首次宣教	再次宣教	书写\印刷	口述\讨论	示范	会演示	口述理解		需强化			
2021-05-27	护理,饮食,入院,疾病	温馨告知书 尊敬的病友: 您好,目前正值抗击新型冠状病毒感染的肺炎疫情关键时期。按照发热病人的管理规范,采取暂时的隔离措施,请您理解及不要恐慌,您的心情我们表示理解。请相信我们,住院期间我们将竭诚为您提供悉心周到的医疗护理和生活服务,现将有关住院须知告知如下,请您予以配合和理解,谢谢您的支持。 1. 请您住院期间不要擅自离开医院和病房,严禁互串病房及走廊散步等日常活动,避免交叉感染的现象。 2. 每日保持房间通风,护士会定时为您开窗通风,但不能打开内走廊的门及窗户。房间内空调插电处已封闭,严禁打开空调及厕所抽风。 3. 病区提供热水及一日三餐,如需要购买其他生活用品请提前告知护士代为购买。 4. 病区内装有氧气,请您不要在病房内吸烟,以免引起爆炸、火灾以及其他不良事件。 5. 住院期间请配合佩戴口罩,废弃的口罩不要随意丢弃,放在病房厕所的黄色垃圾桶内。 6. 如您有身体不适请及时告知护士。 7. 原则上不留陪人,如需陪护,陪人需戴一次性外科口罩。住院期间严禁探视。 8. 为确保您的信息准确无误,请您如实填写有效的联系方式、家庭地址、本人身份证号码、是否接触疫区人员或去过疫区等相关信息。 再次感谢您的支持与配合,祝您早日康复!		●		●		●				●			朱××		李××

(续表)

教育时间	教育项目	内容	教育对象			教育时机		宣教方式				评价			教育者	宣教对象	评价者
			陪护	病人	家属	首次宣教	再次宣教	书写\印刷	口述\讨论	示范	口述理解	会演示	需强化				
2021-05-27	护理,饮食,入院,疾病	给住院患者的一封信 尊敬的病友: 您好,在新冠肺炎疫情防控的特殊时期,为落实依法防控措施,满足广大患者的诊疗需求,切实营造安全规范的住院环境,我们特别为您作出以下指引,请您遵守。 一、患者新入院时,须测量体温;配合医生完成新冠肺炎相关的流行病学史核查,签订安全告知书。若拒不配合或有意隐瞒病史被发现者,则按相关条例进行处置。 二、病区所有人员(患者、家属、陪护)需每天测量体温一次,如有异常,拒绝进入病房。 三、出入病区时均需自备口罩并正确佩戴,接触患者前后须严格洗手,加强手卫生。 四、因病情危重、手术后或生活不能自理的患者,可经主诊医生和护士长申请陪护,每位患者限1人。陪护人员不能随意更换,若需更换,需经主诊医生和护士长同意。 五、住院期间不接受来院探视,以免交叉感染。确因诊疗需要来访者,需正确配戴口罩,按病区指引标识进出,不得随意走动,不触摸病区设施,与旁人保持一米距离。		●	●			●	●		●			朱××		李××

(续表)

教育时间	教育项目	内容	教育对象		教育时机		宣教方式					评价		教育者	宣教对象	评价者
			病人	家属	首次宣教	再次宣教	书写\印刷	口述\讨论	示范	口述理解	会演示	需强化				
		六、探视时间为每天15:00－16:00。每次探视时间不超过30分钟,人员最多一人。 七、请保持病区肃静,禁止喧哗。陪护人员应主动配合医务人员做好病区的消毒隔离及诊疗工作,同时积极协助患者树立战胜疾病的信心。 八、保持病房空气清新,每日应开窗通风2次,每次30分钟。 九、疫情防控期间,请不要下楼散步,不能串病房聊天,禁止离开医院或进入家属区。 十、外出检查时,请先做好防护戴好口罩,尽早完成检查,返回病房请及时洗手。 十一、如符合下列情况之一者,谢绝探视和陪护: 1. 发热37.2℃及以上; 2. 近1个月内有接触来自湖北特别是武汉地区的人员或曾在上述地区居住或停留的人员; 3. 近1个月内曾接触有确诊病例居住地的发热或有呼吸道症状的患者; 4. 近1个月内有哺乳动物、禽类等接触史,尤其是野生动物接触史; 5. 身边人有聚集性发病,或与新型冠状病毒感染者有流行病学关联者; 6. 2周内存在咳嗽、鼻塞、流涕、头晕、胸痛、胸闷等其															

(续表)

教育时间	教育项目	内容	教育对象		教育时机		宣教方式			评价			教育者	宣教对象	评价者
			陪护	病人	家属	首次宣教	再次宣教	书写\印刷	口述\讨论	示范	口述理解	会演示	需强化			
		他可疑不适症状； 7. 不能自行正确佩戴口罩，不能遵守上述规定。 ×××医院护理部														
2021-05-27	护理，饮食，入院，疾病	1. 住院管理规定、探视陪护（含军人和公务员）制度； 2. 外出请假制度：防火、防盗、防烫伤、防跌倒； 3. 贵重物品管理制度：妥善保管好您个人贵重物品（如钱、手机、金银首饰等）以防丢失。 4. 请保管好预交款收据，以备出院时结账。 5. 探视时间：周一到周五14：00－20：00；周六、日9：00－20：00。 6. 为保证病人的休息，请探视人员在20：00以前离开病房，如病情需要每位病人可留一名陪客陪护。 7. 开饭时间：早餐6：45，中餐11：00，晚餐17：00		●	●	●		●			●			朱××		李××
2021-05-30	术前，饮食，疾病，药物	痔外剥内扎备PPH手术或特殊检查的术前、中、后注意事项	●	●		●	●				●			孙××		刘××
2021-06-09	疾病，出院	出院指导：出院指导 1. 休息与活动的原则。 2. 出院后定期随访的意义、要求，复诊的指征。 3. 疾病保健知识。 4. 出院后饮食要求。 5. 病区联系方法和电话号码××××××。 6. 注意保存好病历，以便每次就诊时可提供可靠的病史与治疗过程资料。		●	●		●				●			吴××		孙××

表9-5 健康教育评价单

姓名:周×× 年龄:60岁 科室:心血管内科护理单元 床号: 病历号:

教育时间	教育项目	内容	教育对象			教育时机		宣教方式					评价		教育者	宣教对象	评价者
			陪护	病人	家属	首次宣教	再次宣教	书写\印刷	口述\讨论	示范	口述理解	会演示		需强化			
2021-05-21	护理,治疗,术后,术前,设备,介入,心理,饮食,入院,疾病,药物,康复	急性心肌梗死:功能锻炼的目的、意义、方法。		●	●	●		●	●		●				盛××	患者及家属	李××
2021-05-21	护理,治疗,术后,术前,设备,介入,心理,饮食,入院,疾病,药物,康复	低盐低脂:治疗饮食的目的、意义。		●	●	●		●	●		●				盛××	患者及家属	李××
2021-05-21	护理,治疗,术后,术前,设备,介入,心理,饮食,入院,疾病,药物,康复	PCI:手术或特殊检查的术前、中、后注意事项。		●	●	●		●	●		●				盛××	患者及家属	李××
2021-05-21	护理,治疗,术后,术前,设备,介入,心理,饮食,入院,疾病,药物,康复	PCI术后输入抗凝药物的作用、使用方法、注意事项。		●	●	●		●	●		●				盛××	患者及家属	李××

第九章 整体护理病历

（续表）

教育时间	教育项目	内容	教育对象		教育时机		宣教方式				评价		教育者	宣教对象	评价者
			陪护	病人	家属	首次宣教	再次宣教	书写\印刷	口述\讨论	示范	口述理解	会演示	需强化			
2021-05-21	护理,治疗,术后,术前,设备,介入,心理,饮食,入院,疾病,药物,康复	急性心肌梗死:并发症状、体征的原因与注意事项。		●	●	●		●	●		●			盛××	患者及家属	李××
2021-05-21	护理,治疗,术后,术前,设备,介入,心理,饮食,入院,疾病,药物,康复	急性心肌梗死:自我保健的意义、方法。		●	●	●		●	●		●			盛××	患者及家属	李××
2021-05-21	护理,治疗,术后,术前,设备,介入,心理,饮食,入院,疾病,药物,康复	急性心肌梗死:疾病的原因、症状、治疗、护理、预防。		●	●	●		●	●		●			盛××	患者及家属	李××
2021-05-21	护理,治疗,术后,术前,设备,介入,心理,饮食,入院,疾病,药物,康复	水电空调管理、就餐宣教、被服衣物更换时间、穿病号服禁出治疗区。		●	●	●		●			●			盛××	患者及家属	李××

(续表)

教育时间	教育项目	内容	教育对象			教育时机		宣教方式			评价			教育者	宣教对象	评价者
			陪护	病人	家属	首次宣教	再次宣教	书写\印刷	口述\讨论	示范	口述理解	会演示	需强化			
2021-05-21	护理,治疗,术后,术前,设备,介入,心理,饮食,入院,疾病,药物,康复	管床医生及护士,血、大小便三大标本留取的意义、方法,水电空调管理、就餐宣教、被服衣物更换时间、穿病号服禁出治疗区,外出请假制度;防火、防盗、防烫伤、防跌倒,住院管理规定、探视陪护(含军人和公务员)制度。	●	●	●			●	●		●			盛××	患者及家属	李××
2021-05-21	护理,治疗,术后,术前,设备,介入,心理,饮食,入院,疾病,药物,康复	定点医疗机构参保人身份核实工作知情同意书 尊敬的参保患者及家属朋友们: 为精准打击冒名住院等违法违规行为,切实保护您的合法权益和医保基金安全,我市运用人脸识别等新技术手段,建设"广州市按病种分值付费智能监管系统远程监管功能"(以下简称"远程监管功能")。为保护您的知情权,现就有关事项告知如下: 一、根据《广州市社会医疗保险条例》第三十九条"用人单位或者个人不得有下列骗取社会医疗保险待遇的行为……(二)冒用、伪造参保人员身份或者社会医疗保险有关凭证在定点医疗机构和定点零售药店就医购药",以及《广州市医疗保障局关于印发广州市社会医疗保险就医	●	●	●			●	●		●			盛××	患者及家属	李××

(续表)

教育时间	教育项目	内容	教育对象			教育时机		宣教方式				评价			教育者	宣教对象	评价者
			陪护	病人	家属	首次宣教	再次宣教	书写\印刷	口述\讨论	示范		口述理解	会演示	需强化			
		及个人账户管理办法的通知》(穗医保规字〔2019〕11号)关于核对参保人员个人信息的要求,定点医疗机构医护人员根据系统随机下发的核实抽检任务,可能在您住院期间通过人脸识别对您的身份进行核实认证,请您予以配合和理解,并积极配合工作人员完成抽检任务。二、人脸识别使用公安部门身份证信息进行验证,相关数据不会存贮在医疗机构的信息系统。请您对我们的工作进行监督,您的隐私将得到保护。三、配合及遵守医疗机构入院、出院及住院管理规定是每一位患者应尽的义务,如因不配合相关工作造成了不良后果,您将可能承担相关责任。请您认真阅读和理解,积极配合我们的医疗工作,祝您尽早康复。谢谢!患者及家属签字: 年 月 日 医院科室签字: 年 月 日															

(续表)

教育时间	教育项目	内容	教育对象		教育时机		宣教方式			评价			教育者	宣教对象	评价者
			陪护	病人	家属	首次宣教	再次宣教	书写\印刷	口述\讨论	示范	口述理解	会演示	需强化			
2021-05-21	护理,治疗,术后,术前,设备,介入,心理,饮食,入院,疾病,药物,康复	已按疫情防控相关要求登记病人情况并告知入院后防控注意事项。		●	●	●		●	●		●			盛××	患者及家属	李××
2021-05-21	护理,治疗,术后,术前,设备,介入,心理,饮食,入院,疾病,药物,康复	住院管理规定、探视陪护(含军人和公务员)制度。		●	●	●		●	●		●			盛××	患者及家属	李××
2021-05-21	护理,治疗,术后,术前,设备,介入,心理,饮食,入院,疾病,药物,康复	外出请假制度;防火、防盗、防烫伤、防跌倒。		●	●	●		●	●		●			盛××	患者及家属	李××
2021-06-04	其他,心理,饮食,出院,药物	休息与活动的原则。		●	●		●	●	●		●			刘××	患者及家属	蒋××
2021-06-04	其他,心理,饮食,出院,药物	出院后低盐/低脂饮食要求。		●	●		●	●	●		●			刘××	患者及家属	蒋××
2021-06-04	其他,心理,饮食,出院,药物	疾病保健知识。		●	●		●	●	●		●			刘××	患者及家属	蒋××
2021-06-04	其他,心理,饮食,出院,药物	出院带药:口服药物的用法、注意事项。		●	●		●	●	●		●			刘××	患者及家属	蒋××
2021-06-04	其他,心理,饮食,出院,药物	出院后定期门诊随访的意义、要求,复诊的指征。		●	●		●	●	●		●			刘××	患者及家属	蒋××

四、护理查房记录单

护理业务查房分为三种形式:临床护理查房、护理个案查房、护理教学查房。护理查房记录单通常记录临床护理查房,它是护士长或高级责任护士对责任护士向病人实施身心整体护理落实情况的检查,分析讨论急危重病人的护理,以及结合病例学习国内外护理新动态、新业务、新技术等的书面记录,是上级护士指导下级护士正确运用护理程序的体现。下面以临床护理查房为例,介绍护理查房记录单的书写内容、要求、格式和方法。

(一)书写内容

1. 查房时间。
2. 参加人数。
3. 主查人的姓名、职务、专业技术职称。
4. 查房目的。
5. 查房内容:主要包括责任护士对患者提出的护理问题是否恰当;护理措施是否落实;患者对健康教育的内容是否掌握;征求病人及家属对医疗、护理质量,病区环境等方面的意见等;可结合临床进行必要的教学工作,检查护理质量,研究解决护理中的疑难问题。

(二)书写要求

1. 一般由责任护士书写并签名。
2. 书面整洁、字迹工整,记录内容客观真实、精练,表述准确,语句通顺。

(三)格式

见表9-6。

(四)示例

见表9-7。

表 9-6 临床护理查房记录单

科别_____　　姓名_____　　床号_____　　住院号_____

查房时间:
参加人数:
主查人:
查房目的:
主要内容:1.
2.
3.
记录者:

第　页

第九章 整体护理病历

表 9-7 临床护理查房记录单示例

科别 __神经内科__ 姓名 __肖×__ 床号 __34__ 住院号 _____

查房时间:2014-1-9
参加人数:6人
主查人:主管护师、护士长张××
查房目的:对责任护士提出的护理措施落实情况进行检查
主要内容:1. 责任护士汇报患者的基本情况及整体护理措施;
2. 高级责任护士评价护理措施;
3. 护士长评价护理措施,对责任护士及高级责任护士的护理措施和评价给予
肯定,同时提出该患者要加强皮肤护理,避免褥疮的发生。同时指出:
责任护士在作护理诊断时不但要全面而且要有侧重点。
记录者:陈×
查房时间:2014-1-13
参加人数:4人
主查人:主管护师、高级责任护士王××
查房目的:对患者的整体护理实施情况进行检查
主要内容:1. 责任护士汇报患者的基本情况及护理诊断、措施、相关因素;
2. 高级责任护士对责任护士制订的整体护理计划予以肯定,提出补充护理诊
断:窒息的危险。相关因素:患者球麻痹、饮水呛咳。
记录者:陈×
查房时间:2014-1-17
参加人数:12人
主查人:主管护师、护士长张××
查房目的:掌握吉兰-巴雷综合征的护理
主要内容:1. 责任护士汇报患者的基本情况及护理诊断、相关因素、护理措施。
2. 吉兰-巴雷综合征的定义。
3. 吉兰-巴雷综合征的护理。

第1页

（续表）

| 科别 | 神经内科 | 姓名 | 肖× | 床号 | 34 | 住院号 | |

  4. 床旁查看患者，护士长进行护理查体。

   5. 护士长总结。

                      记录者：陈×

查房时间：2014－1－20

参加人数：3 人

主查人：护师、责任护士陈××

查房目的：健康宣教、减轻患者焦虑情绪

主要内容：1. 责任护士询问患者症状是否减轻，对我科室的医疗、护理是否满意。

  2. 了解患者心理焦虑状况，进行健康宣教，减轻其焦虑心理，增强战胜疾病的信心。

                      记录者：陈×

第 2 页

五、护嘱记录单

护嘱记录单是客观记录护士进行的护理活动和护理措施,真实地反映护理人员实施护理工作的全过程,是实施质量控制的书面资料。护嘱由护士长、责任组长或具有护师以上职称的护士下达,办公护士转抄于护嘱记录单上,由责任护士负责执行。

(一)书写内容及要求

1. 长期护嘱是指有效期在24小时以上并需反复执行的定期护嘱,在注明停止时间后失效。

2. 临时护嘱是指有效期在24小时以内、一次完成的护嘱。

3. 转抄或停止及时、完整、准确无误,书面整洁、字迹工整,护士长或责任组长查对后执行。

(二)格式

见表9-8。

(三)示例

见表9-9。

表 9-8 护嘱记录单

科别_____   姓名_____   床号_____   住院号_____

长期护嘱							临时护嘱			
起始			内容	停止			日期		内容	执行时间
月	日	时间		月	日	时间	月	日		

第 页

表9-9 护嘱记录单示例

科别 __神经内科__   姓名 __王××__   床号 __36__   住院号 _____

长期护嘱							临时护嘱			
起始			内　　容	停止			日期		内　　容	执行时间
月	日	时间		月	日	时间	月	日		
8	6	9:00	神经内科护理常规	8	22	10:00	8	6	院规介绍	9:00
			整体护理程序	8	22	10:00			标本留取方法	17:00
			晨晚间护理	8	22	10:00				
			口腔护理2次/日	8	20	10:00				
			肢体功能锻炼2次/日	8	11	9:00				
			翻身1次/2小时	8	11	9:00				
							8	7	推送检查	10:00
									推送检查	15:00
8	8		留置导尿	8	16	9:25	8	8	健康教育	15:45
			膀胱冲洗1次/日	8	16	9:25				
			更换尿袋1次/日	8	16	9:25				
			会阴冲洗1次/日	8	20	10:00	8	10	脑血管支架置入术	
									前宣教	14:40
									备皮	20:00
8	11	9:10	脑血管支架置入术				8	11	心理护理	11:13
			后护理	8	16	9:25				
		9:20	观察足背动脉搏动							
			1次/2小时	8	11	22:00				
			观察小便颜色、性量	8	13	8:00				
			观察伤口渗血情况							
			1次/2小时	8	13	8:00				
			测血压1次/小时	8	11	10:00				
							8	13	健康宣教	16:26
							8	15	心理护理	10:00
8	16	10:00	肢体功能锻炼2次/日	8	22	10:00	8	16	拔除尿管	9:25
							8	20	出院指导	16:10
							8	22	出院	10:00

第1页

六、住院病人护理评价单

住院病人护理评价单记录病人对护理计划合理性、基础护理落实情况、健康教育情况以及满意度的评价,以指导护理工作下一步的改进方向。

(一)书写内容

1. 护理计划合理性　依据疾病制订护理计划,提出的护理问题切合实际,未遗漏病人的主要护理问题,并进行评价。

2. 基础护理落实情况　按病人病情和护理级别落实基础护理。

3. 健康教育效果　使患者不同程度地了解或掌握疾病、护理、治疗、饮食、药物和卫生等方面知识;指导患者学会症状观察、活动量控制、节制饮食、改变不良习惯等自我护理方法,预防并发症。

4. 病人满意度　包括三方面内容:对患者护理的连续性;是否能以支持、干预的护理方式得到某种临床效果;是否实施了有效的心理护理,消除了患者的焦虑。

(二)书写要求

1. 准确真实　及时、准确记录病情变化,疗效观察。

2. 重点突出　特别是对重病人、特殊病人重点交班,要针对每个病人的不同病情,提出重点护理内容,便于连续性处理、解决病人的实际问题。

3. 语言准确　用词准确、恰当,不用模棱两可词语,使用医学术语恰当、准确、无误。

(三)格式

见表9-10。

(四)示例

见表9-11。

表 9-10　住院病人护理评价单

科别：　　　　　　　考评人员：　　　　　　　考评日期：

项　　目	评价内容	抽查病人床号(5人)					护士签名
护理计划合理性	护理计划合理,病人的主要护理问题未遗漏,相应护理措施合适						
	护理计划基本合理,病人主要护理问题部分遗漏,相应护理措施基本合适						
	护理计划不合理,护理措施不合适						
基础护理落实情况	基础护理措施落实						
	基础护理措施基本落实						
	基础护理措施未落实						
健康教育效果	健康教育内容病人基本掌握并能复述主要内容						
	病人表示接受过健康教育,但仅能说出极少相关的内容						
	病人表示未进行过健康教育						
病人满意度	护理措施落实,病人满意						
	护理措施基本落实,病人基本满意						
	护理措施未落实,病人不满意						

表 9-11　住院病人护理评价单示例

科别：心血管内科　　　考评人员：王××　张××　　　考评日期：2014 年 5 月 3 日

项　　目	评价内容	抽查病人床号(5人)					护士签名
		1	5	7	12	35	
护理计划合理性	护理计划合理,病人的主要护理问题未遗漏,相应护理措施合适。	√		√		√	刘×
	护理计划基本合理,病人主要护理问题部分遗漏,相应护理措施基本合适		√				
	护理计划不合理,护理措施不合适				√		
基础护理落实情况	基础护理措施落实	√	√			√	刘×
	基础护理措施基本落实			√			
	基础护理措施未落实				√		
健康教育效果	健康教育内容病人基本掌握并能复述主要内容	√		√	√		刘×
	病人表示接受过健康教育,但仅能说出极少相关的内容					√	
	病人表示未进行过健康教育		√				
病人满意度	护理措施落实,病人满意	√	√		√	√	刘×
	护理措施基本落实,病人基本满意			√			
	护理措施未落实,病人不满意						

七、住院病人出院指导单

在患者即将出院前 1~2 天内,将需要注意的问题填写好交给患者,以指导患者及家属出院后的饮食起居、按时服药、预防疾病、复诊就医、功能锻炼等方面的注意事项。

(一) 书写内容

注意休息、适当锻炼、饮食指导、用药指导、自我保护、到院复查、专科疾病预防、康复指导等方面的具体内容。

(二) 书写要求

认真填写,通俗易懂,对患者有指导意义。

(三) 格式

见表 9-12。

(四) 示例

见表 9-13。

表9-12 住院病人出院指导单

    同志：

您好！

您住院治疗护理现已结束。为巩固疗效，增进健康，希望您出院后注意以下事项：

1. 注意休息。
2. 适当锻炼。
3. 饮食指导：

特殊饮食：

4. 用药指导：

特殊药物指导：

5. 自我保护：学会自我护理，随身携带小卡片，上面有本人姓名、疾病诊断、手术名称、家属姓名、家庭地址、联系电话等。
6. 复查时间和内容：
7. 专科疾病预防：
8. 康复指导：

                     签名：

                     年　　月　　日

表9-13 住院病人出院指导单示例

王××同志:

您好!

您住院治疗护理现已结束。为巩固疗效,增进健康,希望您出院后注意以下事项:

1. 注意休息:不可过度劳累,要劳逸结合;休息时环境要安静、舒适,保证充足的睡眠时间,以达到身心整体休息的目的。

2. 适当锻炼:适当参加运动,应根据自己的健康状况而定,活动时以不感到累为准。

3. 饮食指导:宜少食多餐,每餐米饭不超过100g;进高维生素、易消化饮食。多食新鲜瓜果、蔬菜及富含粗纤维的食物,保持大便通畅。高糖、油腻、油炸食品应尽量少食或不食。

特殊饮食:糖尿病饮食。

4. 用药指导:请您遵医嘱按时、按量服药,不要随意停药或改药。

特殊药物指导:每日早晚餐前各皮下注射一次长效胰岛素8U。

5. 自我保护:学会自我护理,随身携带小卡片,把您的姓名、疾病诊断、家属姓名、家庭地址、联系电话等记在卡片上。

6. 复查时间和内容:请您在出院3个月后到医院复查并测血糖。

7. 专科疾病预防:每天早晚餐前用血糖仪测空腹血糖。注射胰岛素时注意避免重复在同一部位注射,以免造成组织损伤。

8. 康复指导:您的右下肢踝关节以下皮肤粗糙、红肿,系糖尿病所引起,平时生活中注意足部卫生,不要抓破足部皮肤。剪指(趾)甲时不要剪得太短,以免出血及造成感染等其他问题。

如有其他不适,可及时与我们联系。

我科联系电话为:×××××××

签名:刘××

2014年5月22日

八、整体护理病历质量考评

1. 入院病人护理评估　根据整体护理要求,及时对入院病人进行护理评估;阳性资料在3天内补齐,无缺项,与病人实际情况相符,前后不矛盾;评估者签全名。
2. 护理计划　反映病人的护理问题准确,制订的护理目标要切合实际,护理评估及时。
3. 健康教育评估　按规定时间完成健康教育并认真记录,病人能复述健康教育主要内容。
4. 护理查房　查房内容贴合临床实际,目的明确,切实可行;按规定及时加以记录,记录完整;护士长或责任组长检查细致,并能提出指导意见。
5. 护嘱　根据患者需要制订护嘱,护嘱切合实际,开、停及时。
6. 护理评价　护理计划合理、基础护理措施到位、健康教育落实及病人满意;记录完整、规范、及时。
7. 出院指导　出院指导内容通俗易懂,对患者有指导意义(表9-14)。

表9-14　整体护理病历书写质量考评表

科别:　　　　　　　　　　考评人签名:　　　　　　　　　　考评日期:

项目	内容	分值	扣分	得分
入院病人护理评估	根据整体护理要求,及时对入院病人进行护理评估;阳性资料在3天内补齐,无缺项,与病人实际情况相符,前后不矛盾;评估者签全名	20		
护理计划	反映病人的护理问题准确,制订的护理目标要切合实际,护理评估及时	20		
健康教育评估	按规定时间完成健康教育并认真记录,病人能复述健康教育主要内容	10		
护理查房	查房内容贴合临床实际,目的明确,切实可行;按规定及时记录,记录完整;护士长或责任组长检查细致,并能提出指导意见	10		
护嘱	根据患者需要制订护嘱,护嘱切合实际,开、停及时	10		
护理评价	护理计划合理、基础护理措施到位、健康教育落实及病人满意;记录完整、规范、及时	20		
出院指导	出院指导内容通俗易懂,对患者有指导意义	10		
合计(100分)		100		

附件				
入院病人	手术病人	病情变化病人	出院病人	死亡病人
1. 入院评估表 2. 病人住院评估表 3. 三管评估单 4. 健康宣教 5. 各类高风险评估表 6. 疼痛评估 7. 自理能力评估	1. 住院评估（术前、术后、迁床） 2. 三管评估单 3. 术前、术后健康宣教 4. 各类高风险评估表 5. 特护记录单 6. 护理病情记录单 7. 护理计划 8. 疼痛评分表（根据病人真实疼痛评估，有镇痛泵拔管后三班） 9. 24h出入量记录单 10. 自理能力评估（发生变化时评估）	1. 住院评估(简略写) 2. 护理病情记录单 3. 三管评估单 4. 各类高风险评估表 5. 特护记录单 6. 自理能力评估	1. 长期/临时医嘱单 2. 体温单 3. 入院评估表（最后诊断） 4. 病人住院评估表 5. 三管评估单 6. 一般护理记录单 7. 护理计划 8. 自理能力评估 9. 健康宣教 10. 各类高风险评估表 11. 血糖、血压监测记录单 12. 特护记录单 13. 护理病情记录单 14. 疼痛评估	1. 入院评估表（最后诊断） 2. 病人住院评估表（发生病情时简略写） 3. 三管评估单 4. 健康宣教各类高风险评估表 5. 护理病情记录单（死亡小结） 6. 特护记录（抢救记录）

第十章　护理告知及知情同意书

《医疗事故处理条例》第十一条规定,在医疗活动中,医疗机构及其医务人员应当将患者的病情、医疗措施、医疗风险等如实告知患者。随着我国医护人员及患者法律意识的增强,在进行各种护理活动和操作前告知患者及家属并取得其同意实属必要,这可较有效地保护护患双方的合法权益。

一、入院病人告知书

（一）书写内容及要求

入院病人告知书是护理人员向新入院病人介绍病区工作人员、病区环境、住院制度等内容,并由患者或家属签字认可告知程序已履行的书面告知形式。

1. 入院告知应介绍病区工作人员,如科室主任、护士长、主管医师、责任护士、同室病友等。
2. 应告知病区环境、住院须知及规章制度。如病区环境、设施,作息制度,陪护探视制度,开水、饮食供应,呼叫系统的使用,病房管理要求,住院安全措施等。
3. 应告知治疗、护理、检查时间安排。如治疗、检查、查房、服药时间等。
4. 应告知患者享有的知情权,如对病情、检查、治疗、护理、医疗费用等享有知情权。
5. 应在告知患者相关知识信息后及时让患者或家属在告知书上签名及日期,以确认告知过程已履行。
6. 急诊入院患者应以抢救为主,对家属或护送人员口头告知病情变化及治疗、护理等方面的情况,待病情平稳后,再补记告知相关内容。

（二）格式

见表10-1。

（三）示例

见表10-2。

二、住院病人离院责任告知书

（一）书写内容及要求

住院病人离院责任告知书是护理人员向住院病人告知不能擅自离院、擅自离院可能发生的后果及需要承担的责任等内容,并由患者或家属签字认可告知程序已履行的书面告知形式。

1. 住院病人离院责任告知书应注明科室、床位、病人诊断,告知病人不能擅自离院的原因和重要性。

表10-1　入院安全告知书

尊敬的病友(家属)：

感谢您对我院的信任,为了使您(患者)的疾病尽快得到康复,请仔细阅读以下内容,理解并积极配合!

一、病室负责人介绍

科室主任：　　　　　　　主管医生：　　　　　　　护士长：

二、制度及环境介绍

1. 您应向医护人员详尽地如实提供您的与健康有关的一切情况,包括本次患病的基本情况、既往曾患疾病及诊治经过、药物过敏史及其他有关情况。凡因隐瞒病情而发生的延误诊治等后果您要承担相应的责任。

2. 您必须提供真实的个人信息,包括姓名(以身份证为主)、性别、年龄、身份证、地址、联系方式及报销类别等。凡冒用他人姓名就医而发生的医疗费用及纠纷等后果自负。

3. 您应遵从医师提出并经您同意的治疗方案及有关注意事项。出院后,您还应按照医师的嘱咐进行活动、休息,并保证及时复诊。

4. 当您身体出现不适情况或需要护士帮助时,请使用床头呼叫器呼叫医护人员,或者通过其他方式通知护士站,我们将及时为您提供医疗、护理服务。

5. 为了保障您生命安全,保证医务人员执行医疗行为,病房不得反锁、栓死。因此您个人的手提电脑、现金、证件等贵重物品请勿带入病房,如若带入请自行妥善保管,防止丢失。您违反规定造成财产损失的,我院不承担赔偿责任。

6. 您在住院期间离开病房需落实请销假制度。即离开病房外出检查、治疗时必须告知当班护士后方可离开；到院内散步或离开医院必须经医生、护士同意,并填写请假单后方可离开。未经请假而擅自离院,或者超过请假时间未返回,视为您与医院的医疗服务合同关系暂时中止,期间发生的一切意外事件导致的不良后果均由您自行承担,与医院无关。

7. 您在我院住院治疗期间,根据您病情的需要留人陪护,疫情期间按相关规定落实。特殊情况(精神病人、间歇性精神病人、脑病精神异常、未成年人、老弱孕残、病危重、生活需要帮助的病人)是否留陪人请遵医嘱执行。自知力及自理能力缺陷的病人,陪护人员监管不力导致患者出现或者造成不良后果,由患者及家属承担责任,与医院无关(如聘请医院护工则由护工办负责)。

8. 危重、休克及手术未恢复知觉的患者,未经医护人员允许请勿擅自给患者使用热水袋、热水瓶等以免发生烫伤。为了保证安全,禁止在病房使用电器包括电炉子、电褥子、电饭锅、电热水杯等。

9. 请不要泄露您所知悉的其他患者的病情和隐私。您及家属需遵守医院的规定和制度,听从医护人员的指导和安排,不得擅自翻阅病历和其他医疗记录,如欲了解病情可向主管医生垂询。请您及家属不要要求医护人员为您提供虚假医学文书和票据。

10. 为了使您有一个舒适、整洁的住院环境,请您不要携带过多用品入病室,请勿使用自备床单、枕套等物品。保证病室卫生,备品、物品等摆放有序。

11. 为了加强保证患者和其他患者的治疗和休息,允许您留的陪护人员需遵守医院和科室相关规定。请勿在走廊、病房大声喧哗、聚餐饮酒、进行娱乐活动,如打麻将、扑克等。为了您和其他患者的健康,请勿在病室、走廊及院内其他场所吸烟。

12. 参加新医保及城镇职工基本医疗保险的患者朋友,请带好相关证件,以备检查、报销。

有关入院告知书和本次住院存在的医疗风险,及违反以上规定、不配合治疗导致不良后果的责任承担,病房护士已经向我详细告知,我表示理解,愿意配合医院的诊疗护理工作,并授权有关人员在我住院期间代为履行签字。

谢谢您的配合!如果您(或家属)已知晓以上告知内容请签字确认。

接诊护士签名:刘××　　　　　　时间：

病人/家属签名：　　　　　　　　时间：

表 10-2　住院安全告知书

科室:普通外科胃肠甲乳病区　　　　患者姓名:李××　　　　住院号:

为了更好地帮助患者在住院期间得到安全的照顾,下列内容请您仔细阅读,希望在住院期间能得到您的理解与配合。

□1. 压力性损伤风险告知

患者因□心肺复苏术/生命体征不稳定/心衰　□脑血管意外/昏迷　□脊髓损伤　□骨折/截瘫　□外周血管疾病　□终末期肾病　□恶性肿瘤/恶液质　□糖尿病/免疫缺陷　□大手术后/疼痛　□冬眠/使用冰帽、冰毯　□卧床不起/活动受限　□其他　□病情需要制动/被动体位/强迫体位　□肥胖/消瘦　□大小便失禁　□年龄≥70 岁　□皮肤功能减退　□药物/使用镇静,经风险评估患者属于压力性损伤高风险人群,医院会根据病人的病情积极采取相应的预防措施,但由于受患者病情变化和自身基础条件等不可抗拒因素的影响,经采取预防措施后仍有可能出现难免性压力性损伤。压力性损伤一旦发生,经过采取相应的治疗护理措施后,可以痊愈、好转,但也可能受病人病情加重和其他不可抗拒因素影响,压力性损伤进一步加重,出现局部软组织溃烂、坏死、感染等无法痊愈,甚至发生败血症和全身衰竭等危及患者生命。

□2. 跌倒/坠床风险告知

患者因　□孕妇　□残疾　□视力障碍　□年龄≤5 岁　□≥80 岁等,经风险评估,患者属于跌倒高风险人群,为预防跌倒及意外损伤,医院会根据病人的病情积极采取相应的预防措施,但由于患者未遵守预防跌倒的注意事项和自身病情或基础条件可抗拒因素的影响,经采取预防措施后仍有可能出现跌倒。跌倒一旦发生,可出现软组织挫伤、骨折、颅内出血等并发症,甚至危及患者生命,特此告知。

□3. 自杀风险告知

患者因　□抑郁症　□精神分裂症　□严重的抑郁情绪有自杀倾向　□有自杀未遂史　□疾病反复发作或因长期疾病困扰对生活感到绝望、无助　□无法忍受的疼痛、入睡困难经常使用镇静药或精神药等,经风险评估患者属于自杀高风险人群,医院会按管理要求严格落实防自杀安全防护措施,患者仍有发生自杀的可能,为确保患者人身安全,请家属配合医院做好防自杀预防措施,特此告知。

□4. 走失风险告知

患者因疾病因素　□老年痴呆　□精神异常　□记忆力减退　□定向力障碍等认知功能缺陷,或精神状态　□幻觉或妄想　□焦虑或抑郁以及　□既往有走失史等,经风险评估患者属走失高风险人群,医院会按管理要求积极采取安全防范措施,患者仍然难免有发生走失的可能,为保障患者的人身安全,避免患者走失给家庭和社会带来压力,请家属配合医院做好防走失防护措施,特此告知。

□5. 保护性约束风险告知

患者由于病情需要,住院期间为了防止高热、谵妄、昏迷、精神障碍、躁动及危重病人因意识不清而发生坠床、自伤或拔管等意外,确保病人安全,以取得病人配合,确保治疗及护理的顺利进行,而采取保护性约束措施。病人使用约束带过程中会有一定危险性,有时难免发生护理并发症及其他难以预料的情况,如皮肤损伤、软组织受伤及其他损害,我们采取动态评估和积极的预防措施尽量避免上述情况发生,一旦发生上述并发症,我们将采取相应的措施将损害降到最低,特此告知。

□6. 烫伤/冻伤风险告知

患者因　□老年　□婴幼儿　□全麻术后　□感觉功能障碍　□瘫痪等,为了保障患者在住院期间人身安全,我们根据患者病情及身体状况等因素对患者进行了相关意外危险因素评估,患者在住院期间应用热疗工具如热水袋、红外线灯、冷疗工具如冰袋等,容易发生烫伤或冻伤,我们将采取动态评估和积极的预防措施,但仍有可能发生,特此告知。

□7. 静脉输液风险告知书

患者由于病情需要,需行　□外周静脉输液治疗　□中心静脉输液治疗,因个体及输入药物不同等因素,静脉输液可能发生以下风险:　□穿刺失败　□注射部位局部并发症:疼痛、水肿、坏死、渗出、静脉炎、感染等　□静脉血栓　□全身或局部过敏反应　□发热　□输液引起的其他情况等。

使用强刺激药物、化疗药等高危药物建议选择中心静脉通道:□经锁骨下中心静脉导管置管(CVC) □经颈内中心静脉导管置管(CVC) □经外周中心静脉导管置管(PICC) □植入式输液港(PORT) □中线导管(midline),如果拒绝使用中心静脉通道,将会出现:□严重的静脉炎 □药物外渗 □局部炎症 □溃疡/坏死 □肌肉/神经/血管损伤 □关节僵硬,尽管上述不良反应或并发症发生率低,目前的护理技术手段不能做到绝对避免,一旦发生,我们将采取相应的措施将损害降到最低,特此告知。

　　□8. 拒留陪护风险告知
　　患者因□老年 □婴幼儿 □全麻术后 □感觉功能障碍 □谵妄 □昏迷 □精神障碍 □老年痴呆 □躁动 □瘫痪 □生活不能自理需辅助 □跌倒隐患 □坠床隐患 □自伤/自杀/伤人隐患 □病情危重等情况,经评估需留24小时不间断陪护(家属/保姆/护工)□1 □2名,如拒留有效陪护,期间可能发生的不良后果 □自杀 □走失 □跌倒 □坠床 □其他伤害,由您自行承担,特此告知。
　　病人目前存在 □1 □2 □3 □4 □5 □6 □7 □8方面的安全问题,护士已将需要病人、家属、陪人配合实施的安全措施进行告知,我们已经详细了解情况,如果不幸出现,我们将表示谅解,并积极配合治疗护理。
　　护士签名:刘×× 　　　　病人/家属签名: 　　　　时间:

　　2. 应详细告知擅自离院可能发生的后果和严重性。
　　3. 应告知擅自离院需要承担的责任。
　　4. 应在告知患者相关知识信息后及时让患者或家属在告知书上签名及日期,以确认告知过程已履行。

　　(二)格式

　　见表10-3。

　　(三)示例

　　见表10-4。

表10-3　住院病人请假离院责任告知书

科室:普通外科胃肠甲乳病区　　床号:3　　姓名:李××　　性别:女　　年龄:76岁　　住院号:
临床诊断:肠梗阻
本人/患者因:　　　　　　　　　　,特申请外出。
外出时间:　　　　　　外出去向:　　　　　　　　　联系电话:
预计回院时间:
　　本人明白住院治疗期间应安心治疗,不得任意离院外出。本人理解外出行为与医务人员的意见相悖。以及此次外出对本人健康甚至生命的危害包括但不限于:
　　1. 病情加重或恶化。
　　2. 原有治疗取得结果的丧失。
　　3. 失去最佳治疗疾病的时机。
　　4. 病情变化时不能得到及时诊治。
　　5. 医疗以外的其他意外。
　　6. 其他:
患者及家属/监护人意见:
　　本人明白外出的危害包括上述医疗风险及其他不可预知的风险,但本人/患儿仍然坚持外出,本人自愿承担外出的一切风险和后果。

如外出期间发生不良后果,本人在此免除所有医务人员和医疗机构的一切责任。

本人明白医院规定的最长外出时间不超过24小时,逾期未归,自愿按医院规定办理自动出院手续。

本人也被告知外出期间如有意外应该立即与医院急诊科联系,以及可以当场采取的各项紧急措施。

联系电话:　　　　　　　　　**患者签名:**　　　　　　　　　**签名日期:**

如果没有患者签字,是由家属或其他人员代替签字,请说明理由:

　　□病人说明授权　□儿童病人　□昏迷病人　□镇静或麻醉状态病人　□患者与医务人员　□精神疾病病人　□其他情况:

医生陈述:

　　我已经告知患者(家属/监护人)可能发生的不良后果和风险、注意事项,并解答了患者(家属/监护人)相关问题。

　　医生签名:　　　　　　　　　**签名日期:**

见证人:

　　本人见证了该患者(家属/监护人)自愿签署本知情同意书。

　　见证人签名:　　　　　　　　　**签名日期:**

表 10-4　住院病人自行离院责任书示例

科别　消化内科　　　姓名　杨×　　　床号　12　　　住院号＿＿＿＿＿＿

诊断　肝硬化

　　我于2014年9月13日住入消化内科12床,目前正处于住院治疗阶段,病情尚未稳定和康复。主管医、护人员已向我和我的亲属告知了医院有关住院病人应遵守的制度,强调了住院期间不能外出或外宿的原因,并向我们说明了擅自离院可能发生的后果,例如:

1. 院外意外伤害;
2. 病情加重、恶化,严重并发症、感染、出血等;
3. 猝死;
4. 其他严重的不可预料的意外情况;
5. 医保病人因离院所造成的住院费用不报销等。

　　上述情况经本人及家属考虑后,愿意遵守医院规定,对自行离院后可能发生的一切后果责任自负,与科室及医院无关。特签字为凭。

患者签名:杨×　　　联系电话:×××××××　　　告知者签名:张××

家属签名:李×　　　家属与患者的关系:母子　　　签名时间:2008年9月13日16时10分

签名时间:2008年9月13日16时30分

三、住院患者各种风险告知书

1. 跌倒风险告知书　见表10-5。
2. 压力性损伤风险告知书　见表10-6。
3. 保护性约束风险告知书　见表10-7。

表10-5 患者跌倒风险告知书

科室:普通外科胃肠甲乳病区　　床号:3　　姓名:李××　　性别:女　　年龄:76岁　　住院号:

诊断:肠梗阻

尊敬的病友:

　　经评估,您存在跌倒风险,跌倒风险评估为6分,为跌倒高风险人员。为预防跌倒损伤,请配合做好以下工作:

一、家属告知:

　　由于患者是跌倒高风险人员,患者在我院住院治疗需要24小时不间断留陪人。陪护人员必须身心健康,并遵守院规,服从医护人员管理和指导。

二、患者要注意的事项:

1. 下床:当您需要下床时,请先在床上坐5分钟,再把双脚下垂坐5分钟,然后站立5分钟后才开始走动。若感到头晕、虚弱或头痛,请一定要寻求陪人或护理人员的帮忙,不可以自行下床。

2. 走动:请尽量使用拐杖、扶手或其他辅助性设施与设备。行动有困难的患者应请人扶助。当发现地面有水渍时,请告诉工作人员擦干,并避免在有水渍处行走。

3. 如厕:行动不便时请人陪伴,必要时在床上使用便器,如厕后请扶着扶手站起来,站立动作要缓慢,站立5分钟后再开始走动。晚上尽量在床上使用便器。

4. 洗浴:行动不便时请人陪伴,洗浴时请打开排气扇,水温不要过热,洗浴时不要赤脚站在浴缸上,出浴缸时要扶着扶手,洗浴后不要坐在浴缸边缘穿衣物,以防滑倒。病情不允许洗浴者,应改为擦浴。

5. 求助:如有以下情况,请立即呼叫护理人员。

(1) 当您需要任何协助而无家属或陪人在旁。

(2) 如有任何不适时,应卧床休息或停止走动,并立即呼叫护理人员。

(3) 使用床栏者要下床时,请先通知护士将床栏放下,切勿翻越。

6. 衣着:请不要穿过长或大的衣裤。

7. 鞋子:请穿着防滑、适当的鞋子,不要穿松软的拖鞋、袜子、过大的鞋子或打赤脚。

8. 用物:请确定叫人铃、电话和您平时所常用的物品放置于随手可拿到之处。热水瓶请放在固定位置,不要放在床头柜桌面上、床上及通道,热的食物或饮料要放置在远离患者的地方。请把物品尽量收入柜内,以保持走道宽敞。

9. 使用阿普唑仑、左洛复、安定、米唑安定、硝酸甘油(含气雾剂)及部分降压药后请尽量在床上休息。

10. 其他:

三、陪人要注意的事项:

1. 照顾:

(1) 请不要让患者单独活动、独处或离开你的视线。

(2) 患者起床、走动、使用浴厕时,请一定要有家属全程陪伴,必要时请按叫人铃寻求协助。

(3) 患者入睡前或家属离开前请先协助患者上厕所排尿。如患者尿频请多使用床旁便器(如尿壶、便盆或便盆椅)。

(4) 若您有事要短暂外出,请务必告知护士多加巡视协助,并将呼叫铃放在患者伸手可及处。

(5) 鼓励患者穿着防滑拖鞋或鞋子。

(6) 如患者有任何不适或您有需要协助时,请立即告知护理人员,寻求护理人员的帮助。

2. 环境:

(1) 请保持病室清洁、通畅、无障碍物。

(2) 发现地板潮湿或有溢出东西时,请立即告知工作人员清理。

(3) 随时将病床放低到小腿高度。

(4) 任何设施有功能不当时,请立即通知工作人员前往处理。

(5) 晚上睡觉时请开床头灯或洗手台小灯。

3. 自身防护:请注意自身也要注意防跌倒。
4. 其他:

医院会根据病人的病情积极采取相应的预防措施,但由于患者未遵守预防跌倒的注意事项和自身病情或基础条件等不可抗拒因素的影响,经采取预防措施后仍有可能出现跌倒。跌倒一旦发生,可出现软组织挫伤、骨折、颅内出血等并发症,甚至危及患者生命。

一旦发生上述并发症,我们将以高度的责任心,竭尽全力进行处理,为了充分尊重病人或其家属的知情权,特此告知。

本告知书一式两份。医院、患者家属各保留一份。

医生:　　　　　　　　责任护士:刘××　　　　　　　　日期:2021-06-09

我们已经详细了解了跌倒风险的情况,并同意配合医院治疗,如果不幸出现跌倒,我们将表示谅解,并积极配合治疗护理。

患者/家属签名:　　　　与患者关系:　　　　　　　日期:2021-06-09

表 10-6　压力性损伤风险告知书

科室:普通外科胃肠甲乳病区　　床号:3　　姓名:李××　　性别:女　　年龄:76岁　　住院号:
诊断:直肠癌根治术

压力性损伤是由于各种原因导致的皮肤或皮下组织由于压力、剪切力或摩擦力而导致的皮肤、肌肉或皮下组织的局限性损伤,临床上可表现为局部皮肤红色硬结、水疱、溃疡乃至感染,常发生在骨隆突处。

该患者因以下原因或病情等不可抗拒的因素,存在压力性损伤风险:

☑心肺复苏术/生命体征不稳定/心衰　　□脑血管意外/昏迷　　□脊髓损伤　　□骨折/截瘫
□外周血管疾病　　□终末期肾病　　☑恶性肿瘤/恶液质　　□糖尿病/免疫缺陷
☑大手术后/疼痛　　□冬眠/使用冰帽、冰毯　　☑卧床不起/活动受限
□其他:
☑病情需要制动/被动体位/强迫体位　　☑肥胖/消瘦　　□大小便失禁　　☑年龄≥70岁
□皮肤功能减退(失去弹性、血流下降、pH值改变、皮下脂肪丧失)　　☑药物/使用镇静
□其他:

根据 Braden 评分表,现患者评分为12分,属于压力性损伤:
☑高度风险　　□中度风险　　□低度风险

医院会根据病人的病情积极采取相应的预防措施,但由于受患者病情变化和自身基础条件等不可抗拒因素的影响,经采取预防措施后仍有可能出现难免性压力性损伤。压力性损伤一旦发生,经过采取相应的治疗护理措施后,可以痊愈、好转,但也可能受病人病情加重和其他不可抗拒因素影响,压力性损伤进一步加重,出现局部软组织溃烂、坏死、感染等无法痊愈,甚至发生败血症和全身衰竭等危及患者生命。

本告知书一式两份。医院、患者家属各保留一份。

医生:　　　　　　　　责任护士:刘××　　　　　　　　日期:2021-06-09

我们已经详细了解压力性损伤风险的情况,并同意配合医院治疗,如果不幸出现压力性损伤,我们将表示谅解,并积极配合治疗护理。

患者签名:　　　　家属签名:　　　　　　　与患者的关系:
　　　　　　　　　　　　　　　　　　　　　日期:2021-06-09

表10-7 保护性约束风险告知书

科室:普通外科胃肠甲乳病区　　床号:3　　姓名:李××　　姓别:女　　年龄:76岁　　住院号:

尊敬的患者及家属:

　　由于患者病情需要,在我科住院期间为了防止高热、谵妄、昏迷、精神障碍、躁动及危重病人因意识不清而发生坠床、自伤和拔管等意外,确保病人安全,以取得病人配合,确保治疗及护理的顺利进行,而采取保护性约束措施。病人使用约束带的过程中会有一定的危险性,有时难免发生以下护理并发症,及其他难以预料的情况,特向患方对相关风险事项做出告知:

　　1. 尽量在约束时,约束带下放衬垫,并且保持松紧适宜,但由于病人过度躁动不安,效果不佳,肢体不停反抗,皮肤和约束带相互摩擦,难免造成皮肤破损。

　　2. 造成软组织受伤。

　　3. 尽管上述护理并发症概率很低,但目前的护理技术水平不能做到绝对避免发生,但我们将积极采取有效措施尽量避免上述情况发生,一旦发生上述并发症,我们将以高度的责任心,竭尽全力进行处理,为了充分尊重病人或其家属的知情权,特此告知。

　　4. 其他损害。

宣教者:刘××　　　　　　　　　　日期:2021-06-09

患者/家属:　　　　　　　　　　　日期:2021-06-09

四、特殊护理操作知情同意书

(一)书写内容及要求

　　护理操作知情同意书是护理人员在为患者实施特殊、有创的护理操作前,以书面告知的形式向患者或家属说明操作的名称、目的、必要性、主要的操作程序步骤、操作中可能出现的风险、操作后的注意事项等内容,并由患者或其家属签名认可后方可进行护理操作。

　　1. 护理操作知情同意书一般项目:姓名、性别、年龄、科室、床号、ID号、住院号应填写完整,不得有漏项。

　　2. 正文为知情同意内容,包括护理操作名称、目的,操作中可能出现的不适、创伤性、应承担的风险及操作后的注意事项等。

　　3. 签字内容包括护患双方签名,日期必须具体到年月日时分。护方由告知护士签名;患方签名应由患者本人签署,如患者不具备完全民事行为能力,应由其法定代理人签署。如患者因病无法签字时,应由其近亲属签名。近亲属的排序为:配偶、父母、成年子女、祖父母和外祖父母、成年兄弟姐妹。没有近亲属的,由其关系人签字。为抢救患者,在法定代理人或近亲属、关系人无法及时签名的情况下,可由医疗机构负责人或者被授权的负责人签名。如患者与亲属意见不一致,应首先尊重患者本人意见。如因实施保护性医疗措施不宜向患者说明情况的,应由患者近亲属或法定代理人或关系人签署并应及时说明。

(二)示例

　　1. 经外周置入中心静脉导管(PICC)健康教育及同意书　　见表10-8,表10-9。

表10–8　经外周置入中心静脉导管(PICC)患者健康教育

科室＿＿＿＿＿＿　床号＿＿＿＿＿＿　姓名＿＿＿＿＿＿　性别＿＿＿＿＿＿　住院号＿＿＿＿＿＿
诊断＿＿

PICC是指经外周静脉穿刺置入的中心静脉导管,它是一根细小、柔软而弹性良好的静脉输液导管,从肘部或上臂的表浅静脉置入,然后沿着静脉的走向前行,导管最终被送到接近心脏的大血管处。
PICC的优点 1. 用于输液、抽血、输血、输注化疗药及其他刺激大的药物,避免这些药物对外周静脉的刺激与破坏。 2. 既可减少反复静脉穿刺带来的痛苦,又可避免强烈刺激性药物渗出导致的静脉损伤的风险,如静脉炎、肿胀,甚至局部坏死。 3. PICC导管使输液方便、快捷、安全,可在体内留置数周至1年不等。
PICC带管期间的注意事项: 1. 您可以从事一般性的日常工作和家务劳动,但需避免使用置管侧手臂提重物,或做一些反复弯曲手臂的动作。 2. 穿衣指导:平时衣袖不可过紧,穿衣时应先穿穿刺侧,脱衣时应后脱穿刺侧。可用自制饰物或护腕保护肘部。 3. 置管后24小时应减少肢体活动,尽量减少弯肘活动,有利于穿刺点愈合。第二天指导病人行上臂湿热敷,每次20分钟,每天2~3次,预防机械性静脉炎发生。 4. 您可以带管淋浴,但应避免盆浴、游泳等浸泡带管手臂的活动。淋浴前要把穿刺点及管道用塑料保鲜膜包好并缠绕三周,上下边缘用胶布贴紧,以保护贴膜不受潮、不发生卷边、松脱或贴膜下积液,淋浴后检查贴膜下有无进水,如有进水,应请护士更换贴膜。 5. 您在治疗间歇(不用输液时),也要每隔3~7天到医院请医院专业护士对导管维护一次,包括检查穿刺侧上肢局部的皮肤情况、测量臂围、冲洗管腔、更换贴膜及更换肝素帽或正压接头等,并将结果写在"PICC记录表"上。 6. 您每天应按照护士指导的方法测量臂围,记录每次的数值:观察穿刺点周围有无红、肿、热、痛或液体渗出现象。 7. 您如果对透明敷贴,应告诉护士,改用纱布加网套或用弹性绷带固定,同时应相应缩短更换敷料间隔时间,改为24~48小时更换。 8. 请您注意保护好管道外露的部分,以免损伤或将导管拉脱出体外。
如出现以下情况,请及时到原插管医院或就近的医院寻求帮助: □穿刺点渗血不止　　　　　　　　　　□敷料受污染,或贴膜潮湿、卷边、松脱等 □输液不通畅,或输液时上肢疼痛　　　□有寒战、发热现象 □穿刺点处有渗液、脓性分泌物,局部出现红、肿、热、痛,甚至活动障 □导管漏水、回缩、外移、脱出　　　　□置管侧上臂臂围增加超过2cm
紧急情况的处理: 　　万一发生导管断裂或破损,请立即在导管断裂上方或靠近穿刺点处将导管反折,并用胶布固定,立即到医院进一步处理。请将断裂部分的导管一同带到医院。
本人已接受了以上知识,如有疑问会及时拨打咨询电话或直接到医院寻求帮助。
患者/家属签名:　　　　　　　　　护士签名: 　　　　　　　　　　　　　　　　　　　　　　　　　　　　　年　　月　　日

表 10-9　经外周置入中心静脉导管(PICC)同意书

科室_____床号_____患者姓名_____性别_____年龄_____住院号_____
诊断_____

　　PICC 是指经外周静脉穿刺置入的中心静脉导管,它是一根细小、柔软而弹性良好的静脉输液导管,从肘部或上臂的浅静脉置入,然后沿着静脉的走向前行,导管最终被送到接近心脏的大血管处。

PICC 置管术的作用
　　□ 确保一条有效的静脉治疗通路,为安全、及时用药提供保障。
　　□ 减少静脉的反复穿刺,有效地保护外周血管。
　　□ 避免因输注化疗药物、高渗性、刺激性药物和血液制品等引起的表浅静脉损伤,降低药物渗出导致的组织坏死等风险。

PICC 置管的并发症
1. 术中:
　　□ 置管失败　　　　□ 导管未达到预定的置管部位　　　□ 拔除导丝困难
　　□ 导管或导丝折断　□ 血管、神经、淋巴管、肌肉损伤
2. 术后:
　　□ 局部出血及血肿　□ 静脉炎　　　　　　　　　　　　□ 局部及全身感染
　　□ 导管堵塞　　　　□ 导管断裂　　　　　　　　　　　□ 导管异位
　　□ 导管脱出　　　　□ 血栓形成、脱落导致梗塞　　　　□ 置管时间短于预期
　　□ 不能耐受导管
3. 其他意外:
　　□ 心律失常

以上并发症可导致患者:
　　□ 经济损失,增加住院费用　　　　　　　　□ 加重病情,延长住院时间
　　□ 需要手术取出断裂的导管及导丝　　　　　□ 心跳、呼吸骤停

负责谈话的医生或护士签名

　　　　　　　　　　　　　　　　　　　　　　　　　　　　　年　　　月　　　日

　　我们已经详细了解 PICC 置管术的情况,并同意接受 PICC 置管术,如果不幸出现并发症及意外,我们将表示谅解,并积极配合治疗。

　　患者签名:　　　　家属签名:　　　　与患者的关系:
　　　　　　　　　　　　　　　　　　　　　　　　　　　　　年　　　月　　　日

　　说明:谈话内容由本院正式在编的医生或护士向患者及家属详细说明,取得充分的理解后同意后,双方签名负责。

2. 动静脉内瘘穿刺知情同意书　　见表 10-10。

表 10-10　特殊护理操作知情同意书

科别:血透室　　姓名:王×　　性别:女　　年龄:32　　床号:2　　住院号:

临床诊断:
　　慢性肾功能衰竭

护理操作项目名称:
　　动静脉内瘘穿刺术

护理操作目的:
　　为慢性肾功能衰竭患者王×进行血液透析治疗提供血管通路。

护理操作过程中可能出现的情况:
　　1. 穿刺点出血;
　　2. 局部皮下血肿;
　　3. 局部感染;
　　4. 血管栓塞;
　　5. 假性动脉瘤;
　　6. 导管脱出和损坏。

　　尽管护理操作人员严格遵守医疗护理服务职业道德、医疗护理工作制度及操作常规,并及时采取了必要的预防和救治措施,但在进行动静脉内瘘穿刺术过程中仍有可能会发生上述意外,给患者造成不同程度的人身损害和经济损失。患者或家属对知情同意书中的内容已经充分理解并同意使用。双方签名为证。

患者签名:王×　　　　　　　　　　　　　　告知者签名:李×
家属签名:李×　　家属与患者的关系:夫妻　　签名时间:2016 年 2 月 19 日 10 时 00 分
签名时间:2016 年 2 月 19 日 10 时 20 分

3. 输血治疗知情同意书　见表 10-11。

表 10-11　特殊护理操作知情同意书

科别:ICU　　　　姓名:曹×　　　性别:男　　年龄:79　　床号:5　　　住院号:

临床诊断:
　　左侧股骨中段开放性、粉碎性骨折

护理操作项目名称:
　　输血治疗

护理操作目的:
　　术前输血

输血要求:
　　1. 血型:"O"型
　　2. 输血成分:红细胞悬液
　　3. 输血时间:约 2 小时
　　4. 输血量:800 ml

　　输血包括输全血、成分血,是临床治疗的重要措施之一,是抢救急危重患者生命行之有效的手段。护士在输血过程中将遵守输血相关规定,严密观察输血反应。我院使用的血液或其制品已按卫生部有关规定进行检测合格,但由于当前科技水平的限制,在血液或其制品中仍有少数致病因子无法检出。因此,输血仍有某些不能预测或不能防止的输血反应和输血传染病:
　　1. 过敏反应;
　　2. 发热反应;
　　3. 感染病毒性肝炎(乙型肝炎、丙型肝炎等);
　　4. 感染艾滋病、梅毒;
　　5. 感染疟疾;
　　6. 巨细胞病毒或 EB 病毒感染;
　　7. 输血引起的其他疾病。

　　患者本人或亲属经慎重考虑,因病情需要同意输血治疗,对发生与本次输血有关的上述情况(经查实所输血液及制品符合卫生部有关规定的检测标准)表示理解,并不提出医疗纠纷的质疑。双方签名为证。

患者签名:曹×　　　　　　　　　　　　　　　告知者签名:李×
家属签名:曹×　　　患者与家属的关系:父子　　签名时间:2016 年 2 月 20 日 8 时 30 分
签名时间:2016 年 2 月 20 日 9 时 30 分

4. 锁骨下静脉穿刺置管知情同意书　见表10-12。

表10-12　特殊护理操作知情同意书

科别:消化内科　　　姓名:张×　　　性别:女　　　年龄:50　　　床号:5　　　住院号:

临床诊断:
　　肝硬化

护理操作项目名称:
　　锁骨下静脉穿刺置管术

护理操作目的:
　　1. 对长期不能进食患者张×行胃肠外营养支持的一种手段,穿刺留置的导管放置位置较深,保留时间长,不易脱出;
　　2. 当输入大量高浓度溶液或刺激性较强的药物时,由于管腔较粗,血量较多,注入液体随即被稀释,对血管的刺激性较小,可减轻患者的疼痛。

护理操作过程中可能出现的情况:
　　1. 插管过程中造成气胸;
　　2. 穿刺点出血;
　　3. 导管打折。

　　尽管护理操作人员严格遵守医疗护理服务职业道德、医疗护理工作制度及操作常规,并及时采取了必要的预防和救治措施,但在进行锁骨下静脉穿刺置管术过程中仍有可能会发生上述意外,给患者造成不同程度的人身损害和经济损失。患者或家属对知情同意书中的内容已经充分理解并同意使用。双方签名为证。

患者签名:张×　　　　　　　　　　　　　　　　告知者签名:王×
家属签名:王×　　　家属与患者的关系:　夫妻　　签名时间:2017年3月3日15时00分
签名时间:2017年3月3日15时30分

5. 新生儿疫苗接种知情同意书　见表10-13。

表10-13　特殊护理操作知情同意书

科别：产科　　产妇姓名：李×　　性别：女　　年龄：30　　床号：8　　住院号：

接种对象：
　　新生儿

护理操作项目名称：
　　新生儿疫苗接种

护理操作目的：
　　1. 根据《中华人民共和国传染病防治法》《疫苗流通和预防接种管理条例》《预防接种工作规定》的要求，我院负责为在我院出生的李×之女接种第一针乙肝疫苗和卡介苗；
　　2. 疫苗接种可预防新生儿感染乙肝病毒和结核杆菌。

护理操作过程中可能出现的情况：
　　1. 乙肝疫苗接种后可能出现注射部位疼痛、红肿、无菌性脓肿或中、低度发热；
　　2. 卡介苗接种后可能出现淋巴结炎、骨髓炎、全身播散性卡介苗感染。

　　尽管护理操作人员严格遵守医疗护理服务职业道德、医疗护理工作制度及操作常规，并及时采取了必要的预防和救治措施，但在进行新生儿疫苗接种过程中仍有可能会发生上述意外。家长或监护人对知情同意书中的内容已经充分理解并同意使用。双方签名为证。

新生儿母亲签名：李×　　　　　　　　　　　告知者签名：　吴×
家属签名：王×　　家属与产妇关系：夫妻　　签名时间：2016年7月30日15时30分
签名时间：2016年7月30日16时00分

第十一章 护理文书工作流程

一、执行长期医嘱工作流程

见图 11-1。

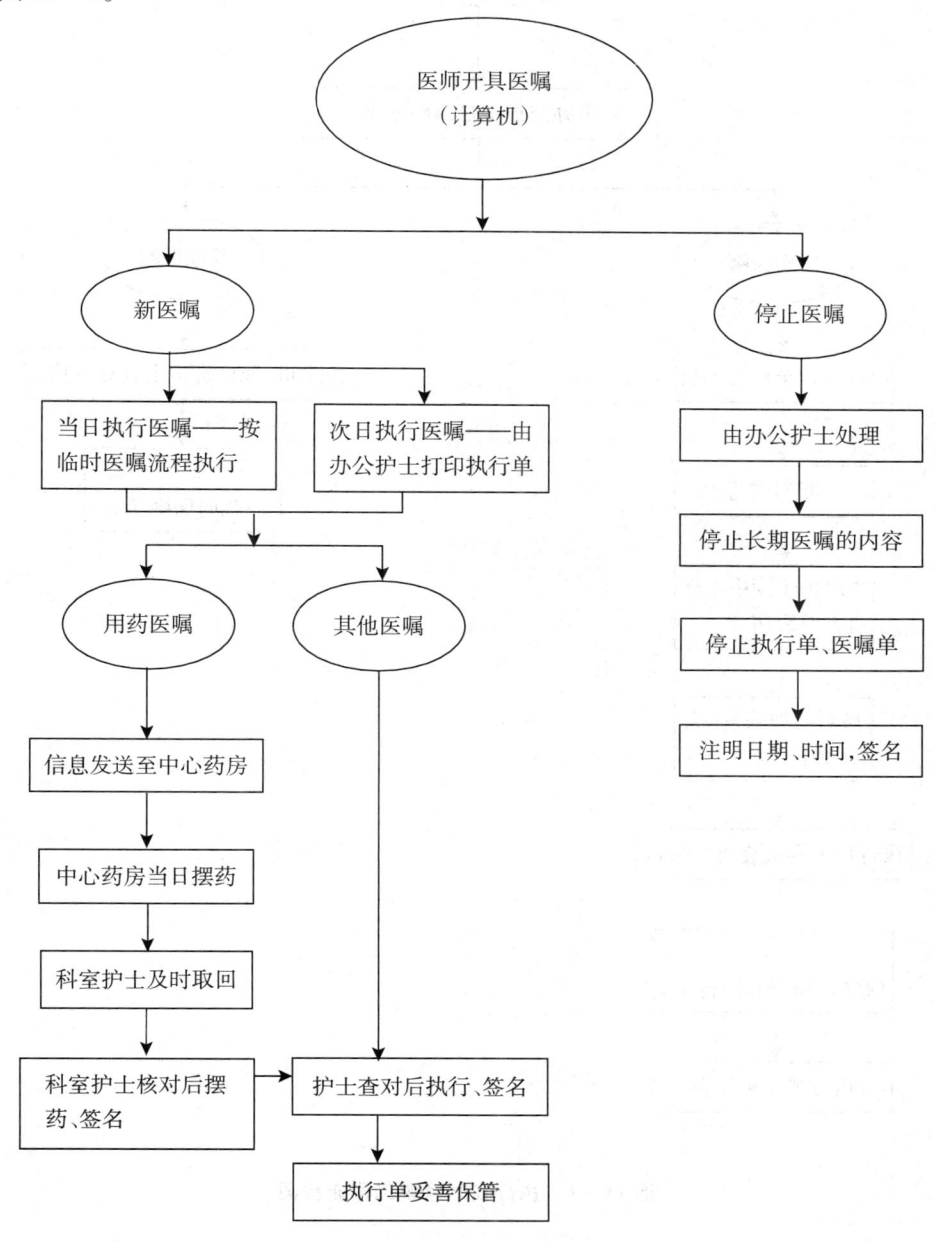

图 11-1 执行长期医嘱工作流程图

二、执行临时医嘱工作流程

见图 11-2。

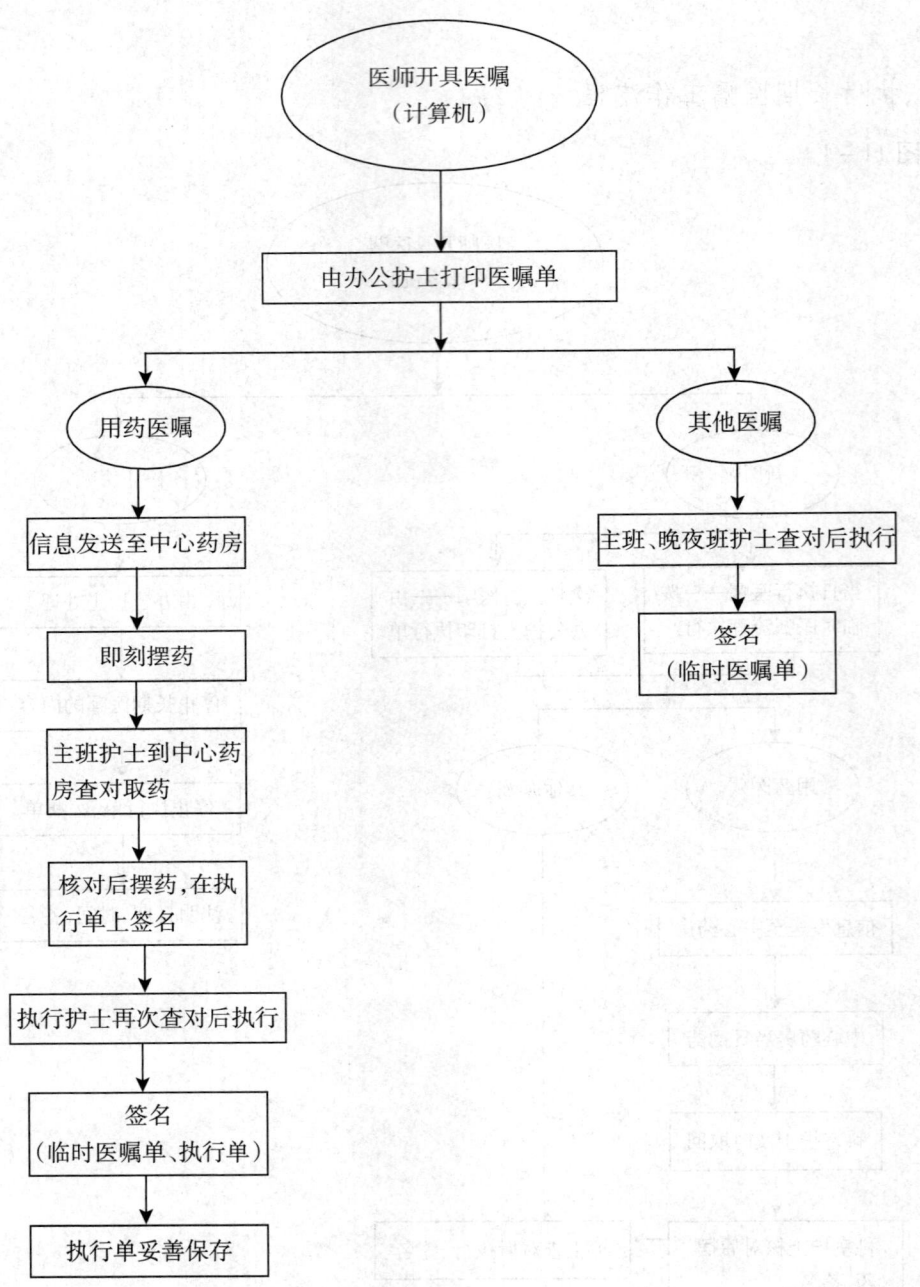

图 11-2 执行临时医嘱工作流程图

三、整体护理病历书写流程

见图 11-3。

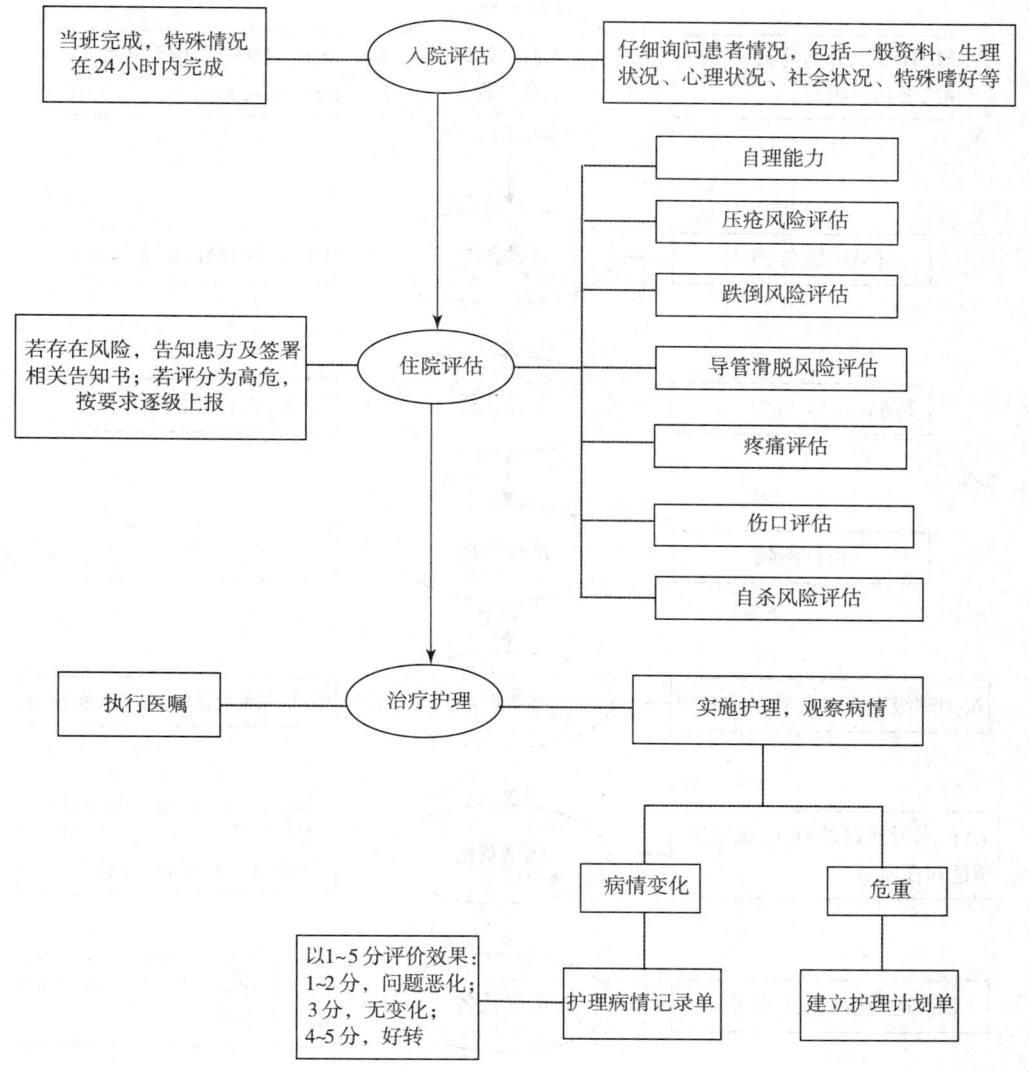

图 11-3 整体护理病历书写流程图

四、护理记录单书写工作流程

见图 11-4。

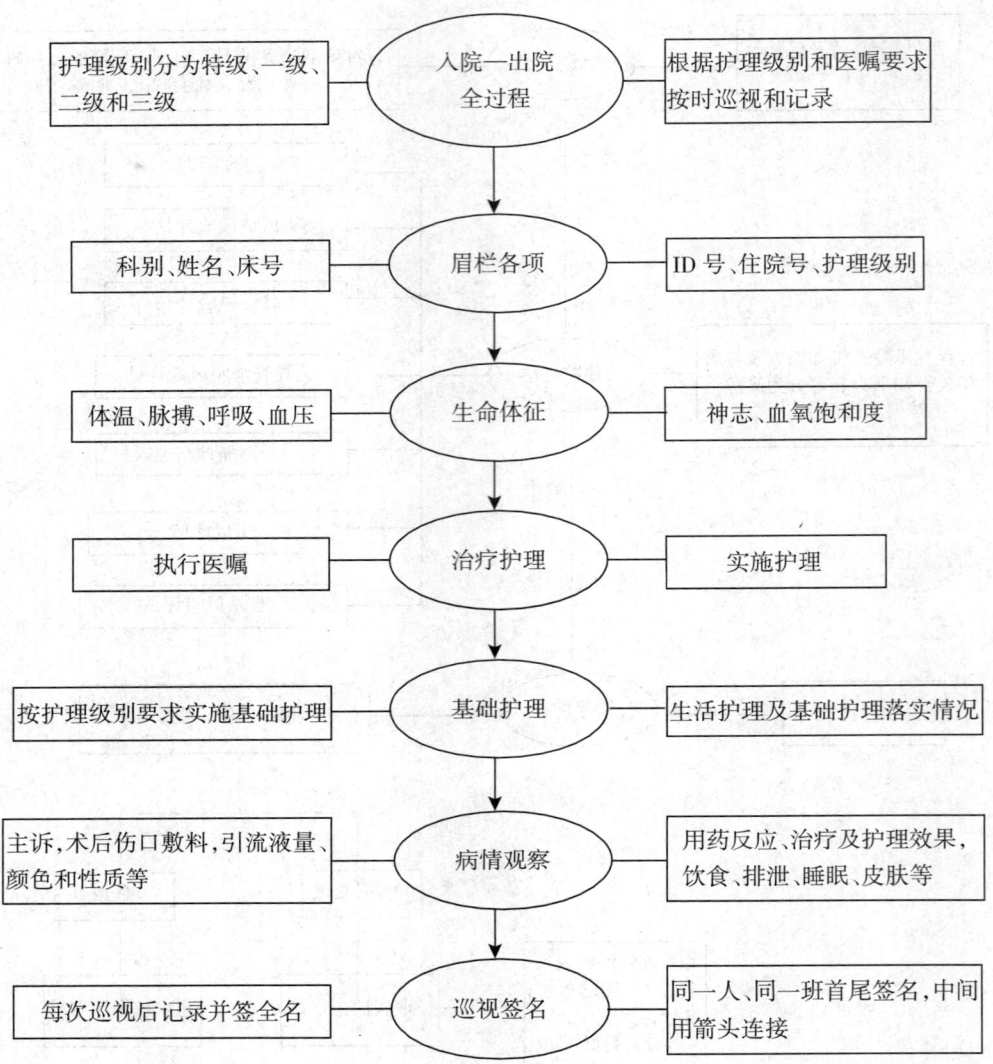

图 11-4　护理记录单书写工作流程图

五、健康教育工作流程

见图 11-5。

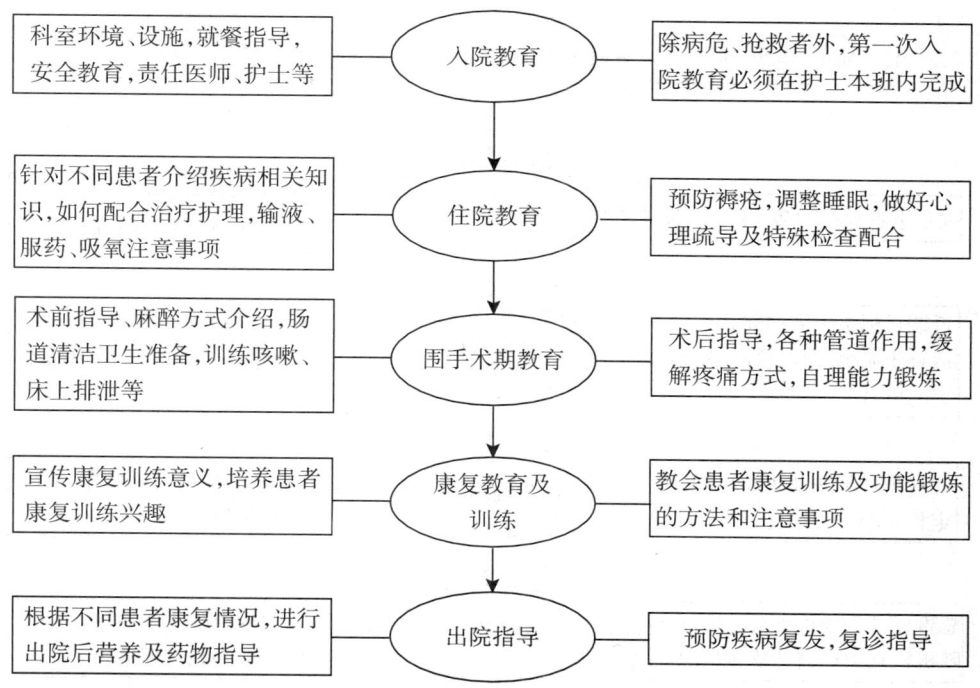

图 11-5 健康教育工作流程图

六、护理计划单制订工作流程

见图 11-6。

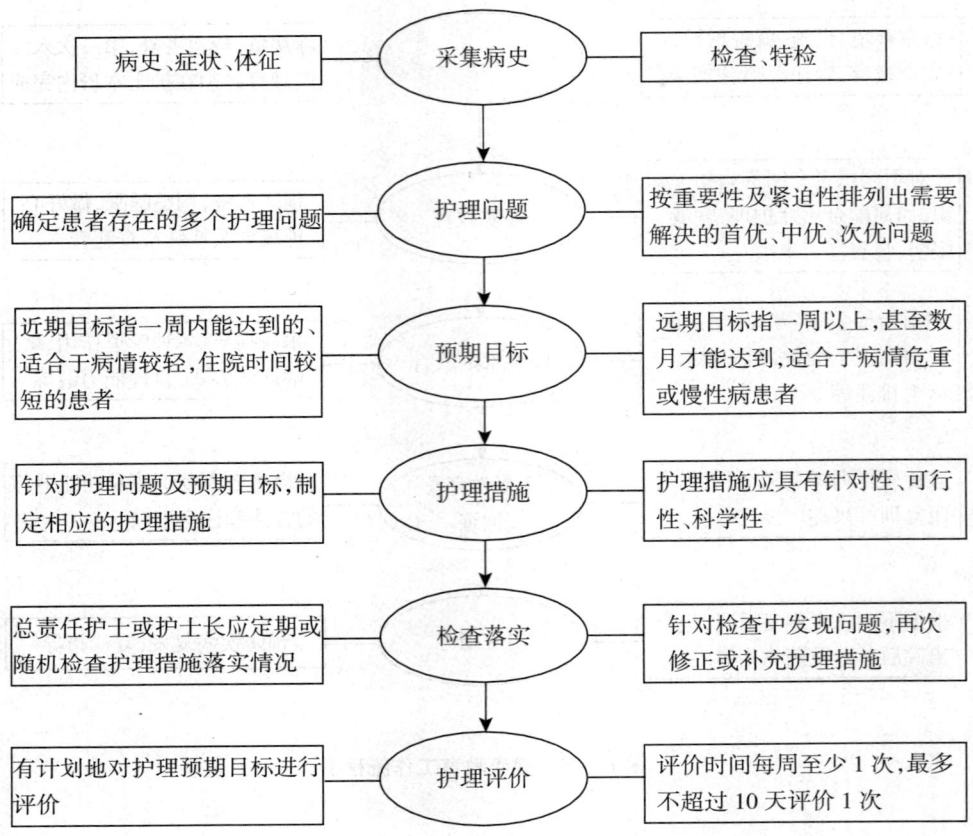

图 11-6 护理计划单制订工作流程图

七、入院患者护理评估工作流程

见图 11-7。

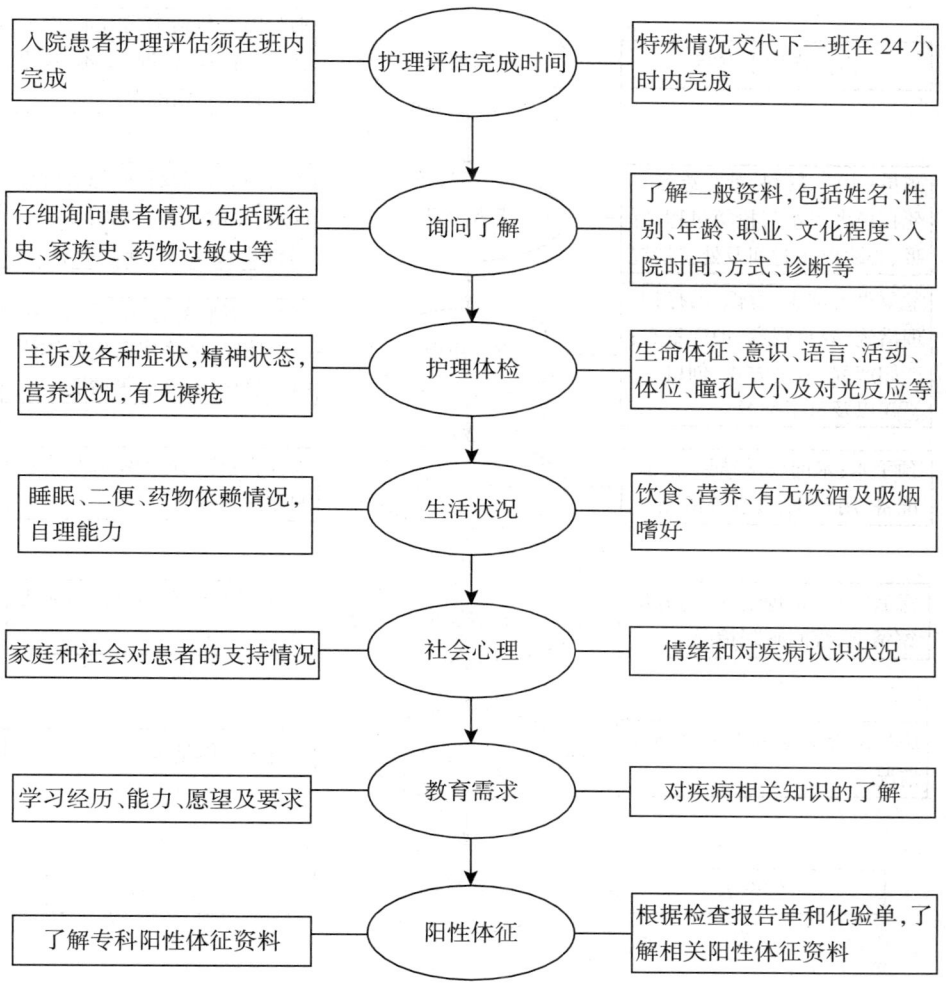

图 11-7 入院患者护理评估工作流程图

八、病区交班报告工作流程

见图 11-8。

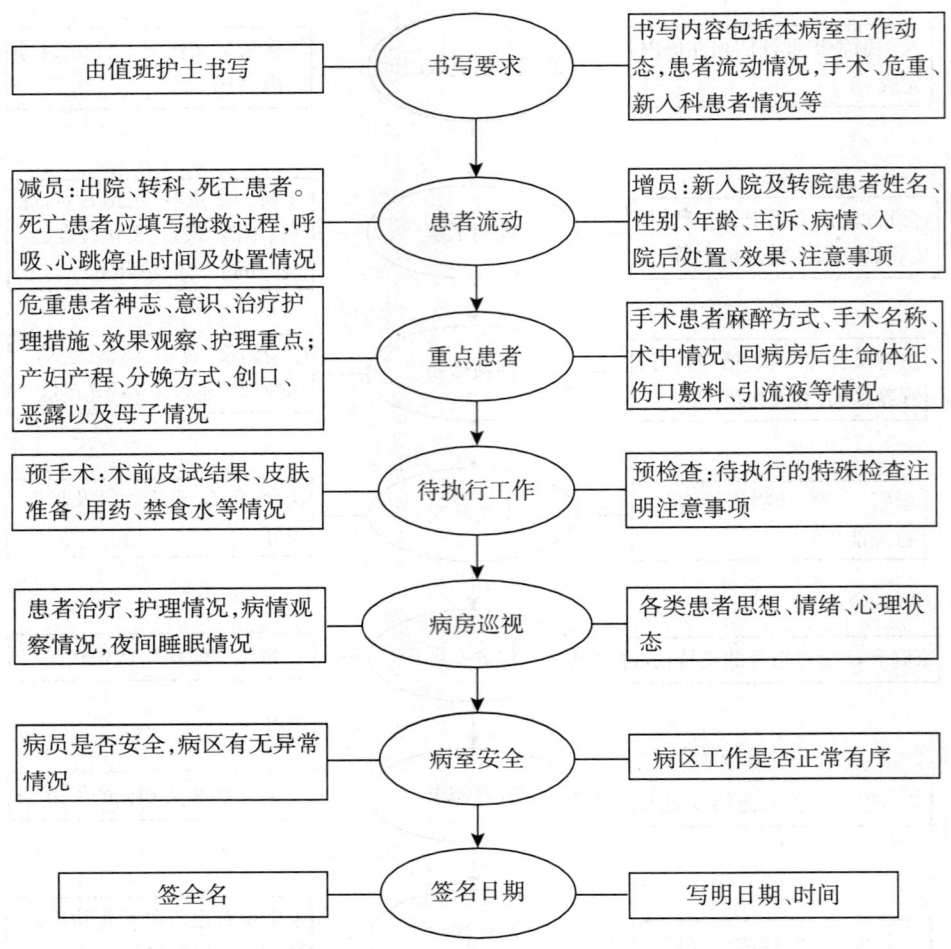

图 11-8 病区交班报告工作流程图

九、护理查房工作流程

见图 11-9。

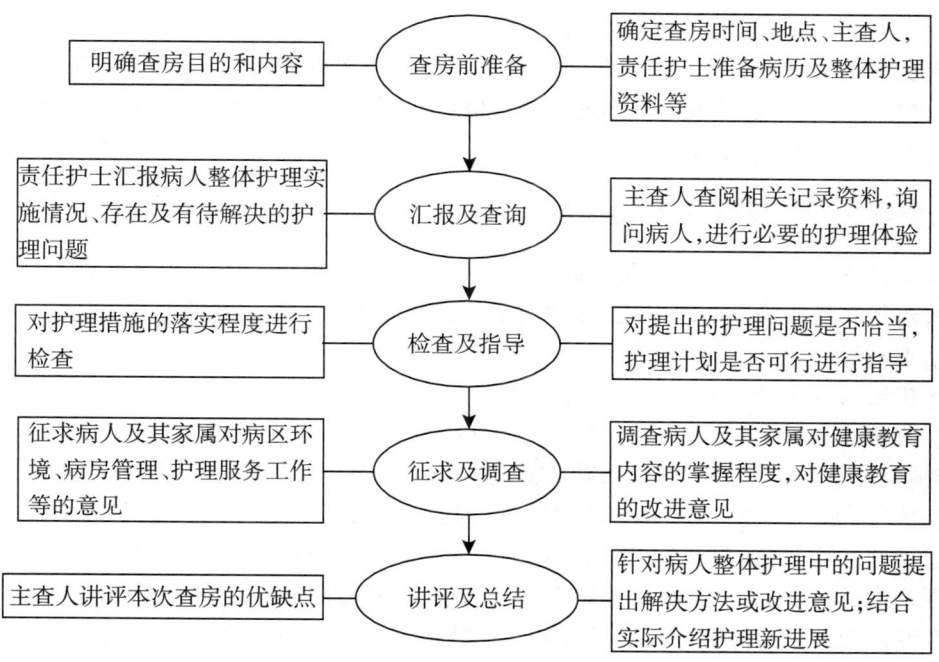

图 11-9　护理查房工作流程图

第十二章　护理文书管理

护理文书是护理人员为病人实施护理服务活动过程中的真实记录,是护理质量的主要组成部分,也是判定法律责任及举证倒置的重要资料。因此加强护理文书管理具有十分重要的意义,是护理管理者的主要职责之一。

一、护理文书书写中存在的问题

1. 医护记录不一致　主要表现在同一时间病程记录不相符。如一例腰椎骨折患者,医师记录患者既往有糖尿病史与输血史,而护士记录为既往体健。就此问题如发生纠纷,会使护方处于非常不利的局面。

2. 护理记录不完整　护理记录内容不连贯,重点不突出,甚至自相矛盾。如一位康复患者中途请假回家休养,体温单上显示"请假",但在护理记录中仍描述患者的生命体征与病情变化;又如阑尾炎患者体温单上显示入院方式为"步行",但在评估表上却为"车入"。护理记录内容不能按"问题—措施—效果评价"程序进行记录,对患者身心问题无连续性评估,不能动态反映患者的病情变化,记录套用一般模式,千篇一律。通过记录看不出有价值的内容,不能体现护理行为,特别是上一个班次对患者实施的治疗和护理措施而在下一个班次出现结果的,下一班次要准确地记录患者的反应过程和变化结果,及进一步采取的护理措施,有时需要连续几个班次记录。如病人16:40p.m.高热给予物理降温,小夜班甚至大夜班的护士都应连续监测体温并准确记录所给予的护理措施,并给予效果评价,而不能只记录体温数值。

3. 护理记录缺失　护理记录缺失主要表现在两个方面:一方面是缺页少项,导致对病人诊疗护理全过程记录不完整,这种情况多发生在转科期间,交接班不严谨;另一方面是护士执行了危重患者护理的医嘱,却没有记载危重患者的记录。此外,少数是患者出院时,质控人员整理病历不认真,导致遗失。

4. 及时性和准确性不够　及时性缺陷主要表现在执行医嘱时间不准确。如医嘱3:00p.m.静推西地兰0.4mg,立即执行,而护理记录为4:00p.m.执行,如发生医疗纠纷可引申为护士没有及时给药,病情得不到有效控制而导致患者死亡。

护理记录不准确,有时为护理级别未按医嘱执行,患者入院医嘱为"一级",而护理记录为"二级";其次是急诊手术患者入院后,无术前准备和进入手术室时间记录;新入院患者时间、病情变化、抢救时间、死亡时间等与医师记录有出入;还有护理记录首页,当班接诊护士不能及时评估,使一般护理记录不能按护理级别要求的频率及时记录,当护士发现一个微小的病情变化时,往往没有记录,有时只作口头交班,容易造成疏忽,以至遗漏,导致医疗纠纷。

5. 客观性欠缺　护士在工作中大多数时间只兼顾了治疗性活动,与患者沟通交流少,忽视患者的情绪与心理变化,甚至忽视阳性体征的发现。记录内容大多为生命体征与生理状况,不能客观反映患者的住院情况、护士所做的工作,所观察的护理资料在护理记录中体现不出。

有的护士对患者的主诉治疗及客观资料描述不具体,缺乏量化指标的客观记录,记录中常使用"尚好""较差""一般""睡眠好""饮食佳"等词汇。

6. 真实性的问题　在检查中有时会发现护理记录的问题集中在人力转抄、补改护理记录等护理文书的资料。出现缺什么、补什么,按自己的需要修改记录的现象,甚至出现一个人的笔迹完成不同班次的护理记录,且有代签名等。有的护士为了追求护理记录形式上的完整或应付检查,对于患者不在病房时,甚至编写护理记录。有的护士为了保证页面的整洁用刀片刮去原有字迹或重新抄写,尤其是对一些关键词句或重要数字的涂改,给人的印象是企图改变或隐匿信息,在医疗事件有争议时,存在着举证不利的缺陷。《病历书写基本规范(试行)》中规定严禁涂改、伪造病历资料。护理记录的客观性和真实性受到了质疑,也必然会降低其法律效力。

二、护理文书的责任制管理

1. 按分工管理　护理文书分为医嘱记录单、体温单、一般患者护理记录单、危重患者护理记录单、病室交班报告、整体护理病历等。

根据护士的实际能力、知识水平、职称、工作年限进行分工,将护理文书记录落实到个人,每人每年负责一项,第二年初进行项目更换。工作满 5 年,具有护师以上职称,日常考评护理文书书写质量较高的护士,可主要负责病室交班报告、一般患者护理记录单、危重患者护理记录单、医嘱记录单、整体护理病历等文字书写类护理文书。工作 3~5 年的护士,护理文书书写质量较高的个人,可负责体温单等符号描画类护理文书。

2. 按职责管理　护士应对护理文书负责,特别是护理文书病情描述不准确、记录不及时以及涂改等原因而引起的护理纠纷,或由于护理文书书写不合格使病区护理成绩受到影响者,均应由护理文书书写护士本人负责。应明确各项护理文书质量控制的职责,每项护理文书的质量控制员,或护师以上人员必须熟练掌握该项护理文书的书写要求及标准,并指导其他护士,积极采取各种质量控制措施,保证所负责的护理文书质量不断提高。

3. 按班次管理　护理文书是护士班班都要做,人人都有责的基础业务性工作,是护士处理日常工作、传递信息、交流经验、协调工作、解决有关问题、具有特定格式的应用文体。采取二级或三级管理后提高每个护士对表格质量把关的自觉性,如下一班为上一班查对,每日小查,每周大查,使护理文书管理形成一个较严密的质量控制系统,以保证其合格率达标。

三、护理文书的质量标准

护理文书的质量标准详见表 12 - 1。

表 12 - 1　护理文书质量标准

项目	合格率
体温单	≥95%
医嘱单	≥95%
护理记录单	≥95%
病室交班报告	≥95%
整体护理病历	≥90%

四、护理文书的质量监控

1. **实行二级或三级管理** 首先组织护士长学习护理文书书写的标准及要求,举办护理文书书写骨干学习班,统一标准和要求,成立护理文书质量检查小组,每月对各病区护理文书进行检查督促,每季末组织检查评分,每次检查结果在护士长例会上进行公布反馈,以促进各病区护理文书质量的提高,推动全院护理文书质量达标。

其次,设有总护士长的医院由总护士长负责对所管科室护理文书实行质量监控。

第三,护士长对本病区护理文书进行质量管理,按照评分标准,组织科内护理人员学习。做到人人学标准、个个讲质量,使之熟练、准确地掌握绘制和书写。护士长每月对各班文书质量进行检查把关,及时纠正不足之处,确保护理文书质量。

2. **建立病区质量控制小组** 在人员分工负责的基础上,以授权的方式,每一项护理文书设立一名质量控制员,所有质量控制员组成质量控制组,形成护士长－质量控制组－质量控制员－护士质量控制的系统,对护理文书进行全方位管理。

3. **抓好环节质量控制** 建立护理文书检查记录本,内容包括:质量控制员随机检查、记录;质量控制员每周定期检查、记录;护士长每周抽查、记录等。建立归档病历护理文书检查本,由办公工作护士对每一份准备归档的护理文书认真检查并登记,统计护理文书的合格率,护士长随时抽查,做到不合格的护理文书不归档。

4. **及时准确地反馈信息** 质量控制员要及时把护理文书质量检查的信息反馈给护士,督导其改正。此外,质量控制员或护士长每周要对所分管护理文书的质量控制情况进行总结,对于经常出错的问题,由质量控制小组进行集体分析,提出可行性的改进措施。

五、护理文书的培训管理

1. **加强学习,提高重要性的认识** 护理文书是护理质量的重要组成部分,是为病人护理服务的真实记录,也是处理医疗纠纷、医疗保障等不可缺少的重要原始依据,具有民法、刑法等法律证据意义。由于护理文书具有严肃性、真实性和科学性,故在一定程度上护理文书的书写规范是履行法律义务而不是简单地完成任务。护理部或护士长应组织护理人员学习相关的法律、法规,提高护理人员对护理文书的重视程度。克服护理文书书写中的缺陷,如护理记录不规范,重做轻记等现象。定期组织全体护理人员学习护理文书内容,使其掌握标准。针对不同年资护理人员知识水平的差异,及护理文书书写中存在随意性等问题,制定各种护理文书模板,以便护士在工作中参照执行。实行举证责任倒置后,护方要对自己的管理范畴、护理措施加以法律的思考。提高护士严格遵守各项规章制度的意识,从法律责任的高度来约束自己的行为。严格执行规章制度和护理技术操作规范,是防止护理纠纷的有效保障。

2. **加强检查评比,推动护理文书达标** 可采取的措施和形式,一是检查评比:不定期抽查,及时发现问题,及时纠正;定期检查评比,促进护理文书达标不断提高。二是在全院病历检查评审中,将病历中的护理文书得分记入每份病历的总分中,直接与病历质量挂钩。三是常办护理表格展览评比,组织护理人员参加学习,互相交流,统一格式和标准。四是可固定 1~2 名高年资护理人员在病案室专门负责病历中护理文书的终末质量控制。

3. **培养护士的临床护理观察能力和记录水平** 护理观察是指在临床工作中积极启动自己的感觉器官,有计划、有目的地考察护理对象的健康状况。通过组织对护理观察内容和观察方法的学习,并进行护理程序、临床观察学、疾病症状学等相关知识的培训,提高护士的专业技术水平,从根本上提高护士评估观察能力和记录水平,是保障护理文书书写质量的重要举措之一。

4. 提高护理管理者的证据意识　在严格要求护士执行规章制度和护理技术操作常规的同时,必须加强证据的收集和管理工作,要创建护理服务的证据系统。如制定统一的、细化的护理操作规程、质量标准、评价办法,规定一些关键操作要留有文字记录。对有创伤性的护理操作,不管病人是否选择做都要在有关记录上签名以示知情同意。在规定时间内开展与住院病人或家属的谈话活动,重要的告知和健康教育内容要在护理记录中体现等。护理过程本身就是一个寻找证据的过程,有了护理服务的证据系统,护理过程中形成的"证据"就能自动进入"系统"管理,护士就不会处于举证困难的被动局面。

5. 妥善保管护理记录,严禁涂改　每种医疗文书都是可能发生的医疗裁决中的证据,因此医嘱记录单、医嘱本、交班报告等都应长期保存。《病历书写基本规范(试行)》中规定,医疗机构应当严格病历管理,严禁任何人涂改病历。书写过程中出现错字时,应当用双线划在错字上,并签署姓名和日期,不得采用刮、粘、涂等方法掩盖或去除原来的字迹。

六、护理文书的风险规范管理

近年来,医疗纠纷的数量急剧增加,其范围的扩大超过了医护人员的思维及工作模式。医疗纠纷一旦告到法院,将直接追究医护当事人的责任。2002 年 4 月 1 日施行的《最高人民法院关于民事诉讼证据的若干规定》,明确规定医疗纠纷的处理实行"举证责任倒置"。这使得护理文书的规范化直接影响护理工作的质量和护士的切身权益,规范护理文书,预防医疗纠纷势在必行。

1. 护士自我保护意识和证据意识需进一步加强　由于学校教育和在职教育缺乏法律知识的教育,护士的法律意识和自我保护意识比较薄弱。长期以来的护理传统使得护士习惯于处于医疗服务的主导地位,护士更多地考虑如何尽快地去解决影响病人健康的根本问题,而忽略潜在的法律问题,对一些可能引发的护理纠纷认识不足,在实际护理过程中忽视证据的收集和管理。当今社会,病人法律意识和自我保护意识日渐增强,在举证责任倒置的新形势下,护士应加强自我保护意识和证据意识。

2. 护士职业的特殊性造成举证困难　护士经常单独值夜班,许多护理行为只有护士和病人两者参与,所有的谈话和操作不可能都能叫病人或家属及时地签字或知情,例如昏迷病人的护理。护理操作的许多环节不是在病房进行,也并无旁证,例如静脉输液的许多操作环节是在治疗室进行。有些护理行为即使有了护理记录,病人也可不认可,例如病人的夜间巡视,床旁记录必然会影响病人休息,虽有巡视记录,但因为护理记录没在床旁公开,没有旁证病人也会不认可。由于护理职业的这些特殊性,出现这样的纠纷时,护方很难证明自己无过错。

3. 护理行为存在高风险　医学的复杂性、双重性、特殊性伴随着每一次的护理行为而存在。医学科学技术含金量高,具有一定的复杂性及风险性,临床上的因果关系很难一目了然。医学又具有双重性,有治病的一面,也有致病的一面。医学的特殊性表现在其服务对象是病人,人具有生物和社会两种属性,而且病人个体间存在很大差异。医学的这些特性伴随着每一次的护理行为。因此,护士在帮助病人恢复健康的同时,也可能造成病人的痛苦。有些护理操作,如为昏迷病人吸痰,通过吸痰能保持呼吸道通畅,防止窒息,但吸痰可能导致心跳、呼吸骤停;深静脉穿刺能给病人营养,减少病人痛苦,但可能出现意外和严重并发症。病人有知情权,但在履行让病人知情义务的同时,也有可能会造成不良后果,而这些不良后果有时是预计不到的。医学的复杂性、双重性、特殊性决定了护理职业具有高风险性,有时候风险和过失不容易区分。因此,护士在护理工作中要严格执行职责、制度、常规,遵守各项规章制度,做好每一项操作,认真记录每一次护理文书,将风险降到最低限度。

七、护理文书的归档管理

卫生部、国家中医药管理局制定的《医疗机构病历管理规定》是护理文书管理的重要依据。护理文书的保存分为两大部分:体温单、医嘱单、护理记录单、手术护理记录单等护理文书是病历的组成部分,住院期间病历放在护士工作站保管,出院病历交病案室管理;另一部分病室交班报告可保存在该科室的库房或资料室,保存时间一般为3~5年。

此外,对整体护理文书的保管,现国家卫生部及有关护理行政部门未做明确规定。2001年4月2日中国人民解放军总后勤部卫生部出版的《医院整体护理规范》中规定:护理评估单及健康教育评价表可随病历归档。

第十三章　战时护理文书书写及登统计工作

战时护理文书书写及登统计工作属于医院医疗统计工作的范畴。它是战时各类医疗机构科学管理的一项重要基础工作,也是卫勤指挥部门从事计划、组织、协调、指挥和控制的决策依据,对指导战伤救治工作具有重大的作用。因此,战时应高度重视并认真做好此项工作。

一、战时护理文书书写及登统计工作的意义

1. 是参战部队各种减员的真实反映　战时医疗统计工作能准确地反映部队发病、减员,伤病员收治的数量,伤情的危重程度,各类伤因、伤情、伤部的统计,伤员的死亡、转归、治疗效果,各医疗机构床位展开数及伤员后送等情况,为部队因战斗发生的伤亡减员或因疾病发生的非战斗减员提供依据。

2. 是合理调配卫生资源的主要依据　各级领导及有关决策部门根据提供的战时医疗统计信息,便于及时掌握战斗伤亡情况,对部队进行调整补充,积极改进,并实施正确组织指挥。卫勤部门根据战伤救治统计的各种资料,合理进行人力、物力、财力资源的调配,保障卫勤系统工作的顺利运行。

3. 是伤员后续治疗的重要资料　1979年对越自卫反击战中据某后方医院2100名伤员的调查,约有14%的伤员未带伤票,有的伤票填写简单、草率,给伤员后续治疗带来很大困难。因此,完善、统一的战时医疗登统计工作,特别是做好伤票、野战病历的填写,是伤病员实施连续性阶梯治疗的重要依据。

4. 是军事医学研究的原始素材　战时医疗统计能及时、准确、详细、全面、客观地反映战伤救治情况,通过分门别类地采集战伤救治的第一手资料,归纳整理,探讨高新技术条件下战伤救治的特点,总结战伤救治正反两方面的经验,可为军事医学科学研究提供重要的有价值的资料及军事科研课题。

二、战时护理文书书写及登统计工作的路径

1. 健全组织,分工明确　由于战时情况紧急,部队行动快,伤员流动大,因而要求医疗统计工作也必须适应战况需要,做到准确、及时、完整。登统计工作繁琐复杂、工作量大,此项工作必须有专人负责,医院应分工院领导或医务部(或处)领导负责组织卫生登统计工作;野战医疗所最好有一名医疗助理员直接负责这项工作,并有熟悉业务的统计员或一名脱产的护士具体负责全所的统计工作;各医疗小组也必须有一名护士兼职负责本组的登记工作,若设有办公护士时,办公护士及护士长要负责做好登记工作;后方医院收治伤员,则要严格按照平战时的要求,做好各项登记,写好战伤病历,记录好伤情观察。科室登记工作,一般由各科室负责;医院的统计工作,由病案室统计员负责;护理工作的数质量统计由护理部负责。

2. 掌握方法,统一表格　战时医疗统计工作必须做到"四统一",即统一使用表格、统一培训人员、统一填写方法、统一保管资料。战时担负救治任务的医疗机构较多,因此战前必须按

统一的伤票、野战病历的要求,对参战医务人员进行培训,掌握正确的填写方法。还可根据各单位实际及战伤救治情况,设计简明扼要、使用方便的登统计表格。

3. 资料采集,准确及时　各种战伤救治资料的认真填写,是搞好登统计工作的基础。病历记载要突出战伤救治特点,对典型病例要及时摄影,留取标本,珍惜原始资料。战伤治疗告一段落后,要及时组织人员小结,从多角度、多层面进行总结,并及时反馈回战伤救治工作中,使战伤救治水平在实践中不断提高。

4. 综合分析,及时反馈　战时护理工作的各种资料,要注意按月收集整理,护理部或护士长要定期对战时护理资料进行检查核对,加强指导及管理。各科室护理资料每月要汇总,属于病案室保管或者上交护理部的资料,整理后逐月按时上交。护理部针对汇总的战时资料,按季度及年度进行归类分析,从中找出对全院战伤救治工作具有指导意义的经验和规律。

5. 科学管理,存档规范　战时医疗资料是战伤救治工作总结的基础,应按有关规定进行贮存、保管,通常交医疗机构资料室或医院病案室统一管理。按照国家《科学技术档案工作条例》规定:"各单位都要按照集中统一管理科技档案的基本原则,建立、健全科技档案工作,达到科技档案完整、准确、系统、安全和有效利用的要求。"各单位应集中全部战伤病历、分类登记,并进行建册、登记、索引编目、装订以及保管工作。其次,对战时医疗资料要注意保密的安全管理,并注意防火、防丢、防潮、防鼠、防虫。战时医疗资料一般不能外借,因科研、教学等需要时须经有关部门及领导批准,用完后应及时收回借阅的战伤病历及有关资料。

三、战时护理文书的书写

(一) 伤票

伤票是战时最基本、最主要的医疗文件,是医疗救护记录。按我军规定,伤票由首次急救军医开始填写,如遗漏或伤员未经过现场急救则由上级救治机构补填,伤员到达团及兵种旅级单位救护所检伤时,应当完成伤票填写内容。伤员均应填写伤票。

1. 伤票的优点

(1) 填写速度快:伤票采用复写方法填写,填写一张伤票仅需3～4分钟,1小时可填写15～20张,如果检伤的军医和负责填写伤票的护士能事前做好准备,填写时间还可以缩短。

(2) 便于填写:项目简单,不受任何环境条件的限制。

(3) 便于携带:伤票幅面小,伤员可以随身携带。

2. 书写内容及要求

(1) 填写伤票用圆珠笔,置蓝色复写纸于伤票存根和伤票之间,填写时要用力适当,保证复写在伤票上的字迹清楚。

(2) 凡有下划线"＿＿＿"的地方,填写具体名称和内容。

(3) 凡没有下划线"＿＿＿"的项目,应选择相应内容用"○"标出。

(4) 伤病员 ID 号是指伤病员在信息系统中的唯一编码,其编码方法按照平时医疗卡 ID 号编码方法或采用全军统一的军人 ID 号。

(5) "其他"项目,可在后边横线上填写具体名称。

(6)当伤员后送时,将伤票放入伤员"医疗后送袋"随伤员后送,填写机构留复写存根。

(7)伤票背面由团(含)或相当团以后各级救治机构填写,如无医疗处置则只填到达该机构的时间和后送时间。

(8)由伤员治疗终结救治机构负责收集伤票并按规定上交。

3. 式样　见表13-1。

(二)野战病历

野战病历是野战条件下供记录医疗救护情况使用的战时医疗文件。每份野战病历由下述各部分组成,排列的先后顺序为:①野战病历首页;②体温脉搏记录;③伤(病)情变化及处置记录;④手术麻醉记录(存根);⑤手术麻醉记录。以上应装订成册。对每名接受手术的伤员填写手术麻醉记录(存根)和手术麻醉记录,在手术室用复写纸填写,填写后"存根"由医院撕下自存,整个野战病历随伤员后转。

1. 病历大小　26.3cm×13.3cm,三折后和伤票对折后一样大,折后可放入左上衣袋里。

2. 式样　见表13-2。

(三)医疗后送文件袋

医疗后送文件袋是盛装伤票和野战病历的纸袋,从团、兵种旅及相当救治机构开始使用,随伤病员后送。

1. 使用要求

(1)医疗后送文件袋正面有"伤""病"两个大字(是伤员用"/"符号划去"病"字,是病员用"/"符号划去"伤"字),记载有伤病员及后送简要情况。

(2)医疗后送文件袋制作尺寸以能盛装三折后的野战病历和对折后能插入军装上衣左口袋为宜,医疗后送文件袋破损后须装入新袋内一同后送,医疗后送文件袋及袋中文件均由最终救治机构负责收集保存,并按规定上交。

2. 式样　见表13-3。

表 13－1 伤票式样

| 紧急处置 | | 放射沾染 |

伤票存根

ID 号＿＿＿＿＿＿＿＿＿＿ 姓名＿＿＿＿＿＿＿＿＿ 性别：男、女　　　　年龄＿＿＿＿＿＿

部别＿＿＿＿＿＿＿＿＿＿＿＿＿

职务＿＿＿＿＿＿ 军衔＿＿＿＿＿＿

负伤地点：＿＿＿＿＿＿＿＿＿＿＿

负伤时间：＿＿年＿月＿日＿时＿分

到达时间：＿＿月＿日＿时＿分

| 1. 战　　伤 |
| 2. 非 战 伤 |
| 1. 自　　救 |
| 2. 互　　救 |
| 3. 卫　　救 |
| 4. 未 处 理 |

分类：

一、伤部：1. 头部　2. 面部　3. 颈部　4. 胸（背）部　5. 腹（腰）部及骨盆（会阴）

　　　　　6. 脊柱脊髓　7. 上肢　8. 下肢　9. 多发伤　10. 其他＿＿＿＿＿＿

二、伤类：1. 炸伤　2. 枪弹伤　3. 刃器伤　4. 挤压伤　5. 冲击伤　6. 撞击伤　7. 烧伤

　　　　　8. 冻伤　9. 毒剂伤　10. 电离辐射伤　11. 生物武器伤　12. 激光损伤

　　　　　13. 微波损伤　14. 复合伤　15. 其他＿＿＿＿＿

三、伤型：1. 贯通伤　2. 穿透伤　3. 非贯通伤　4. 切线伤　5. 皮肤及软组织伤（擦、挫、

　　　　　撕裂、撕脱伤）　6. 骨折　7. 断肢和断指（趾）　8. 其他＿＿＿＿＿＿

四、并发症：1. 大出血　2. 窒息　3. 休克　4. 抽搐　5. 气胸　6. 截瘫　7. 气性坏疽

　　　　　　8. 其他＿＿＿＿＿＿

五、伤势：1. 轻　2. 中　3. 重　4. 危重

| 隔离 | | 染毒 |

(续表)

处置：

一、抗感染

1. 破伤风类毒素 ＿＿＿＿＿＿＿＿＿＿＿＿＿＿＿毫升

2. 破伤风抗毒血清 ＿＿＿＿＿＿＿＿＿＿＿＿＿＿单位

3. 药名＿＿＿＿＿＿＿＿＿＿＿剂量 ＿＿＿＿＿＿＿

　　　＿＿＿＿＿＿＿＿＿＿＿剂量 ＿＿＿＿＿＿＿

二、抗休克

1. 输血（血型＿＿＿＿型） ＿＿＿＿＿＿＿＿＿＿毫升

2. 输液　名称＿＿＿＿＿＿＿＿，＿＿＿＿＿＿＿＿毫升

3. 止痛　药名＿＿＿＿＿＿＿＿，剂量＿＿＿＿＿＿时间＿＿＿＿

4. 吸氧　5. 抗休克裤　6. 其他＿＿＿＿＿＿＿＿

三、紧急手术

1. 气管切开　2. 血管结扎　3. 开放气胸封闭

4. 血气胸闭式引流　5. 导尿

6. 耻骨上膀胱穿刺　7. 其他

后送：

一、时间：＿＿月＿＿日＿＿时＿＿分，送往 ＿＿＿＿＿＿＿＿＿＿＿＿＿＿

二、方式　1. 步行　2. 担架　3. 汽车　4. 救护车　5. 列车

　　　　　6. 直升机　7. 运输飞机　8. 救护艇　9. 卫生运输船

　　　　　10. 医院船　11. 回程空车　12. 其他

三、体位　1. 坐　2. 半卧　3. 卧　4. 侧卧（左右）

(续表)

| 紧急处置 | | 放射沾染 |

伤 票

ID 号_____ 姓名_____ 性别:男、女 年龄_____

部别_____

职务_____ 军衔_____

负伤地点:_____

负伤时间:____年__月__日__时__分

到达时间:____月__日__时__分

| 1. 战　　伤 |
| 2. 非 战 伤 |
| 1. 自　　救 |
| 2. 互　　救 |
| 3. 卫　　救 |
| 4. 未 处 理 |

分类:

一、伤部:1. 头部　2. 面部　3. 颈部　4. 胸(背)部　5. 腹(腰)部及骨盆(会阴)

　　　　6. 脊柱脊髓　7. 上肢　8. 下肢　9. 多发伤　10. 其他_____

二、伤类:1. 炸伤　2. 枪弹伤　3. 刃器伤　4. 挤压伤　5. 冲击伤　6. 撞击伤　7. 烧伤

　　　　8. 冻伤　9. 毒剂伤　10. 电离辐射伤　11. 生物武器伤　12. 激光损伤

　　　　13. 微波损伤　14. 复合伤　15. 其他_____

三、伤型:1. 贯通伤　2. 穿透伤　3. 非贯通伤　4. 切线伤　5. 皮肤及软组织伤(擦、挫、

　　　　撕裂、撕脱伤)　6. 骨折　7. 断肢和断指(趾)　8. 其他_____

四、并发症:1. 大出血　2. 窒息　3. 休克　4. 抽搐　5. 气胸　6. 截瘫　7. 气性坏疽

　　　　　8. 其他_____

五、伤势:1. 轻　2. 中　3. 重　4. 危重

| 隔离 | | 染毒 |

（续表）

处置：

一、抗感染

1. 破伤风类毒素 _____毫升
2. 破伤风抗毒血清 _____单位
3. 药名_____剂量_____
   _____剂量_____

二、抗休克

1. 输血（血型_____型） _____毫升
2. 输液　名称_____，_____毫升
3. 止痛　药名_____，剂量_____时间_____
4. 吸氧　5. 抗休克裤　6. 其他_____

三、紧急手术

1. 气管切开　2. 血管结扎　3. 开放气胸封闭
4. 血气胸闭式引流　5. 导尿
6. 耻骨上膀胱穿刺　7. 其他

后送：

一、时间：____月____日____时____分，送往_____

二、方式　1. 步行　2. 担架　3. 汽车　4. 救护车　5. 列车
　　　　　6. 直升机　7. 运输飞机　8. 救护艇　9. 卫生运输船
　　　　　10. 医院船　11. 回程空车　12. 其他

三、体位　1. 坐　2. 半卧　3. 卧　4. 侧卧（左右）

(续表)

团(含)以后救治机构处置记录

到达机构名称 _____ 时间____月____日____时____分
主要处置：
后送时间____月____日____时____分　　　　　　　　　　军医_____
到达机构名称 _____ 时间____月____日____时____分
主要处置：
后送时间____月____日____时____分　　　　　　　　　　军医_____
到达机构名称 _____ 时间____月____日____时____分
主要处置：
后送时间____月____日____时____分　　　　　　　　　　军医_____

终结救治机构　　　　　　　　　　最后诊断_____

治疗结果_____ 转归_____

军医_____ ____年____月____日

——引自中国人民解放军总后勤部卫生部《战伤救治规则》(2006版)

表 13-2　野战病历式样

野战病历首页

ID 号＿＿＿＿＿

填写单位＿＿＿＿＿　　　　　　　　　　　　　住院号＿＿＿＿＿

姓名＿＿＿＿　性别：男、女　　年龄＿＿岁　　家庭住址＿＿＿＿＿＿＿＿＿血型＿＿＿型
部别＿＿＿＿＿＿＿　　　　职务＿＿＿＿　　军衔＿＿＿＿　　民族＿＿＿＿
入伍年月＿＿＿＿＿　　　是否党(团)员＿＿＿＿＿＿　　　病史来源：自述　他述
入院日期＿＿年＿＿月＿＿日＿＿时　　　　　　首次抢救方法：自救、互救、卫救、未包扎

主诉(包括负伤时间、地点等)：
现病史(包括伤时体位等)：前线抢救摘要：

（折叠线）

查体：
1. 伤部：(写出伤部并在图上标示)

（折叠线）

2. 伤类：炸伤　　枪弹伤　　刃器伤　　挤压伤　　冲击伤　　撞击伤　　烧伤　　冻伤
　　　　　毒剂伤　　电离辐射伤　　生物武器伤　　激光损伤　　微波损伤　　复合伤
　　　　　其他＿＿＿＿＿

3. 伤型：贯通伤　　穿透伤　　非贯通伤　　切线伤　　皮肤及软组织伤(擦伤、挫伤、
　　　　　撕裂伤、撕脱伤)　　骨折　　断肢和断指(趾)　　其他＿＿＿＿＿

4. 并发症等：大出血　　窒息　　休克　　抽搐　　气胸　　截瘫　　气性坏疽　　其他＿＿＿＿＿

5. 伤势：　　轻　　　中　　　重　　　危重

注：野战病历从团及兵种旅级救护所开始使用。用于本级救治机构留治的轻伤病员和暂时留治观察的危重伤病员，凡填写了野战病历的伤病员，则伤票背面救治机构处置栏可不填写

(续表)

体温、脉搏记录

住院号_____

伤病后日数											
日／月											
时间											
脉搏 (次/分)	体温 (℃)										
150	41										
130	40										
110	39										
90	38										
70	37										
50	36										
呼吸(次/分)											
大便次数											
小便次数											
尿量(ml)											
血压(mmHg)											

(续表)

伤(病)情变化及处置记录

姓名_____ 住院号_____

____月____日　伤(病)情补充记录

诊断：　　　　　　　　　　　　　　　　　　　　　　　　　　　军医_____

（折叠线）

____月____日	伤(病)情变化及处置记录
	军医_____

（折叠线）

____月____日	伤(病)情变化及处置记录
	军医_____

(续表)

手术麻醉记录(存根)

住院号_____

姓名_____ 性别:男、女 年龄_____ 部别_____ 职务_____ 军衔_____ 民族_____

入院日期___年___月___日___时　　　　　　手术时间___月___日___时

术前诊断 _____

手术名称 _____

麻醉前用药及有关处理 _____

休	轻	中	重	危重
	术前		术中	术后
克	失血		中毒	混合

手术麻醉总时间___时___分　手术种类:大　中　小

麻醉方法_____　　麻醉药名及用量_____

(折叠线)

麻醉时记录:

时间 （时、分）	时				时				时			
	分	分	分	分	分	分	分	分	分	分	分	分
血压(mmHg)												
脉搏(次/分)												
呼吸(次/分)												
术中输血输液及用药												

(折叠线)

麻醉并发症(术中、术后)及意外 _____

手术中所见及术中处理 _____

术后诊断 _____

术者_____　　麻醉者_____　　洗手护士_____

(续表)

手术麻醉记录

住院号_____

姓名_____ 性别:男、女 年龄_____ 部别_____ 职务_____ 军衔_____ 民族_____

入院日期____年____月____日____时　　　　　　　　　手术时间____月____日____时

术前诊断 _____

手术名称 _____

麻醉前用药及有关处理 _____

休	轻	中	重	危重
	术前		术中	术后
克	失血	中毒		混合

手术麻醉总时间____时____分　手术种类:大　中　小

麻醉方法_____　　麻醉药名及用量 _____

(折叠线)

麻醉时记录:

时间 (时、分)	时				时				时			
	分	分	分	分	分	分	分	分	分	分	分	分
血压(mmHg)												
脉搏(次/分)												
呼吸(次/分)												
术中输血输液 及用药												

(折叠线)

麻醉并发症(术中、术后)及意外 _____

手术中所见及术中处理 _____

术后诊断 _____

术者_____　　麻醉者_____　　洗手护士_____

——引自中国人民解放军总后勤部卫生部《战伤救治规则》(2006 版)

表13-3 医疗后送文件袋

医疗后送文件袋(正面)

| 伤 | | 病 |

ID 号＿＿＿＿＿＿ 姓名＿＿＿＿

<u>医疗后送文件袋</u>

部职别＿＿＿＿＿＿＿＿＿＿＿＿＿＿ 军衔 ＿＿＿＿＿＿＿＿＿

诊断＿＿＿＿＿＿＿＿＿＿＿＿＿＿ 后送方式 ＿＿＿＿＿＿＿＿＿

送往何处 ＿＿＿＿＿＿＿＿＿＿＿＿＿＿＿＿＿＿＿＿＿＿＿

特殊注意事项 ＿＿＿＿＿＿＿＿＿＿＿＿＿＿＿＿＿＿＿＿＿

＿＿＿＿＿＿＿＿＿＿＿＿＿＿＿＿＿＿＿＿＿＿＿＿＿＿＿＿

填写单位＿＿＿＿＿＿＿＿＿＿ 填写人＿＿＿＿＿

填写日期＿＿＿年＿＿＿月＿＿＿日

医疗后送文件袋(背面)

⊙

_____

⊙

从 _____ 来

到达日期 _____

送往 _____

离开日期 _____

填写单位 _____ 填写人 _____

从 _____ 来

到达日期 _____

送往 _____

离开日期 _____

填写单位 _____ 填写人 _____

——引自中国人民解放军总后勤部卫生部《战伤救治规则》(2006版)

四、战时护理登统计工作

护理登统计表是表达护理工作数量资料的一种重要工具,无论战时或平时的积累资料、整理资料及分析资料都要利用它。下面介绍护理登统计制度和几种战时常用护理的登记表和统计表,仅供参考。

(一)护理登统计制度

1.填报单位应相对固定填报表人员,科室可由护士长负责,医疗所等医疗机构单位由医疗或护理助理员负责。

2.填写字迹要清晰,各项内容要填写完整,不漏项、缺项,数据务必核实准确。

3.妥善保管各种登统计资料,不得损坏和丢失,不得随意外借和任意涂改。登统计的软盘,填报人员应注意确保数据准确无误并做好备份。

(二)常用护理登记表

1.伤病员登记簿　见表13-4。

表13-4　伤病员登记簿

入院日期	住院号	姓名	伤病员部别	性别	年龄	职务军衔	籍贯	诊断	出院日期	死亡日期	住院天数	伤员去向	治愈	好转	无效	未治	其他	转至何院

2.伤病员住院卡片　见表13-5。

表13-5　伤病员住院卡片

姓名＿＿＿＿＿＿＿＿＿＿＿＿

性别＿＿＿＿＿　年龄＿＿＿＿＿

入院日期＿＿＿＿＿＿＿＿＿＿

诊断＿＿＿＿＿＿＿＿＿＿＿＿

住院号＿＿＿＿＿＿＿＿＿＿＿

3.伤病员流动情况日报表　见表13-6。

表13-6　伤病员流动情况日报表

科别:　　　　　　　　　日期:　　　　　　　　　填表人:

原有伤病员人数＿＿＿＿＿　病危＿＿＿＿＿　一级护理＿＿＿＿＿

增　加　数＿＿＿＿＿　其中新入＿＿＿＿＿　转入＿＿＿＿＿

减　少　数＿＿＿＿＿　其中出院＿＿＿＿＿　转出＿＿＿＿＿　死亡＿＿＿＿＿

现有伤病员人数＿＿＿＿＿　病危＿＿＿＿＿　一级护理＿＿＿＿＿

第十三章 战时护理文书书写及登统计工作

4. 战时护理工作数量登记 见表13-7。

表13-7 战时护理工作数量登记表

时间	输液	输血	皮试	肌注	导尿	膀胱冲洗	备皮	更换敷料	冲洗会阴	翻身	雾化吸入	口腔护理	褥疮护理
合计													

注：各项护理工作按人次/天计

科室_____ 登记人_____

5. 输血输液反应登记 见表13-8。

表13-8 输血输液反应登记表

时间	伤病员姓名	诊断	输血	输液	反应程度			反应原因				部门责任者
					轻	中	重	热原	溶血	过敏	污染	其他	

输血总人数：　　　　　输液总人数：

科室_____ 登记人_____

6. 伤员手术情况登统计 见表13-9。

表13-9 伤员手术情况登记表

日期	伤员姓名	年龄	性别	住院号	床号	手术历时	术前诊断	术后诊断	病理诊断	手术名称	术者	麻醉方式	麻醉者	术中情况	登记人

7. 危重伤病员抢救情况登记　见表 13-10。

表 13-10　危重伤病员抢救情况登记表

科室＿＿＿＿

姓　名	住院号	诊　　断	抢救结果		抢救时间		登记人
			成功	死亡	日/月至日/月	小时数	

8. 伤病员护理差错及并发症登记　见表 13-11。

表 13-11　护理差错及并发症登记表

科别＿＿＿＿

时间	责任者姓名	伤病员姓　名	差错（或并发症）内　容	性质	处理情况	登记人

（三）常用护理统计表

1. 伤病员治疗结果统计表　见表 13-12。

表 13-12　伤病员治疗结果统计表

时间	科别	出院人数	治疗结果人数						住院总天数	平均住院天数	治愈者住院总天数	治愈者平均住院天数
			治愈	好转	无效	死亡	未治	其他				

填表人＿＿＿＿　填表时间＿＿＿＿

2. 护理工作统计表　见表 13-13。

表 13-13　护理工作统计表

时间	科别	输液	输血	皮试	肌注	导尿	膀胱冲洗	备皮	更换敷料	冲洗会阴	翻身	雾化吸入	口腔护理	褥疮护理	合计

注：各项护理工作按人次统计

填表人_____　填表时间_____

3. 出院伤病员护理数质量统计表　见表 13-14。

表 13-14　出院伤病员护理数质量统计表

时间	科别	出院人数	重症监护（天）	特护（天）	一级护理（天）	院感（人次）	手术并发症（人次）	褥疮发生（人次）	输血反应（人数）	输液反应（人数）

填表人_____　填表时间_____

4. 出院伤病员手术情况统计表　见表 13-15。

表 13-15　出院伤病员手术情况统计表

时间	科别	各类手术例数				出院人数	手术率（%）	手术并发症（人次）	手术并发症发生率（%）
		大	中	小	计				

填表人_____　填表时间_____

第十四章　护理文书相关制度

一、执行医嘱制度

1. 医师开出医嘱后,护士应按规定处理医嘱。医嘱必须由医师书写并签名方可执行。如发现医嘱有可疑之处,及时向医师提出,不得盲目执行。

2. 严格执行查对制度。确认医嘱准确无误后方可执行。

3. 严格、准确执行医嘱,不得擅自更改;严格遵守操作规程,防止差错发生。

4. 长期医嘱执行时间一般安排如下:

Qd	8:00			
Bid	8:00	20:00		
Tid	8:00	12:00	16:00	
Qid	8:00	12:00	16:00	20:00
Q4h	8:00	12:00	16:00	20:00　24:00　4:00
Q6h	8:00	14:00	20:00	2:00
Q8h	8:00	16:00	24:00	

5. 医嘱执行后,执行者应签执行时间和姓名。

6. 一般情况下,医师不得下达口头医嘱。因抢救急危重患者需要下达口头医嘱时,护士应当复诵一遍无误方可执行。抢救结束后,护士应当督促医师即刻据实补记医嘱。

7. 因故未能按时执行医嘱时,应设法补上。因故不能执行医嘱时,应及时报告医师处理并记录。

8. 密切观察治疗效果和不良反应,发现异常情况及时报告医师处理并记录。

二、关于医嘱执行单签字及保存的规定

为严格执行查对制度及医疗文件管理规范的要求,进一步规范医嘱执行单的使用及管理,特作如下规定。

1. 签字　执行医嘱后,执行者(包括核对者及执行者)必须在执行单上(包括服药单、肌内注射单、静脉注射及输液单等)签字。

2. 保存

(1)病房有服药单、肌内注射单、静脉注射单执行本(即原治疗本),使用中的执行单每日由护士核对医嘱后打印并放于执行本。

(2)服药单、肌内注射单、静脉注射单等使用并签字后的执行单每天汇总、装订,并按日期顺序存放在固定位置。

(3)每月将当月执行单汇总、装订成册,注明名称、月份、科室。

(4)每月装订好后交病案室库房保管,保管年限15年。

三、查对制度

1. 医嘱应做到班班查对、每天总对,包括医嘱单、执行卡、各种标识(饮食、护理级别、过敏、隔离等)等,设有总查对登记本并签名。
2. 各项医嘱处理后,应查对并签名。
3. 执行医嘱须严格执行"三查八对"。

三查:操作前、操作中、操作后查(查八对内容)。

八对:床号、姓名、药名、剂量、浓度、时间、方法、有效期。

4. 药物准备后,应有第二人核对,确认准确无误后方可执行。
5. 清点和使用药品时,要检查药品标签、批号和失效期,检查瓶盖及药瓶有无松动与裂缝,安瓿有无裂痕,药液有无变色与沉淀,任何一项不符合标准,均不得使用。
6. 麻醉药使用后要保留安瓿备查,同时在毒、麻醉药品管理记录本上登记并签全名。
7. 输血前要经两人查对(查对品种,采血日期,血液有无凝血和溶血现象,血袋有无泄漏,输血量,供血者与受血者的姓名与血型,交叉配血结果等),并在医嘱单、输血单上查对两人签名。输血过程中注意输血反应,血液输完后保留血袋24小时备查。
8. 使用无菌物品和一次性用物时,要检查包装和容器是否严密、干燥、清洁,灭菌日期、有效日期、灭菌效果指示标记是否达到要求,包内有无异物等。

四、抢救工作制度

1. 抢救工作必须有周密、健全的组织分工。由科主任、护士长负责指挥和组织。参加抢救的护理人员应有高度的责任心,全力以赴、紧密合作。遇重大抢救,应根据病情,提出抢救方案并报告领导。凡涉及法律纠纷,要报告有关部门。
2. 抢救器材及药品要力求齐全完备,定人保管、定位放置、定量储存,用后及时补充,做到常备不懈。抢救室物品一般不得外借,以保证应急使用。
3. 参加抢救人员必须坚守岗位,听从指挥。医师未到前,护理人员应根据病情按程序及时给予必要的抢救措施,如吸氧、吸痰、测血压、建立静脉通道、人工呼吸、胸外心脏按压、配血、止血等,并及时向医师提供诊断依据。
4. 严密观察病情变化,详细做好抢救工作记录,并注明抢救时间。对病情复杂、疑难病例,立即请上级医师协助诊治。
5. 严格执行交接班制度和查对制度,日夜班应由专人负责,对病情抢救经过及各种用药要详细交代,新用药品的空瓶,经两人核对后方可弃去。护理人员执行口头医嘱应复诵一遍,并与医师核对药品后方可执行,防止发生差错事故。
6. 各种抢救物品、器械用后及时清理、消毒、补充,物归原处,以备再用。用过的药物空瓶,经查对后弃去,房间进行终末消毒。
7. 及时向病员家属及单位讲明病情,以取得家属及单位的配合。
8. 抢救结束后,在6小时之内由医师及时补医嘱。护士必须签执行时间及姓名,做好抢救小结,并写出抢救记录,总结经验,促进工作。

五、护理事故、缺陷登记报告制度

1. 各护理单元均应建立护理事故、缺陷登记本,对护理事故、缺陷发生的原因、经过、后果、当事人及整改措施做详细记录。

2. 护理事故、缺陷发生后,应由护士长填写《护理事故、缺陷报告表》,及时上报护理部,严重护理事故、缺陷应立刻报告护理部,并做出定性及处理。不得隐匿或不按时上报。如有隐匿一经查实,应追究护士长及当事人的责任。

3. 对已发生的护理事故、缺陷,当事人应认真分析原因,必要时写出事情经过,接受教训;科内应于一周内组织科室人员对发生护理事故、缺陷的原因及性质进行认真分析、讨论,提出处理意见,制定防范、改进措施。

4. 对发生护理事故、缺陷的有关各种记录、药品、器械等应妥善保管,不得擅自涂改、销毁,以备鉴定研究之用。

5. 对发生的严重护理事故、缺陷,应立即组织抢救或采取补救措施,尽量减轻或消除由于缺陷事故造成的不良后果。

6. 对性质未定的护理事故、缺陷,由护理部组织护理指导小组成员进行讨论,提出处理意见,上报院事故鉴定委员会裁定。

7. 护理部每月对全院安全工作进行总结分析,定期在护士长会议上讲评,分析原因,提出防范措施。

六、住院护理病历排列顺序

1. 医嘱单(长期、临时,按时间先后顺序排)
2. 体温单(按时间先后顺序排)
3. 病人入院护理评估表
4. 病人住院护理评估表
5. 护理病情记录单(按时间先后顺序排)
6. 手术护理记录单
7. 重危病人记录单(护理计划、特别护理记录单)(按时间先后顺序排)
8. 健康教育记录单
9. 生命体征记录单(按时间先后顺序排)
10. 出入量记录单(按时间先后顺序排)
11. 各种护理知情同意书、各种风险告知书、高风险评估表(跌倒、压力性损伤、导管滑脱等高风险评估表)、三管评估表(按时间先后顺序排列)、服务承诺书。

七、出院(死亡)病历排列顺序

《出院病人纸质病案签收对照表》
1. 经编目员审核的病案首页
2. 死亡报告单
3. 入院记录、入院病因(包括专科表格病历)
4. 病程记录
5. 术前讨论记录
6. 手术同意书
7. 麻醉志愿书
8. 输血治疗同意书,麻醉药品、第一类精神药品使用知情同意书

9. 手术风险评估表
10. 手术安全核查表
11. 手术医嘱
12. 术前麻醉计划单
13. 术中物品清点单
14. Ⅰ类切口手术和介入治疗围手术期预防使用抗菌药物登记表
15. 麻醉记录
16. 麻醉后随访及术后镇痛效果评估记录单
17. 手术记录
18. 植入物条形码
19. 术后病程记录(按时间先后顺排)
20. 出院记录或死亡记录
21. 诊断证明
22. 病例讨论记录(包括死亡讨论,按讨论时间先后顺排)
23. 会诊记录(按会诊时间先后顺排)
24. 特殊诊疗同意书
25. 其他知情同意书(如病危、病重通知,拒绝检查、治疗告知书等)
26. 辅助诊断检查报告单(包括电生理报告单,影像报告单,镜检报告单等,按汉语拼音排序,同一种报告单依时间先后顺排)
27. 特殊治疗记录单:膀胱镜检记录单、肿瘤化疗观察表等(按时间先后顺排)
28. 病理(尸检)报告单(按时间先后顺排)
29. 检验报告单(按时间先后顺排,自上而下,浮贴于专用纸左边)
30. 医嘱记录单(包括长期、临时)
31. 体温单(按时间先后顺排)
32. 护理文书(包括病人入院护理评估表、病人住院评估表、护理计划、护理记录单、特别护理记录单、健康教育记录单、生命体征记录单、出入量记录单、血糖记录单,同一种报告单应按时间先后顺排)
33. 新生儿病历
34. 其他(如外院检查报告单等)
35. 门诊病案
36. 病历质量监控表

八、住院病历管理制度

1. 在患者住院期间,住院病历由所在病室负责集中、统一保管。病历柜及时落锁,班班交接钥匙。

2. 在患者住院期间,每个患者病历应固定放置于病历柜,用后放于原处。

3. 病室应当在收到住院患者的化验单(检验报告)、医学影像检查资料等检查结果后24小时内归入住院病历。

4. 严格病历管理,严禁涂改、伪造、隐匿、销毁、抢夺、窃取病历。

5. 除涉及对患者实施医疗活动的医务人员及医疗服务质量监控人员以外,其他任何人不得擅自查阅患者病历。因科研、教学需要查阅病历时,需经医疗机构医疗服务质量控制部门同意后查阅,阅后应当立即归还,不得擅自携出病室,不得泄露患者隐私。

6. 当患者、患者亲属、公安部门、保险部门申请复印或复制有关病历资料时,凭有效证件经医疗机构医疗服务质量监控部门同意,出具同意证明后,方可指定专人将需要复印或复制的病历资料送达指定地点,并在申请人在场的情况下复印或复制。任何人不能私自复印病历。

7. 提供复印的病历资料仅限于客观病历资料:①住院时的入院记录;②医嘱单;③化验单(检验报告);④医学影像检查资料;⑤特殊检查(治疗)同意书;⑥手术同意书;⑦手术及麻醉记录单;⑧病理报告;⑨护理记录及出院记录。

8. 当发生医疗事故争议时,医疗机构医疗服务质量监控部门或专(兼)职人员应当在患者或其代理人在场的情况下封存死亡病例讨论记录、疑难病例讨论记录、上级医师查房记录、会诊意见、病程记录等病历资料原件或复印件,并交医疗机构医疗服务质量监控部门保管。

9. 住院病历因医疗活动(特殊检查或治疗、转科、手术等)或复印、复制等需要带离病室时,应当由病室指定专门人员携带和保管。

10. 患者出院、死亡后的住院病历,应当按出院病历排列顺序整理,交医疗机构病案室统一保管。

11. 病历的保存期限按卫生部《医疗机构病历管理规定》执行。

九、病房医疗文件管理制度

1. 由病房护士长负责管理,护士长不在时由办公护士负责管理,各班护理人员均须按管理要求执行。

2. 住院期间医疗文件要求定点存放,病历中各种表格单均应排列整齐,不得撕毁、拆散、涂改或丢失,用后必须归还原处,加锁保管放置。

3. 病人不能自带病历出科室,会诊、外出、转院时,只需携带病历摘要。

4. 病人出院或死亡后,病历需按规定排列装订整齐,送住院处并登记执行交接手续、签收,由病案室负责保管。

5. 护理记录、特护记录、监护记录按要求记录,全部用完后妥善保存,出院时随病历装订。

6. 护士长每周检查一次各种护理记录,确保书写质量。

7. 住院病人、探陪人员未经医师许可,不得私自查看病历或自带病历外出。

8. 出院病历需经护士长质控后才能出科。

十、值班、交接班制度

1. 护士必须实行24小时连续的轮班制,严格遵守医院规定的工作时数与护士长派班制度。

2. 值班护士必须坚守岗位,严守劳动纪律,做到"四轻"(说话轻、走路轻、操作轻、开关门窗轻),"十不"(不擅自离岗外出、不违反护士仪表规范、不带私人用物入工作场所、不在工作场所内吃东西、不做私事、不打瞌睡、不闲聊、不与患者及探陪人员争吵、不接受患者馈赠、不利用工作之便谋私利)。

3. 按时交接班,提前做好接班前的准备工作。在交接未清楚之前,交班者不得离开岗位。

4. 掌握病室动态及患者的病情与心理状态,保证各项治疗护理工作准确、及时地完成。

5. 严格执行"十不交接":衣着穿戴不整不交接;危重患者抢救时不交接;患者出、入院或转科、死亡未处理好不交接;皮试结果未观察、未记录不交接;医嘱未处理完不交接;床边处置未做好不交接;物品、麻醉药品数目不清楚不交接;清洁卫生未处理好不交接;未为下一班工作做好准备不交接;护理记录未写完不交接。

6. 对患者实行逐个床头交接,如发现病情、处置交代不清和患者不在病房时须立即查问。接班时发现的问题应由交班者负责,接班后发现的问题应由接班者负责。

7. 交接班的内容

(1)病室患者的动态。

(2)患者的一般情况,医嘱执行情况,重症患者护理记录,各种检查标本采集,各项处置完成情况以及尚待继续完成的各项工作。

(3)查看重症和生活不能自理患者的基础护理完成情况,检查皮肤情况,各种管道的护理,术后患者病情及伤口情况等。

(4)常规备用的贵重、毒、麻、限制及精神类药品的数量、保存及使用情况,抢救仪器及物品的备用状况。

(5)环境的整洁与安全,各项物品的处置情况。

8. 交接班形式:集体早交班(医护集中、分开交替等形式酌情选用)、床头交班、口头交班、书面交班。集体早交班应限定在15~30分钟完成。

十一、分级护理制度

分级护理是医师根据病情及医嘱形式下达的护理等级,级别分别为特级护理,一、二、三级护理四种。要在床头卡及一览卡设置护理标记。

1. 特级护理

(1)病情依据:①病情危重随时需要进行抢救的病人和监护病人。②各种复杂或新开展的大手术病人。③严重外伤和大面积烧伤病人。

(2)护理要求:①入抢救室或监护室,24小时设专人护理(来不及搬动或病情突然发生变化的病人,可就地抢救)。严密观察病情变化,随时测量并记录生命体征。②备齐抢救药品和器械,保证应急使用。③设危重护理记录单,记录24小时液体出入量,内容完整准确。④对病人做到"八知道"(床号、姓名、诊断、治疗、病情、护理、饮食、心理),认真细致地做好各项基础护理工作,杜绝并发症发生。⑤准确执行医嘱,认真完成各项抢救措施,严防差错事故发生。⑥制订护理计划,并根据病情变化提出护理问题和措施,做出效果评价。

2. 一级护理

(1) 病情依据:①重症、各种大手术后及需要严格卧床休息、生活不能自理者。②各种内出血或外伤,高热,休克,昏迷,肝、肾、心、呼吸功能衰竭或极度衰弱者。③早产儿、瘫痪、惊厥、子痫、晚期肿瘤等病人。

(2) 护理要求:①严密观察患者病情变化及治疗效果,每1小时巡视一次。②对患者病情做到"九知道",协助病人解决生活需要。③了解患者心理状态和思想情况,做好心理护理。④制订并执行护理计划,做好各种护理记录。⑤加强基础护理(口腔、褥疮护理等),无护理并发症发生。

3. 二级护理

(1) 病情依据:①床上生活可以自理,但仍需卧床者。②大手术后病情稳定,年老体弱或慢性病不宜过多活动者。③一般手术后及轻型先兆子痫者。

(2) 护理要求:①卧床休息,根据病情可床边轻度活动。②注意观察病情,特殊治疗用药后的反应及效果:每2小时巡视一次,做好各种护理记录。③做好基础护理和生活护理,协助病人翻身,加强口腔、皮肤护理,预防并发症发生。

4. 三级护理

(1) 病情依据:①疾病恢复期病人;②慢性病人。

(2) 护理要求:①督促遵守院规,保证休息,注意病人饮食。②对患者进行卫生保健、咨询指导。③进行卫生科普宣传。④掌握病人的病情变化和心理状况,做好各种护理记录。每3小时巡视一次。

第十五章 电子护理病历书写要求与质量监控

电子病历已经成为医院信息化发展的必然趋势,电子护理病历是电子病历的重要组成部分,是护理人员对患者病情观察和实施护理措施的原始记载,主要包括体温单、各项护理评估单、各项护理风险告知书、健康教育单、一般护理记录单、特别护理记录单、护理计划单等。《医疗事故处理条例》颁布后,从证据学角度来看,医学文书具有证明原始事实的价值,是一种证据材料,属于书证的证据形式,是直接证据。我院自2012年开始实行护理病历电子化的应用,原有的手写版护理病历书写质量评价标准已经无法适用于电子护理病历的管理,急需制定一套与护理信息化发展相适应的电子护理病历书写质量评价标准,以对电子护理病历书写质量进行监控管理,进而达到护理病历书写质量的持续改进。由护理部牵头组织相关临床护理专家,结合电子护理病历制定问卷调查表,发放给临床科室,了解电子护理病历书写情况及普遍存在的问题及容易出错的项目。同时查阅护理文书书写规范,与计算机工程师、软件工程师共同探讨,制定一套科学合理的电子护理病历书写质量评价标准。

电子护理病历在简化护理文书和提高护士工作效率的同时也存在较多的风险隐患,故书写过程中应遵循护理病历书写基本规范并提出以下基本要求。

1. 电子护理病历书写应当客观、真实、准确、及时、完整,体现专科特点;医疗护理病历记录内容应相一致、不矛盾。

2. 所有电子护理病历字体颜色选用宋体、五号、黑色。如有手工签名应使用蓝黑墨水笔。

3. 电子护理病历书写应当使用中文和医学术语。通用的外文缩写和无正式中文译名的症状、体征、疾病名称等可以使用外文。药名应书写通用名,不能书写商品名。

4. 电子护理病历书写应当表述准确,语句通顺,标点正确,避免错别字。应体现患者动态病情变化,不允许完全复制粘贴上一班护理文书。

5. 电子护理病历应当按照规定的内容书写,并由相应责任护士签名,不允许使用其他护士工号签名。实习护士、试用期护士书写的病历,应当经过带教老师审阅、修改并签名。签名方式:带教老师签名/实习同学签名。进修护士应当由接收进修的科室根据其胜任本专业工作的实际情况认定后方可书写病历。

6. 护士长每天应审查护理病历的书写质量,审签时用护士长专用密码电子签名。

此外,对电子护理病历进行护理质量管理也尤为重要,不但有利于提高电子护理病历书写质量,也为维护护士自身权利提供了保障。

医院成立护理质量管理委员会(即一级质控组织),并根据需要酌情聘请1~2名临床科室主任或法律专家作为顾问,聘请机关科办领导作为监督员。护理部在委员会下设立电子护理病历书写质量控制小组(二级质控组织),由护理部质管干事和各片区总护士长组成,负责制定电子护理病历文书书写标准,定期对电子护理病历的系统操作进行培训,按照医院质控小组相关规定,每月对全院电子护理病历进行检查,针对存在问题逐条提出整改措施。护理部与电子护理病历书写质量控制小组意见每季度汇总,形成全院电子护理病历质量情况小结,对普遍存在的问题有针对性地进行指导及整改并跟踪效果。各科室行政副主任、护士长和护理骨干(三级质控组织)对本科室电子护理病历文书进行自查,并对自查发现的问题和上级质控组织反馈的问题及时分析查找原因、采取改进措施,对改进的效果进行跟踪评估。

　　各科室成立质量控制小组,由科室副主任和护士长任组长,组成一级质控组织,负责传达和培训医院下发的电子护理病历的书写标准。科室副护士长、高级责任护士(二级质控组织)负责每天跟踪检查临床电子护理病历和终末病历质控,对发现的问题进行登记汇总,并告知相关责任护士及时修改错误。各班责任护士(三级质控组织)书写完电子护理病历后,进行自我检查,各班次之间相互检查,发现书写记录不一致或有疑问时,加强沟通、再次核对、及时修改。科室一级质控小组每周定期对电子护理病历进行讲评,找出护理工作中存在的最难的、急需解决的、最容易引起医疗纠纷的问题,强化电子护理病历书写标准,制定整改措施并跟踪效果,每月将检查结果上报医院护理质量管理小组。

附录一　医疗机构病历管理规定

2002年8月2日卫生部、国家中医药管理局印发

第一条　为了加强医疗机构病历管理,保证病历资料客观、真实、完整,根据《医疗机构管理条例》和《医疗事故处理条例》等法规,制定本规定。

第二条　病历是指医务人员在医疗活动过程中形成的文字、符号、图表、影像、切片等资料的总和,包括门(急)诊病历和住院病历。

第三条　医疗机构应当建立病历管理制度,设置专门部门或者配备专(兼)职人员,具体负责本机构病历和病案的保存与管理工作。

第四条　在医疗机构建有门(急)诊病历档案的,其门(急)诊病历由医疗机构负责保管;没有在医疗机构建立门(急)诊病历档案的,其门(急)诊病历由患者负责保管。住院病历由医疗机构负责保管。

第五条　医疗机构应当严格病历管理,严禁任何人涂改、伪造、隐匿、销毁、抢夺、窃取病历。

第六条　除涉及对患者实施医疗救治活动的医务人员及医疗服务质量监控人员外,其他任何机构和个人不得擅自查阅该患者的病历。因科研、教学需要查阅病历的,需要患者就诊的医疗机构有关部门同意后查阅。阅后应当立即归还。不得泄露患者隐私。

第七条　医疗机构应当建立门(急)诊病历和住院病历编号制度。门(急)诊病历和住院病历应当标注页码。

第八条　在医疗机构建有门(急)诊病历档案患者的门(急)诊病历,应当由医疗机构指定专人送达患者就诊科室;患者同时在多科室就诊的,应当由医疗机构指定专人送达后续就诊科室。在患者每次诊疗活动结束后24小时内,其门(急)诊病历应当收回。

第九条　医疗机构应当将门(急)诊患者的化验单(检验报告)、医学影像资料等在检查结果出具后24小时内归入门(急)诊病历档案。

第十条　在患者住院期间,其住院病历由所在病区负责集中、统一保管。

病区应当在收到住院患者化验单(检验报告)、医学影像检查资料等检查结果后24小时内归入住院病历。

住院病历在患者出院后由设置的专门部门或者专(兼)职人员负责集中、统一保存与管理。

第十一条　住院病历因医疗活动或复印、复制等需要带离病区时,应当由病区指定专门人员负责携带和保管。

第十二条　医疗机构应当受理下列人员和机构复印或者复制病历资料的申请:

(一)患者本人或其代理人;

(二)死亡患者近亲属或其代理人;

(三)保险机构。

第十三条　医疗机构应当由负责医疗服务质量监控的部门或者专(兼)职人员负责受理复印或者复制病历资料的申请。受理申请时,应当要求申请人按照下列要求提供有关证明

材料：

（一）申请人为患者本人的，应当提供其有效身份证明；

（二）申请人为患者代理人的，应当提供患者及其代理人的有效身份证明、申请人与患者代理关系的法定证明材料；

（三）申请人为死亡患者近亲属的，应当提供患者死亡证明及其亲属的有效身份证明、申请人是死亡患者近亲属的法定证明材料；

（四）申请人为死亡患者近亲属代理人的，应当提供患者死亡证明、死亡患者近亲属及其代理人的有效身份证明，死亡患者与其近亲属关系的法定证明材料，申请人与死亡患者近亲属代理关系的法定证明材料；

（五）申请人为保险机构的，应当提供保险合同复印件，承办人员的有效身份证明，患者本人或者其代理人同意的法定证明材料；患者死亡的，应当提供保险合同复印件，承办人员的有效身份证明，死亡患者近亲属或者其代理人同意的法定证明材料。合同或者法律另有规定的除外。

第十四条 公安、司法机关因办理案件，需要查阅、复印或者复制病历资料的，医疗机构应当在公安、司法机关出具采集证据的法定证明及执行公务人员的有效身份证明后予以协助。

第十五条 医疗机构可以为申请人复印或者复制的病历资料包括：门（急）诊病历和住院病历中的住院志（即入院记录）、体温单、医嘱单、化验单（检验报告）、医学影像检查资料、特殊检查（治疗）同意书、手术同意书、手术及麻醉记录单、病理报告、护理记录、住院记录。

第十六条 医疗机构受理复印或者病历资料申请后，应当在医务人员按规定时限完成病历后予以提供。

第十七条 医疗机构受理复印或者复制病历资料申请后，由负责医疗服务质量监控的部门或者专（兼）职人员通知负责保管门（急）诊病历档案的部门（人员）或者病区，将需要复印或者复制的病历资料在规定时间内送至指定地点，并在申请人在场的情况下复印或者复制。复印或者复制的病历资料经申请人核对无误后，医疗机构应当加盖证明印记。

第十八条 医疗机构复印或者复制病历资料，可以按照规定收取工本费。

第十九条 发生医疗事故争议时，医疗机构负责医疗服务质量监控的部门或者专（兼）职人员应当在患者或者其代理人在场的情况下封存死亡病例讨论记录、疑难病例讨论记录、上级医师查房记录、会诊意见、病程记录等。

封存的病历由医疗机构负责医疗服务质量监控的部门或者专（兼）职人员保管。封存的病历可以是复印件。

第二十条 门（急）诊病历档案的保存时间自患者最后一次就诊之日起不少于15年。

第二十一条 病案的查阅、复印或者复制参照本规定执行。

第二十二条 本规定由卫生部负责解释。

第二十三条 本规定自2002年9月1日起施行。

附录二　病历书写基本规范

2010 年 2 月 4 日国家卫生部、国家中医药管理局印发

第一章　基本要求

第一条　病历是指医务人员在医疗活动过程中形成的文字、符号、图表、影像、切片等资料的总和,包括门(急)诊病历和住院病历。

第二条　病历书写是指医务人员通过问诊、查体、辅助检查、诊断、治疗、护理等医疗活动获得有关资料,并进行归纳、分析、整理形成医疗活动记录的行为。

第三条　病历书写应当客观、真实、准确、及时、完整、规范。

第四条　病历书写应当使用蓝黑墨水、碳素墨水,需复写的病历资料可以使用蓝或黑色油水的圆珠笔。计算机打印的病历应当符合病历保存的要求。

第五条　病历书写应当使用中文,通用的外文缩写和无正式中文译名的症状、体征、疾病名称等可以使用外文。

第六条　病历书写应规范使用医学术语,文字工整,字迹清晰,表述准确,语句通顺,标点正确。

第七条　病历书写过程中出现错字时,应当用双线划在错字上,保留原记录清楚、可辨,并注明修改时间,修改人签名。不得采用刮、粘、涂等方法掩盖或去除原来的字迹。

上级医务人员有审查修改下级医务人员书写的病历的责任。

第八条　病历应当按照规定的内容书写,并由相应医务人员签名。

实习医务人员、试用期医务人员书写的病历,应当经过本医疗机构注册的医务人员审阅、修改并签名。

进修医务人员由医疗机构根据其胜任本专业工作实际情况认定后书写病历。

第九条　病历书写一律使用阿拉伯数字书写日期和时间,采用 24 小时制记录。

第十条　对需取得患者书面同意方可进行的医疗活动,应当由患者本人签署知情同意书。患者不具备完全民事行为能力时,应当由其法定代理人签字;患者因病无法签字时,应当由其授权的人员签字;为抢救患者,在法定代理人或被授权人无法及时签字的情况下,可由医疗机构负责人或者授权的负责人签字。

因实施保护性医疗措施不宜向患者说明情况的,应当将有关情况告知患者近亲属,由患者近亲属签署知情同意书,并及时记录。患者无近亲属的或者患者近亲属无法签署同意书的,由患者的法定代理人或者关系人签署同意书。

第二章　门(急)诊病历书写内容及要求

第十一条　门(急)诊病历内容包括门(急)诊病历首页(门(急)诊手册封面)、病历记录、化验单(检验报告)、医学影像检查资料等。

第十二条　门(急)诊病历首页内容应当包括患者姓名、性别、出生年月日、民族、婚姻状况、职业、工作单位、住址、药物过敏史等项目。

门诊手册封面内容应当包括患者姓名、性别、年龄、工作单位或住址、药物过敏史等项目。

第十三条 门(急)诊病历记录分为初诊病历记录和复诊病历记录。

初诊病历记录书写内容应当包括就诊时间、科别、主诉、现病史、既往史，阳性体征、必要的阴性体征和辅助检查结果，诊断及治疗意见和医师签名等。

复诊病历记录书写内容应当包括就诊时间、科别、主诉、病史、必要的体格检查和辅助检查结果、诊断、治疗处理意见和医师签名等。

急诊病历书写就诊时间应当具体到分钟。

第十四条 门(急)诊病历记录应当由接诊医师在患者就诊时及时完成。

第十五条 急诊留观记录是急诊患者因病情需要留院观察期间的记录，重点记录观察期间病情变化和诊疗措施，记录简明扼要，并注明患者去向。抢救危重患者时，应当书写抢救记录。门(急)诊抢救记录书写内容及要求按照住院病历抢救记录书写内容及要求执行。

第三章 住院病历书写内容及要求

第十六条 住院病历内容包括住院病案首页、入院记录、病程记录、手术同意书、麻醉同意书、输血治疗知情同意书、特殊检查(特殊治疗)同意书、病危(重)通知书、医嘱单、辅助检查报告单、体温单、医学影像检查资料、病理资料等。

第十七条 入院记录是指患者入院后，由经治医师通过问诊、查体、辅助检查获得有关资料，并对这些资料归纳分析书写而成的记录。可分为入院记录、再次或多次入院记录、24小时内入出院记录、24小时内入院死亡记录。

入院记录、再次或多次入院记录应当于患者入院后24小时内完成；24小时内入出院记录应当于患者出院后24小时内完成，24小时内入院死亡记录应当于患者死亡后24小时内完成。

第十八条 入院记录的要求及内容。

(一)患者一般情况包括姓名、性别、年龄、民族、婚姻状况、出生地、职业、入院时间、记录时间、病史陈述者。

(二)主诉是指促使患者就诊的主要症状(或体征)及持续时间。

(三)现病史是指患者本次疾病的发生、演变、诊疗等方面的详细情况，应当按时间顺序书写。内容包括发病情况、主要症状特点及其发展变化情况、伴随症状、发病后诊疗经过及结果、睡眠和饮食等一般情况的变化，以及与鉴别诊断有关的阳性或阴性资料等。

1. 发病情况：记录发病的时间、地点、起病缓急、前驱症状、可能的原因或诱因。

2. 主要症状特点及其发展变化情况：按发生的先后顺序描述主要症状的部位、性质、持续时间、程度、缓解或加剧因素，以及演变发展情况。

3. 伴随症状：记录伴随症状，描述伴随症状与主要症状之间的相互关系。

4. 发病以来诊治经过及结果：记录患者发病后到入院前，在院内、外接受检查与治疗的详细经过及效果。对患者提供的药名、诊断和手术名称需加引号（" "）以示区别。

5. 发病以来一般情况：简要记录患者发病后的精神状态、睡眠、食欲、大小便、体重等情况。

与本次疾病虽无紧密关系、但仍需治疗的其他疾病情况，可在现病史后另起一段予以记录。

(四)既往史是指患者过去的健康和疾病情况。内容包括既往一般健康状况、疾病史、传染病史、预防接种史、手术外伤史、输血史、食物或药物过敏史等。

（五）个人史、婚育史、月经史、家族史。

1. 个人史：记录出生地及长期居留地，生活习惯及有无烟、酒、药物等嗜好，职业与工作条件及有无工业毒物、粉尘、放射性物质接触史，有无冶游史。

2. 婚育史、月经史：婚姻状况、结婚年龄、配偶健康状况、有无子女等。女性患者记录初潮年龄、行经期天数、间隔天数、末次月经时间（或闭经年龄）、月经量、痛经及生育等情况。

3. 家族史：父母、兄弟、姐妹健康状况，有无与患者类似疾病，有无家族遗传倾向的疾病。

（六）体格检查应当按照系统循序进行书写。内容包括体温、脉搏、呼吸、血压，一般情况，皮肤、黏膜，全身浅表淋巴结，头部及其器官，颈部，胸部（胸廓、肺部、心脏、血管），腹部（肝、脾等），直肠肛门，外生殖器，脊柱，四肢，神经系统等。

（七）专科情况应当根据专科需要记录专科特殊情况。

（八）辅助检查指入院前所作的与本次疾病相关的主要检查及其结果。应分类按检查时间顺序记录检查结果，如系在其他医疗机构所作检查，应当写明该机构名称及检查号。

（九）初步诊断是指经治医师根据患者入院时情况，综合分析所作出的诊断。如初步诊断为多项时，应当主次分明。对待查病例应列出可能性较大的诊断。

（十）书写入院记录的医师签名。

第十九条 再次或多次入院记录，是指患者因同一种疾病再次或多次住入同一医疗机构时书写的记录。要求及内容基本同入院记录。主诉是记录患者本次入院的主要症状（或体征）及持续时间；现病史中要求首先对本次住院前历次有关住院诊疗经过进行小结，然后再书写本次入院的现病史。

第二十条 患者入院不足24小时出院的，可以书写24小时内入出院记录。内容包括患者姓名、性别、年龄、职业、入院时间、出院时间、主诉、入院情况、入院诊断、诊疗经过、出院情况、出院诊断、出院医嘱，医师签名等。

第二十一条 患者入院不足24小时死亡的，可以书写24小时内入院死亡记录。内容包括患者姓名、性别、年龄、职业、入院时间、死亡时间、主诉、入院情况、入院诊断、诊疗经过（抢救经过）、死亡原因、死亡诊断，医师签名等。

第二十二条 病程记录是指继入院记录之后，对患者病情和诊疗过程所进行的连续性记录。内容包括患者的病情变化情况、重要的辅助检查结果及临床意义、上级医师查房意见、会诊意见、医师分析讨论意见、所采取的诊疗措施及效果、医嘱更改及理由、向患者及其近亲属告知的重要事项等。

病程记录的要求及内容：

（一）首次病程记录是指患者入院后由经治医师或值班医师书写的第一次病程记录，应当在患者入院8小时内完成。首次病程记录的内容包括病例特点、拟诊讨论（诊断依据及鉴别诊断）、诊疗计划等。

1. 病例特点：应当在对病史、体格检查和辅助检查进行全面分析、归纳和整理后写出本病例特征，包括阳性发现和具有鉴别诊断意义的阴性症状和体征等。

2. 拟诊讨论（诊断依据及鉴别诊断）：根据病例特点，提出初步诊断和诊断依据；对诊断不明的写出鉴别诊断并进行分析；并对下一步诊治措施进行分析。

3. 诊疗计划：提出具体的检查及治疗措施安排。

（二）日常病程记录是指对患者住院期间诊疗过程的经常性、连续性记录。由经治医师书写，也可以由实习医务人员或试用期医务人员书写，但应有经治医师签名。书写日常病程记录时,首先标明记录时间,另起一行记录具体内容。对病危患者应当根据病情变化随时书写病程记录,每天至少1次,记录时间应当具体到分钟。对病重患者,至少2天记录一次病程记录。对病情稳定的患者,至少3天记录一次病程记录。

(三)上级医师查房记录是指上级医师查房时对患者病情、诊断、鉴别诊断、当前治疗措施疗效的分析及下一步诊疗意见等的记录。

主治医师首次查房记录应当于患者入院48小时内完成。内容包括查房医师的姓名、专业技术职务、补充的病史和体征、诊断依据与鉴别诊断的分析及诊疗计划等。

主治医师日常查房记录间隔时间视病情和诊疗情况确定,内容包括查房医师的姓名、专业技术职务、对病情的分析和诊疗意见等。

科主任或具有副主任医师以上专业技术职务任职资格医师查房的记录,内容包括查房医师的姓名、专业技术职务、对病情的分析和诊疗意见等。

(四)疑难病例讨论记录是指由科主任或具有副主任医师以上专业技术任职资格的医师主持、召集有关医务人员对确诊困难或疗效不确切病例讨论的记录。内容包括讨论日期、主持人、参加人员姓名及专业技术职务、具体讨论意见及主持人小结意见等。

(五)交(接)班记录是指患者经治医师发生变更之际,交班医师和接班医师分别对患者病情及诊疗情况进行简要总结的记录。交班记录应当在交班前由交班医师书写完成;接班记录应当由接班医师于接班后24小时内完成。交(接)班记录的内容包括入院日期、交班或接班日期、患者姓名、性别、年龄、主诉、入院情况、入院诊断、诊疗经过、目前情况、目前诊断、交班注意事项或接班诊疗计划、医师签名等。

(六)转科记录是指患者住院期间需要转科时,经转入科室医师会诊并同意接收后,由转出科室和转入科室医师分别书写的记录。包括转出记录和转入记录。转出记录由转出科室医师在患者转出科室前书写完成(紧急情况除外);转入记录由转入科室医师于患者转入后24小时内完成。转科记录内容包括入院日期、转出或转入日期、转出、转入科室,患者姓名、性别、年龄、主诉、入院情况、入院诊断、诊疗经过、目前情况、目前诊断、转科目的及注意事项或转入诊疗计划、医师签名等。

(七)阶段小结是指患者住院时间较长,由经治医师每月所作病情及诊疗情况总结。阶段小结的内容包括入院日期、小结日期,患者姓名、性别、年龄、主诉、入院情况、入院诊断、诊疗经过、目前情况、目前诊断、诊疗计划、医师签名等。

交(接)班记录、转科记录可代替阶段小结。

(八)抢救记录是指患者病情危重,采取抢救措施时作的记录。因抢救急危患者,未能及时书写病历的,有关医务人员应当在抢救结束后6小时内据实补记,并加以注明。内容包括病情变化情况、抢救时间及措施、参加抢救的医务人员姓名及专业技术职称等。记录抢救时间应当具体到分钟。

(九)有创诊疗操作记录是指在临床诊疗活动过程中进行的各种诊断、治疗性操作(如胸腔穿刺、腹腔穿刺等)的记录。应当在操作完成后即刻书写。内容包括操作名称、操作时间、操作步骤、结果及患者一般情况,记录过程是否顺利、有无不良反应,术后注意事项及是否向患者说明,操作医师签名。

(十)会诊记录(含会诊意见)是指患者在住院期间需要其他科室或者其他医疗机构协助诊疗时,分别由申请医师和会诊医师书写的记录。会诊记录应另页书写。内容包括申请会诊记录和会诊意见记录。申请会诊记录应当简要载明患者病情及诊疗情况、申请会诊的理由和目的,申请会诊医师签名等。常规会诊意见记录应当由会诊医师在会诊申请发出后48小时内完成,急会诊时会诊医师应当在会诊申请发出后10分钟内到场,并在会诊结束后即刻完成会诊记录。会诊记录内容包括会诊意见、会诊医师所在的科别或者医疗机构名称、会诊时间及会诊医师签名等。申请会诊医师应在病程记录中记录会诊意见执行情况。

(十一)术前小结是指在患者手术前,由经治医师对患者病情所作的总结。内容包括简要病情、术前诊断、手术指征、拟施手术名称和方式、拟施麻醉方式、注意事项,并记录手术者术前查看患者相关情况等。

(十二)术前讨论记录是指因患者病情较重或手术难度较大,手术前在上级医师主持下,对拟实施手术方式和术中可能出现的问题及应对措施所作的讨论。讨论内容包括术前准备情况、手术指征、手术方案、可能出现的意外及防范措施、参加讨论者的姓名及专业技术职务、具体讨论意见及主持人小结意见、讨论日期、记录者的签名等。

(十三)麻醉术前访视记录是指在麻醉实施前,由麻醉医师对患者拟施麻醉进行风险评估的记录。麻醉术前访视可另立单页,也可在病程中记录。内容包括姓名、性别、年龄、科别、病案号,患者一般情况、简要病史、与麻醉相关的辅助检查结果、拟行手术方式、拟行麻醉方式、麻醉适应证及麻醉中需注意的问题、术前麻醉医嘱、麻醉医师签字并填写日期。

(十四)麻醉记录是指麻醉医师在麻醉实施中书写的麻醉经过及处理措施的记录。麻醉记录应当另页书写,内容包括患者一般情况、术前特殊情况、麻醉前用药、术前诊断、术中诊断、手术方式及日期、麻醉方式、麻醉诱导及各项操作开始及结束时间、麻醉期间用药名称、方式及剂量、麻醉期间特殊或突发情况及处理、手术起止时间、麻醉医师签名等。

(十五)手术记录是指手术者书写的反映手术一般情况、手术经过、术中发现及处理等情况的特殊记录,应当在术后24小时内完成。特殊情况下由第一助手书写时,应有手术者签名。手术记录应当另页书写,内容包括一般项目(患者姓名、性别、科别、病房、床位号、住院病历号或病案号)、手术日期、术前诊断、术中诊断、手术名称、手术者及助手姓名、麻醉方法、手术经过、术中出现的情况及处理等。

(十六)手术安全核查记录是指由手术医师、麻醉医师和巡回护士三方,在麻醉实施前、手术开始前和病人离室前,共同对病人身份、手术部位、手术方式、麻醉及手术风险、手术使用物品清点等内容进行核对的记录,输血的病人还应对血型、用血量进行核对。应有手术医师、麻醉医师和巡回护士三方核对、确认并签字。

(十七)手术清点记录是指巡回护士对手术患者术中所用血液、器械、敷料等的记录,应当在手术结束后即时完成。手术清点记录应当另页书写,内容包括患者姓名、住院病历号(或病案号)、手术日期、手术名称、术中所用各种器械和敷料数量的清点核对、巡回护士和手术器械护士签名等。

(十八)术后首次病程记录是指参加手术的医师在患者术后即时完成的病程记录。内容包括手术时间、术中诊断、麻醉方式、手术方式、手术简要经过、术后处理措施、术后应当特别注意观察的事项等。

(十九)麻醉术后访视记录是指麻醉实施后,由麻醉医师对术后患者麻醉恢复情况进行访视的记录。麻醉术后访视可另立单页,也可在病程中记录。内容包括姓名、性别、年龄、科别、病案号,患者一般情况、麻醉恢复情况、清醒时间、术后医嘱、是否拔除气管插管等,如有特殊情况应详细记录,麻醉医师签字并填写日期。

(二十)出院记录是指经治医师对患者此次住院期间诊疗情况的总结,应当在患者出院后

24小时内完成。内容主要包括入院日期、出院日期、入院情况、入院诊断、诊疗经过、出院诊断、出院情况、出院医嘱、医师签名等。

（二十一）死亡记录是指经治医师对死亡患者住院期间诊疗和抢救经过的记录，应当在患者死亡后24小时内完成。内容包括入院日期、死亡时间、入院情况、入院诊断、诊疗经过（重点记录病情演变、抢救经过）、死亡原因、死亡诊断等。记录死亡时间应当具体到分钟。

（二十二）死亡病例讨论记录是指在患者死亡一周内，由科主任或具有副主任医师以上专业技术职务任职资格的医师主持，对死亡病例进行讨论、分析的记录。内容包括讨论日期、主持人及参加人员姓名、专业技术职务、具体讨论意见及主持人小结意见、记录者的签名等。

（二十三）病重（病危）患者护理记录是指护士根据医嘱和病情对病重（病危）患者住院期间护理过程的客观记录。病重（病危）患者护理记录应当根据相应专科的护理特点书写。内容包括患者姓名、科别、住院病历号（或病案号）、床位号、页码、记录日期和时间、出入液量、体温、脉搏、呼吸、血压等病情观察、护理措施和效果、护士签名等。记录时间应当具体到分钟。

第二十三条 手术同意书是指手术前，经治医师向患者告知拟施手术的相关情况，并由患者签署是否同意手术的医学文书。内容包括术前诊断、手术名称、术中或术后可能出现的并发症、手术风险、患者签署意见并签名、经治医师和术者签名等。

第二十四条 麻醉同意书是指麻醉前，麻醉医师向患者告知拟施麻醉的相关情况，并由患者签署是否同意麻醉意见的医学文书。内容包括患者姓名、性别、年龄、病案号、科别、术前诊断、拟行手术方式、拟行麻醉方式，患者基础疾病及可能对麻醉产生影响的特殊情况，麻醉中拟行的有创操作和监测，麻醉风险、可能发生的并发症及意外情况，患者签署意见并签名、麻醉医师签名并填写日期。

第二十五条 输血治疗知情同意书是指输血前，经治医师向患者告知输血的相关情况，并由患者签署是否同意输血的医学文书。输血治疗知情同意书内容包括患者姓名、性别、年龄、科别、病案号、诊断、输血指征、拟输血成分、输血前有关检查结果、输血风险及可能产生的不良后果、患者签署意见并签名、医师签名并填写日期。

第二十六条 特殊检查、特殊治疗同意书是指在实施特殊检查、特殊治疗前，经治医师向患者告知特殊检查、特殊治疗的相关情况，并由患者签署是否同意检查、治疗的医学文书。内容包括特殊检查、特殊治疗项目名称、目的、可能出现的并发症及风险、患者签名、医师签名等。

第二十七条 病危（重）通知书是指因患者病情危、重时，由经治医师或值班医师向患者家属告知病情，并由患方签名的医疗文书。内容包括患者姓名、性别、年龄、科别，目前诊断及病情危重情况，患方签名、医师签名并填写日期。一式两份，一份交患方保存，另一份归病历中保存。

第二十八条 医嘱是指医师在医疗活动中下达的医学指令。医嘱单分为长期医嘱单和临时医嘱单。

长期医嘱单内容包括患者姓名、科别、住院病历号（或病案号）、页码、起始日期和时间、长期医嘱内容、停止日期和时间、医师签名、执行时间、执行护士签名。临时医嘱单内容包括医嘱时间、临时医嘱内容、医师签名、执行时间、执行护士签名等。

医嘱内容及起始、停止时间应当由医师书写。医嘱内容应当准确、清楚，每项医嘱应当只包含一个内容，并注明下达时间，应当具体到分钟。医嘱不得涂改。需要取消时，应当使用红色墨水笔标注"取消"字样并签名。

一般情况下，医师不得下达口头医嘱。因抢救急危患者需要下达口头医嘱时，护士应当复诵一遍。抢救结束后,医师应当即刻据实补记医嘱。

第二十九条 辅助检查报告单是指患者住院期间所做各项检验、检查结果的记录。内容包括患者姓名、性别、年龄、住院病历号(或病案号)、检查项目、检查结果、报告日期、报告人员签名或者印章等。

第三十条 体温单为表格式,以护士填写为主。内容包括患者姓名、科室、床号、入院日期、住院病历号(或病案号)、日期、手术后天数、体温、脉搏、呼吸、血压、大便次数、出入液量、体重、住院周数等。

第四章 打印病历内容及要求

第三十一条 打印病历是指应用文字处理软件编辑生成并打印的病历(如 Word 文档、WPS 文档等)。打印病历应当按照本规定的内容录入并及时打印,由相应医务人员手写签名。

第三十二条 医疗机构打印病历应当统一纸张、字体、字号及排版格式。打印字迹应清楚易认,符合病历保存期限和复印的要求。

第三十三条 打印病历编辑过程中应当按照权限要求进行修改,已完成录入打印并签名的病历不得修改。

第五章 其他

第三十四条 住院病案首页按照《卫生部关于修订下发住院病案首页的通知》(卫医发〔2001〕286 号)的规定书写。

第三十五条 特殊检查、特殊治疗按照《医疗机构管理条例实施细则》(1994 年卫生部令第 35 号)有关规定执行。

第三十六条 中医病历书写基本规范由国家中医药管理局另行制定。

第三十七条 电子病历基本规范由卫生部另行制定。

第三十八条 本规范自 2010 年 3 月 1 日起施行。我部于 2002 年颁布的《病历书写基本规范(试行)》(卫医发〔2002〕190 号)同时废止。

附录三 《病历书写基本规范》修订情况浅析

解放军白求恩国际和平医院　于学洁　辛得清

河北冀石律师事务所律师　孙志坚

- **病历书写基本要求有所增加**

新规范第三条规定:病历书写应当客观真实、准确、及时、完整、规范。与原试行规范相比,新规范增加了病历书写应当"规范"之要求。

- **对病历的修改做出了新的规定**

原规范第八条规定:上级医务人员有审查修改下级医务人员书写的病历的责任。修改时,应当注明修改日期,修改人员签名,并保持原记录清楚、可辨。

新规范第七条规定:上级医务人员有审查修改下级医务人员书写的病历的责任。根据新的规范要求,自 2010 年 3 月 1 日起,上级医师在修改下级医师书写的病历,不需要再注明修改日期,修改人员也不需要签名,原记录也不必再保留。

- **对病历书写的日期和时间进行了统一**

新规范第九条规定:病历书写一律使用阿拉伯数字书写日期和时间,采用 24 小时制记录。

- **新规范可代签知情同意书**

新规范第十条规定:对需取得患者书面同意方可进行的医疗活动,应当由患者本人签署知情同意书。患者不具备完全民事行为能力时,应当由其法定代理人签字;为抢救患者,在法定代理人或被授权人无法及时签字的情况下,可由医疗机构负责人或者授权的负责人签字。

- **对急诊留观记录进行了规范**

原规范第十五条规定:对收入急诊观察室的患者,应当书写留观期间的观察记录。

新规范第十五条对观察记录的内容进行了统一和规范:急诊留观记录是急诊患者因病情需要留院观察期间的记录,记录简明扼要,并注明患者去向。

- **对住院病历的范围进行了修改**

新规范第十六条规定:住院病历内容包括住院病案首页、入院记录、病程记录、手术同意书、麻醉同意书、输血治疗知情同意书、特殊检查(特殊治疗)同意书、病危(重)通知书、医嘱单、辅助检查报告单、体温单、医学影像检查资料、病历资料等。对比新旧规范,新规范不把住院志修改为入院记录,增加了麻醉同意书、输血治疗同意书、病危(重)通知书的内容,同时去掉了一般患者护理记录作为病历的组成部分。

- **明确规定了对危重（危急）患者应当下达通知书，并对通知书的内容进行了规范和统一**

新规范第二十七条规定：因患者病情危、重时，由经治医师或值班医师向患者家属告知病情，并由患方签名的医疗文书。内容包括患者姓名、性别、年龄、科别，目前诊断及病情危重情况，患方签名、医师签名并填写日期。一式两份，一份交患方保存，另一份归病历中保存。

- **对现病史的记载内容进一步予以明确**

原规范只是原则规定现病史应当包括：患者发病情况、主要症状特点及其发展变化情况、伴随症状、发病后诊疗经过及结果、睡眠和饮食等一般情况的变化，以及与鉴别诊断有关的阳性资料等。但没有明确具体应当如何记载。

新规范明确规定：患者发病情况：记录发病的时间、地点、起病急缓、前驱症状、可能的原因或诱因。主要症状特点及其发展变化情况：按发生的先后顺序描述主要症状的部位、性质、持续时间、程度、缓解或加剧因素，以及演变发展情况。伴随症状：记录伴随症状，描述伴随症状与主要症状之间的相互关系。发病以来诊治经过及结果：记录患者发病后到入院前，在院内、外接受检查与治疗的详细经过及效果。对患者提供的药名、诊断和手术名称需加引号以示区别。发病以来一般情况：简要记录患者发病后的精神状态、睡眠、食欲、大小便、体重等情况。

- **既往史增加了"食物过敏史"**

原规范只规定应当记载患者药物过敏史，而新规范对患者既往史明确要求，应当记载患者食物或药物过敏史等。

- **对个人史、家族史等内容进行了明确**

原规范只是原则规定入院记录应记录患者的：个人史、婚育史、月经史、家族史，但没有具体规定其记载内容。

新规范明确规定：个人史：记录出生地及长期居留地，生活习惯及有无烟、酒、药物等嗜好，执业与工作条件及有无工业毒物、粉尘、放射性物质接触史，有无冶游史。婚育史、月经史：婚姻状况、结婚年龄、配偶健康状况、有无子女等。女性患者记录初潮年龄、行经期天数、间隔天数、末次月经时间（或闭经年龄），月经量、痛经及生育等情况。家族史：父母、兄弟、姐妹健康状况，有无与患者类似疾病，有无家族遗传倾向的疾病。

- **辅助检查记载内容有所增加**

原规范规定：对患者入院前所做的与本次疾病相关的主要检查及其结果，应分类按检查时间顺序记录检查结果，如系在其他医疗机构所作的检查，应当写明该机构名称。

新规范不仅要求记录所作检查医疗机构的名称，还应当记录"检查号"。

- **对首次病程记录的内容进行了规范**

对患者首次病程记录，原规范只是原则规定，首次病程记录的内容包括病例特点、拟诊讨论(诊断依据及鉴别诊断)、诊疗计划等,但没有统一规定具体内容。

新规范进一步明确:病例特点:应当在对病史、体格检查和辅助检查进行全面分析、归纳和整理后写出本病例特征,包括阳性发现和具有鉴别诊断意义的阴性症状和体征等。拟诊讨论(诊断依据及鉴别诊断):根据病例特点,提出初步诊断和诊断依据;对诊断不明的写出鉴别诊断并进行分析;并对下一步诊治措施进行分析。诊疗计划:提出具体的检查及治疗措施安排。

- 对日常病程记录的记载时间间隔进行了修改

对患者日常病程记录,原规范规定:对病情稳定的慢性患者,至少5天记录一次病程。

新规范取消了该条规定,并统一要求:对病危患者应当根据病情变化随时书写病程记录,每天至少1次,记录时间应当具体到分钟。对病重患者,至少2天记录一次病程记录。对病情稳定的患者,至少3天一次病程记录。

- 增加有创诊疗操作记录

在以往医疗实践中,尽管有的医院已经开始记载有创诊疗操作记录,但原规范对此并没有任何明确规定,新规范首次明确要求:有创诊疗操作记录是指在临床诊疗活动过程中进行的各种诊断、治疗性操作(如胸腔穿刺、腹腔穿刺等)的记录。应当在操作完成后即刻书写。内容包括操作名称、操作时间、操作步骤、结果及患者一般情况,记录过程是否顺利、有无不良反应、术后注意事项及是否向患者说明,操作医师签名。

- 对会诊记录进行了规范

对会诊记录,原规范只是要求记载"患者病情及诊疗情况、申请会诊的理由和目的,申请会诊医师签名等",除此外,新规范还规定:常规会诊意见记录应当由会诊医师在会诊申请发出后48小时内完成,急会诊时会诊医师应当在会诊申请发出后10分钟到场,并在会诊结束后即刻完成会诊记录。申请会诊医师应在病程记录中记录会诊意见执行情况。

- 对术前小结记载的内容进行了规范

原规范规定:术前小结内容包括简要病情、术前诊断、手术指征、拟施手术名称和方式、拟施麻醉方式、注意事项等。

新规范不仅要求记载上述内容,而且还要求记载手术者术前查看患者相关情况。根据该条规定,新规范实施后,将会彻底杜绝手术医师术前不查看患者,直接上手术台的情况。

- 增加了麻醉术前访视记录

对麻醉术前访视记录,原规范没有明文规定,新规范明确规定:麻醉术前访视记录是指在麻醉实施前,由麻醉医师对患者拟施麻醉进行风险评估的记录。麻醉术前访视可另立单页,也可在病程中记录。内容包括姓名、性别、年龄、科别、病案号,患者一般情况、简要病史、与麻醉相关的辅助检查结果、拟行手术方式、拟行麻醉方式、麻醉适应证及麻醉中需注意的问题、术前麻醉医嘱、麻醉医师签字并填写日期。

附录三 《病历书写基本规范》修订情况浅析

- **增加了麻醉记录的记载内容**

原规范规定麻醉记录应当记载：患者情况、麻醉前用药、术前诊断、术中诊断、麻醉方式、麻醉期间特殊或突发情况及处理、手术起止时间、麻醉医师签名等。新规范对麻醉记录，除要求记载上述内容外，还增加了：患者术前特殊情况、手术方式及日期、麻醉诱导及各项操作开始及结束时间、麻醉期间用药名称、方式及剂量。

- **增加了手术安全核查记录**

对手术安全核查记录，原规范没有做任何规定，为防止手术患者体内出现遗漏纱布、器械等，新规范对手术安全核查记录提出了明确要求：手术安全核查记录是指手术医师、麻醉医师和巡回护士三方，在麻醉实施前、手术开始前和病人离室前，共同对病人身份、手术部位、手术方式、麻醉及手术风险、手术使用物品清点等内容进行核对的记录，输血的病人还应对血型、用血量进行核对、确认并签字。

- **增加了麻醉术后访视记录**

对手术患者，新规范要求麻醉术后访视记录是指麻醉实施后，由麻醉医师对术后患者麻醉恢复情况进行访视记录。麻醉术后访视可另立单页，也可在病程中记录。内容包括姓名、性别、年龄、科别、病案号，患者一般情况、麻醉恢复情况、清醒时间、术后医嘱、是否拔除气管插管等，如有特殊情况应详细记录，麻醉医师签字并填写日期。

- **取消了一般患者护理记录**

原规范要求书写一般患者护理记录，为切实节省护士时间，新规范取消了一般护理记录，规定只对病重（病危）患者书写护理记录：病重（病危）患者护理记录应当根据相应专科的护理特点书写。内容包括患者姓名、科别、住院病历号（或病案号）、床位号、页码、记录日期和时间、出入液量、体温、脉搏、呼吸、血压等病情观察、护理措施和效果、护士签名等。记录时间应当具体到分钟。

- **增加了麻醉同意书和输血治疗知情同意书**

在临床实践中，为保护医患双方的合法权利，很多医疗机构已经告知患者并要求签署麻醉同意书和输血治疗知情同意书，但原规范对此并没有明确规定。

为适应新形势下对医疗告知的要求以及充分尊重患者知情权，新规范第二十四条明确规定：麻醉同意书是指麻醉前，麻醉医师向患者告知拟施麻醉的相关情况，并由患者签署是否同意麻醉意见的医学文书。内容包括患者姓名、性别、年龄、病案号、科别、术前诊断、拟行手术方式、拟行麻醉方式，患者基础疾病及可能拟行的有创操作和监测，麻醉风险、可能发生的并发症及意外情况，患者签署意见并签名、麻醉医师签名并填写日期。第二十五条明确规定：输血治疗知情同意书是指输血前，经治医师向患者告知输血的相关情况，并由患者签署是否同意输血的医学文书。输血治疗知情同意书内容包括患者姓名、性别、年龄、科别、病案号、诊断、输血指征、拟输血成分、输血前有关检查结果、输血风险及可能产生的不良后果、患者签署意见并签名、医师签名并填写日期。

- 明确规定了打印病历的内容及要求

新规范专门规定了打印病历的内容及要求:打印病历是指应用文字处理软件编辑生成并打印的病历(如 Word 文档、WPS 文档等)。打印病历应当按照规定的内容录入并及时打印,由相应医务人员手写签名。医疗机构打印病历应当统一纸张、字体、字号及排版格式。打印字迹应清楚易认,符合病历保存期限和复印的要求。打印病历编辑过程中应当按照权限要求进行修改,已完成录入打印并签名的病历不得修改。

附录四　中医护理文件书写规范及要求

（2014 年修订）

前　言

1. 卫生部办公厅关于在医疗机构推行表格式护理文书的通知　卫办医政发〔2010〕125 号

（1）护士需要填写、书写的护理文书包括：体温单、医嘱单、手术清点记录、病重（病危）患者护理记录。

（2）护理文书均可以采用表格式。

（3）二〇一〇年七月二十三日起执行。

2. 卫生部印发的《2010 年优质护理示范过程》的通知　卫办医政发〔2010〕13 号文件精神

（1）取消不必要的护理文书书写，简化护理文书。

（2）鼓励医院结合实际，采用表格式的护理文书。

（3）临床护士每天书写护理文件的时间原则上不超过半小时。

3. 卫生部国家中医管理局关于印发《中医病历书写基本规范》的通知　〔2010〕125 号

（1）病历书写一律使用阿拉伯数字书写日期和时间，采用 24 小时制记录。

（2）住院病历内容包括（护理部分）体温单、医嘱单、手术安全核查记录、手术清点记录、病重（病危）患者护理记录。

（3）自 2010 年 7 月 1 日起执行。

4.《中医医院中医护理工作指南（试行）》护理质量评价内容

（1）涉及中医护理工作落实的要素质量、过程质量、终末质量。

（2）护理工作核心制度的落实。

（3）中医专科的护理质量，包括生活起居、饮食护理、情志护理、用药护理等方面护理实施情况。

（4）中医护理常规的执行情况和中医护理技术操作情况。

（5）护理文书书写质量，包括体温单、医嘱单、手术安全核查记录、手术清点记录、病重（病危）患者护理记录。

新规范指导思想：护士全面减负——把时间还给护士、把护士还给病人

一、护理文件书写的基本要求

护理记录单是记录患者住院期间生命体征、病情观察及各项护理活动等的客观资料，是医疗文件的一个重要组成部分，具有法律效力，应严肃对待，认真保管。根据卫生部《病历书写基本规范》和《关于在医疗机构推行表格式护理文书的通知》及 06 版《中医护理常规、技术操作规程》的要求，结合《陕西省护理质量标准》要求，为切实减轻护士书写护理文书的负担，加强基础护理，落实护理交接班制度，保证患者安全，现将有关要求和格式规范如下。

1. 护理文书应按照卫生部颁发的《病历书写基本规范》及推行表格式护理病历书写。

2. 护理文书应由在本医疗机构注册的执业护士书写并签名。未注册护士、实习学生不能单独签名,应当经过在本医疗机构合法执业的护士审阅、修改并签名,采取以下方式署名:老师(注册护士)/学生姓名。

3. 护理文书包括:体温单、医嘱单、手术清点记录单、危重(病危)患者护理记录单,均可采用表格式记录。

（1）体温单:眉栏及栏书写齐全,无漏项。

（2）医嘱单:护士应及时、准确执行,并做好谁执行谁签名,字迹清晰。

（3）手术清点记录单:应在手术结束后及时完成,由手术医师、器械护士和巡回护士签名。

（4）病重(病危)患者护理记录单:内容需客观、真实、准确、及时、规范;使用医学术语,文字工整、字迹清晰、标点符号正确。

4. 病历书写使用阿拉伯数字书写日期和时间,24 小时制记录。

5. 护理文件书写内容客观、真实、准确、及时、完整,体现患者病情动态及护理的连续性;包括病情观察、中医辨证施护措施实施情况及效果、健康教育、情志护理。

6. 因抢救急危重症,未能及时记录的,当班护士应当在抢救结束后 6 小时内据实补记,并注明抢救完成时间及补记时间。

7. 护理文件各项目和日期填写齐全,版面整洁,书写清晰,字迹工整,表述准确,无刮、涂、贴等现象。

8. 为使护理书写内容与其病历资料有机结合,相互统一,避免重复和矛盾,负责护士应多与主管医生沟通,使护理记录中的病情记录和一些客观资料与医疗记录保持一致,特别是反映病情变化和生命体征的数值,必须与医疗记录相符,做到"谁实施、谁记录、谁签字、谁负责",确保护理记录的真实性和准确性。

二、体温单书写要求及内容

（一）基本原则

1. 护理文书应按照卫生部颁发的《病历书写基本规范》及推行表格式护理病历书写。

2. 护理文书应由在本医疗机构注册的职业护士书写并签名。实习、进修期间或使用期、未注册护士书写的护理文件,应由在本医疗机构注册的执业护士审阅并签名。

3. 病历书写使用阿拉伯数字书写日期和时间,采用 24 小时制记录。

4. 眉栏、一般项目栏、特殊项目栏均用蓝色、蓝黑色或黑色水笔书写。

5. 各项目眉栏和日期填写齐全,准确、规范,无刮、涂、贴等现象。

（二）眉栏

1. 用蓝黑色或黑色水笔填写姓名、年龄、科别、床号、住院号、日期及住院日数等项目,数字除特殊说明外,均使用阿拉伯数字表述,不写计量单位。文字均采用正楷字书写。

2. "日期"栏第一页第一日应填年、月、日,从第二页起注明月、日,遇到新的年度或月份开始,则应填写年、月、日或月、日。

3. 住院天数:自患者入院当天为第 1 天开始填写,直至出院。

4. "手术(分娩)后日期"栏用红钢笔填写,手术当日用红笔在相应时间内填写"手术",手术(分娩)次日为为第 1 天,连续记录 14 天。如在第 1 次手术后 14 天内实施第 2 次手术,则第

1次手术后的日数作为分母,第2次手术日数作为分子填写,连续记录至末次手术后的第14天。

(三) 40～42℃横线之间

1. 红钢笔在40～42℃横线之间纵向填写入院、转入、手术、分娩、出院、死亡时间等。
2. 填写要求:入院、转入、手术、分娩、出院、死亡等项目后画一竖线,其下用中文书写时间,如"入院——十时二十分",要求每个字占两小格,竖破折号占用两个小格,除手术、请假不写时间,其他项均应写出相应时间,采用24小时制,要求精确到分,转入时间由转入科室签写,死亡时间以"死亡于×时×分"的方式描述。

(四) 体温的绘制

1. 体温符号:腋温以蓝"×"表示,口温以蓝"●"表示,肛温以蓝"○"表示。
2. 将实际测量的度数,用蓝笔绘制于体温单35～42℃之间的相应时间格内,相邻体温以蓝线相连,若相邻两次体温相同可不连线。
3. 物理或药物降温30分钟,应复测体温,测量的体温用红"○"表示,画在物理降温前温度的同一纵格内,并用红色虚线与降温前的体温相连,下次体温用蓝线仍与降温前的体温相连。
4. 若体温不升(低于35℃),则在35℃线相应时间总格内划相应的体温标识,与标识点处向下画箭头"↓",长度不超过两小格。下次体温与标识点连线。
5. 患者体温与上次体温差异较大或与疾病不符时,应重新测量,重测相符者在原体温符合上方用蓝笔写上一小写英文字母"v"(verified,核实)。
6. 若患者因拒测、外出进行诊疗活动或请假等原因未能测量体温时,则在体温单40～42℃横线之间用红钢笔在相应时间纵格内填写"拒测""外出""请假"等,并且前后两次体温断开不相连。("外出""请假"须经医师批准,履行相应手续后护士方可在体温单相应时间上注明"请假",前后均不连线。)

(五) 脉搏、心率的绘制

(1) 脉搏符号:以红"●"表示,相邻的脉搏以红直线相连。心率用红"○"表示,相邻心率以红线相连,两次心率之间也用红直线相连。(脉搏与心率符合只绘制脉搏曲线。)
(2) 脉搏与体温重叠时,先画体温符号,再用红色笔在体温符号外画"○"。如系肛温,则先以先以蓝"○"表示体温,其内以红"●"标识脉搏。
(3) 脉搏短绌时,当脉率与心率不一致时,心率以红"○"表示,脉率以红"●"表示,并分别连线,两曲线之间用红斜线填满。当脉率与心率一致后,则不画心率,继续绘制脉率曲线。

(六) 呼吸的绘制

1. 呼吸符号:以蓝"●"表示或用红笔以阿拉伯数字表述每分钟呼吸次数。
2. 将实际测量的呼吸次数,用蓝线绘制于体温单相应时间格内,相邻的呼吸用蓝线相连;或呼吸次数用阿拉伯数字表示,免写计量单位,填写在呼吸栏内。
3. 呼吸与脉搏重叠时,先画呼吸符号,再用红笔在外画红"○"。
4. 另外,使用呼吸机患者的呼吸以(R)表示,在体温单相应时间内呼吸30次横线下顶格用黑笔画(R.)。

(七)体温、脉搏、呼吸的测量频率

1. 新入院病人一日测 2 次(中医三次)T、P、R,连测 3 天正常后改为一日测 1 次。
2. 住院病人体温正常常规每日测一次 T、P、R。婴儿出生后每天测 2 次体温。
3. 体温在 37.5~38.4℃之间一日测 4 次 T、P、R,连测 3 天正常后改为一日测 1 次;体温超过 38.5℃以上,每日测量 6 次,连测 3 天正常后改为一日测 1 次。
4. 体温、脉搏、呼吸绘制时连线要直,点线密接。
5. 体温测量次数、时间与体温单相应时间相符,则在体温相应时间栏内绘制,护理记录单不再重复记录。

(八)底栏

包括血压、体重、入量、出量、大便次数、体重、舌质、舌苔、脉象等需观察和记录的内容。用蓝(黑)墨水笔,要求如下:

1. 大便次数:每 24 小时记录一次,记前一天的大便次数,从入院第二天开始填写,每天记录一次。大便符号:未解大便以"0"表示;大便失禁或人工肛门以"﹡"表示;灌肠以"E"表示,灌肠后排便以 E 作分母、排便作分子表示。例如 1/E 表示灌肠后排便一次;1~2/E 表示自行排便一次,灌肠后又排便 2 次;"4/2E"表示灌肠 2 次后排便 4 次。
2. 尿量:记录前一日 24 小时的尿液总量,从入院第二天开始填写,每天记录一次;小便符号:导尿以"C"表示;小便失禁以"﹡"表示。例如"1500/C"表示导尿患者排尿。
3. 出入量:记录前一日 24 小时的总入量和总出量,分别记录在相应日期的出入量栏内,每隔 24 小时填写一次。(总入量包括进食量、饮水量、鼻饲量、输液量和输血量等;总出量包括大便量(稀便)、尿量、痰量、呕吐量、引流量及其他排出物的总量。)
4. 体重:以 kg 为单位填入。一般新入患者应记录体重(如因病情重或特殊原因不能测量者,在体重栏内可用"卧床"表示),住院患者每周测量体重一次,并记;病情危重或卧床不能测量的患者,应在体重栏内注明"卧床"字。(常规每周测量一次并记录。病情危重或卧床不能测量者应在该项目栏内填写"卧床"字样,肢体缺如患者可写"免测"字。)
5. 身高:以 cm 为单位填入。新入院患者当日应测量身高,并记录。如体重栏填写"卧床",可不填写身高。
6. 血压:以 mmHg 为单位填入。新入住患者应记录血压,住院患者每周至少记录血压一次。一日内连续测量血压时,则上午血压写在前半格,下午血压写在后半格内;术前血压写在前面,术后血压写在后面;如果医嘱开具的血压监测≤3 次/天,则将监测的血压值记录于护理记录单,写清楚具体的监测时间(具体到分钟)。
8. 舌质、舌苔、脉象蓝黑笔填写,原则上每天记录(至少一周 2 次)。
9. "其他"栏作为机动,根据病情需要填写,如特殊药物、腹围、药物过敏试验。
10. 用蓝黑墨水或黑碳素笔按顺序逐页填写阿拉伯数字。

三、医嘱单的内容及要求

医嘱是医师在医疗活动中下达的医学指令,应由执业医师书写。护士须及时、正确地执行医嘱。对有疑问的医嘱,护士应与主管医师沟通,确认无误后再执行。医嘱包括长期医嘱和临

时医嘱。

1. 长期医嘱单：包括长期医嘱与长期备用医嘱（PRN）。前者指医嘱有效时间在 24 小时以上，当医师注明停止时间后即失效；后者指医嘱有效时间在 24 小时以上，必要时用，医师注明停止时间后失效。

（1）长期医嘱由医师下达后，护士将医嘱内容分别记录在相应的治疗单上，并在长期医嘱单上签全名。

（2）医师下达停止医嘱，护士根据医嘱内容将医嘱注销后，在"护士签名"栏签名。

（3）手术、转科的医嘱应在原长期医嘱下面画一条红线，在医嘱栏内用红笔写明"术后医嘱"或"转入医嘱"。

（4）重整医嘱由医师转抄并签名，护士核对后签名。

2. 临时医嘱：

（1）包括临时医嘱与临时备用医嘱（SOS）。前者指医嘱有效时间在 24 小时以内、在短时间内或立即执行，限定执行时间的医嘱，应在限定时间内执行；后者指医嘱在 12 小时内有效、必要时用、只执行一次，过期未执行则失效。

（2）临时医嘱先执行后签字，执行后及时在"执行时间""执行者签名"栏内签上执行时间和全名。

3. 一般情况下，护士不得执行口头医嘱。因抢救患者或手术过程中需要执行口头医嘱时，执行护士应当复诵一遍，双方确认无误后方可先执行，抢救结束后，医师应当即刻据实补记医嘱。补记的医嘱要按原下达日期、时间逐条填写在"日期""时间"和"医嘱"栏内，"执行时间"要填写实际执行时间，并在"执行者签名"栏签名。

4. 长期医嘱执行单是护士执行长期注射给药、治疗后的记录，记录时间具体到分钟，要求：

（1）一律使用蓝黑墨水或黑碳素笔书写，要保持页面洁净，不得涂改。

（2）眉栏项目患者姓名、科室、床号、住院病历号、页数要填全。

（3）护士操作时在每组治疗单上签署执行时间和姓名，必要时注明给药速度。

（4）护士操作完毕后将治疗单及时粘贴于长期医嘱执行单上予以保存。

（5）长期医嘱执行单由执行护士签名，不归入病历，由科室保留至少至患者出院 15 天。

四、护理记录单书写要求

（一）基本原则

1. 护理文书按照卫生部颁发的《病历书写基本规范》要求书写。

2. 护理文书应由在本医疗机构注册的职业护士书写并签名。实习、进修期间或试用期护理人员书写的护理病历，应由本医疗机构注册的职业护士审阅并签名。

3. 病历书写应使用阿拉伯数字书写日期和时间，采用 24 小时制记录。

4. 眉栏、一般项目栏、特殊项目栏均使用蓝色、蓝黑色或黑色水笔书写。

5. 护理记录内容需客观、准确、及时、规范；并且使用医学术语，体现中医辨证施护内容，文字工整清晰、表达准确、标点符号正确。

6. 各项眉栏和日期填写齐全、准确、规范，无刮、粘、涂等现象。

（二）一般护理记录要求

1. 入院患者需建立护理记录单。
2. 护理记录应包括：日期、时间、生命体征、病情观察、护理措施及效果。
3. 病情观察、护理措施及效果均应简明扼要、重点突出，护理措施要体现时效性和个体性，并突出中医特色。

（1）首次护理记录由责任护士或值班护士在本班次内完成。主要记录入科时间、主诉、主要症状及体征、心理状态、给予的主要治疗和护理措施、专科护理指导、健康宣教等。有舌苔脉象描述及中医辨证施护内容。

（2）病程记录应客观地反映护理工作的连续性，并记录患者在住院期间的治疗、护理、病情变化、护理措施和效果等；内容要体现中医护理内容（一般护理、病情观察、给药护理、饮食护理、情志护理、临证施护、健康教育）。

4. 根据患者护理级别、病情变化、特殊治疗与护理措施等，及时完善护理记录。

（1）特级护理患者：按照相关要求每小时至少记录一次。

（2）一级护理患者：除写首次记录和出院小结之外，病情稳定者每周至少记录一次。患者病情发生变化和需要进行特殊检查、治疗时，随时记录。记录内容原则只记录病情观察、专科护理措施、健康指导等。

（3）二级护理、三级护理患者：书写首次记录和出院小结。患者病情发生变化和/或需要进行特殊检查、治疗时，随时记录。

5. 根据医嘱记录出入量，并进行小结、总结，将总结量记录于体温单的相应栏内。
6. 夜班除上述各项要求外，还应记录患者在夜间睡眠情况。
7. 出院记录应记录患者出院时的病情、出院诊断、出院指导等。

（三）特殊记录要求

1. 医嘱开具"病重""危重"者，均需护理计划，且护理措施落实到位。

（1）护理计划可采用专科疾病表格式护理计划单。由责任护士或当班护士结合患者的病情在表格的"□"内打"√"选择，护士长或资深护士需根据病情对护理计划进行审核，及时修改或补充，并签字。

（2）各班护士根据护理计划严格落实各项护理措施。如病情发生变化时，当班护士则应根据病情进行修改和补充护理计划（此护理计划单不归档）。

2. 凡医嘱开具"病重"或"危重"者，护士应严密观察患者的病情变化、治疗、护理及效果等，并根据专科护理特点做好相关记录，体现时效性，做什么记什么（每班至少记录一次），病情发生变化时随时记录。

3. 抢救记录应在抢救结束后 6 小时内据实补记。
4. 转科患者有"转出记录"和"转入记录"。
5. 死亡护理记录必须准确记录患者死亡具体时间，精确到分钟，并与医疗记录保持一致。
6. 手术患者的护理记录

（1）术前护理记录应记录手术名称、术前准备情况、术前健康教育、术前用药和特殊病情变化等。

（2）术后护理记录应重点记录麻醉方式、手术名称、患者返回时间、麻醉清醒状态、生命体征、术后体位、伤口、引流等情况：

①局麻术后患者，当班护士根据病情做好相关记录，病情发生变化时随时记录。

②静脉复合、臂丛等麻醉后患者应连续观察2个班次病情变化，并做好相关记录（白班、夜班），病情发生变化时随时记录。

③硬腰联合、全麻术后患者需按以下要求书写：

a. 术后前6小时应每小时测量并记录生命体征一次，6小时后可改为每2小时测量并记录生命体征一次，直至观察术后24小时后，如患者生命体征平稳，方可停止生命体征的监测或根据医嘱监测生命体征；

b. 如患者有引流管、尿管等，应详细观察引流管是否通畅、固定是否良好及引流液的性质、量等，并做好相关记录；

c. 观察伤口敷料、阴道出血等，并做好相关记录；

d. 根据医嘱记录出入量；

e. 病情发生变化时随时记录。

注：b、c 如患者病情稳定者，则每班至少记录一次。

7. 产科护理记录

（1）产前应记录胎位、胎心、宫缩等。

（2）产后应记录分娩时间、方式及阴道出血、排尿量等情况，以及婴儿性别、有无窒息、畸形等情况；且监测12小时，有记录；病情发生变化时，随时记录。

五、手术清点及安全核查记录单填写要求

（一）手术清点记录单

1. 手术清点记录内容包括患者科别、姓名、性别、年龄、住院病历号（或病案号）、手术日期、手术名称、输血情况、术中所用各种器械和敷料数量的清点核对、手术器械护士和巡回护士签名等。

2. 手术清点记录应当在手术结束后即时完成，由手术器械护士和巡回护士签全名。

3. 表格内的清点数必须用数字说明，不得用"√"表示。表格内的清点数目必须清晰，数字书写错误时应由当事人即时重新书写，不得采用刮、粘、涂等方法涂改。

4. 空格处可以填写其他手术物品。

5. 无菌包包外灭菌指示卡、植入体内医疗器具的相关标识、条形码粘贴于手术清点记录单背面指定处。

6. 器械敷料清点单

（1）表格内的清点数目必须清晰，不得采用涂、刮、粘等方法涂改。

（2）器械、敷料的清点由巡回护士和器械护士清点并签名，分别在手术开始前，关闭腹腔、胸腔和深部切口前及切口皮肤缝合前、关闭后4次仔细清点。术中追加敷料器械及时记录在"术中加数"栏内。术前清点、术中加数及关闭前后清点，写明具体数量，不可用打"√"。术中体内植入物（如人工关节、人工瓣膜、股骨头）条形码，手术所用的无菌包灭菌效果监测指示卡的标识由护士粘贴于粘贴栏内。

（3）术毕，巡回护士及时将手术清点记录归入患者住院病历。

（4）无器械护士参加的手术，由巡回护士和主刀医师共同清点并签名。

(5) 对于表格中所列手术器械和敷料名称，各医院可根据具体情况而定。

(二) 手术安全核查单

1. 是指手术医师、麻醉工程师和巡回护士三方，在麻醉实施前、手术实施前和患者离开手术室前，共同对患者身份、手术部位、手术方式、麻醉方式、麻醉及手术风险、使用的物品清点等内容进行核对；输血的患者应对血型、用血情况进行核对，由麻醉医师和巡回护士共同核对、确认并签字。

2. 手术安全核查在麻醉实施前由麻醉医师组织，在手术实施前由手术医师组织，在手术结束后、患者离开手术室前由巡回护士组织。

3. 在患者离开手术室时，巡回护士负责完善手术安全核查记录，并将手术安全核查表归入患者住院病历。

附录五 电子护理病历范本

入院评估

姓名:张××   科室:心血管内科一病区   床号:79   住院号:

一般资料:

床号:	科室:心血管内科一病区	姓名:张××
性别:男	年龄:57 岁	住院号:
入科时间:2017-04-05 17:26:04	入院方式:平车	资料来源:家属
联系电话:		

入院诊断:胸痛查因
最后诊断:1. 冠心病　1.1 急性心肌梗死　1.2 三支血管病变　1.3 冠脉支架植入术(右冠)　1.4 心功能Ⅲ级
既往病史:血糖低、风湿性心脏病
过敏史:无
收集资料时间:2017-04-05 17:26

生理状况:

体温:36.6℃　　脉搏:92 次/分	呼吸:20 次/分	血氧饱和度:99%
血压:93/67mmHg	身高:157 厘米	体重:55kg
意识状态:正常	瞳孔:等大等圆、对称	语言表达:正常
肢体活动:正常	心律:正常	呼吸状况:正常
五官功能:正常	睡眠:正常	饮食:正常
食欲:正常	大便:正常	小便:正常
自理能力:60	跌倒风险:□否 ☑是	疼痛程度:☑否 □是
压力性损伤风险:☑否 □是	自杀危险:☑否 □是	导管滑脱:□否 ☑是
皮肤粘膜:完好		

专科病情:患者因"突发胸痛伴意识丧失半小时余"入科。辅助检查:外院心电图:窦性心律,Ⅰ、aVL 导联 ST 段压低 0.05~0.1mV,V_1~V_2 导联 ST 段抬高 0.1~0.15mV;外院心梗三项示(2017-04-05 14:42):Tn<0.05ng/ml,CK-MB:2.8ng/ml,MYO:73.8ng/ml。我院心梗三项示:TnI:3.60ng/ml,CK-MB:66.48ng/ml,MYO>500ng/ml;BNP<5pg/ml。

其他:患者入科时无疼痛不适主诉。

心理状况:

病人角色:适应	情绪:正常	住院顾虑:无
其他:无		

社会状况:

职业:工人	婚姻:已婚	民族:汉族
籍贯:贵州	文化程度:小学	居住环境:与家人同住
近期重大事件:无		
其他:	身份证号码:	

其他:

诊断及病情 病人:部分了解	家属:部分了解	
疾病及保健 病人:部分了解	家属:部分了解	
特殊嗜好:吸烟(1 包/日)、饮酒		

记录时间:2017-04-05 18:21   评估人:马××   护士长签名:杨××

护理计划单

姓名:张×× 病区:心血管内科护理单元 床号:79 病历号:

病情描述	2007-04-05 18:19 患者,男性,57岁,因"突发胸痛伴意识丧失半小时余"入我科,入科后医嘱予一级护理,病重,低盐低脂饮食,入科后完善相关检查、给予专科护理,并给予持续心电、吸氧、血压、血氧饱和度监测,现根据患者病情制订护理计划如下:2007-04-11 10:11医嘱予停病重,特停以下护理计划。
护理计划	病重护理计划
预期目标	1. 患者病情得到控制,不适症状明显改善。2. 没有并发症发生,或发生并发症时得到及时处理。

序号	日期	护理措施	状态	时间	签名
1	2017-04-05 18:19	1. 给病人提供安静舒适的环境:限制探视,保证病人充分的休息。 2. 给予心电监护,监测病人心率、血压、脉搏及心电图变化,做好记录。 3. 观察病人末梢循环情况,如皮肤温度、湿度、色泽、足背动脉搏动情况。 4. 保证室内空气新鲜,注意咳嗽、咳痰情况,定时拍背翻身,防止呼吸道感染。 5. 密切观察有无心律失常,病人面色、心率、呼吸及血压变化并记录。 6. 保持输液通畅,并根据心率、血压、呼吸及用药情况,随时调整输液滴数。 7. 保持各种管道通畅,如输液管、深静脉管、尿管、引流管,避免折、压、扭等。 8. 注意使用抗凝药物的病人有无出血倾向,如牙龈出血、血尿、呕血、皮下瘀血等,及时发现并报告医生。 9. 给予病人营养丰富易消化的饮食,注意少食多餐,多食蔬菜、水果及富含纤维素的食物,以保持大便通畅,忌饱餐和刺激性食物,以免诱发。 10. 患者生活部分自理,协助完成部分生活需要。 11. 向病人强调预防便秘的重要性和有效性,建议进食高纤维饮食,必要时遵医嘱给予缓泻剂或大便软化剂。 12. 提供护理相关的健康指导,协助患者进行床上活动或做被动性活动。 13. 根据病情,结合患者文化程度,选择适宜的方式做好相关的健康教育。 14. 做好心理护理,使患者处于接受治疗的最佳状态,利于疾病的康复。	完成	2017-04-10 11:10	贾××

护士长签名:杨×

附录五 电子护理病历范本

健康教育评价单

姓名:张×× 年龄:57岁 科室:心血管内科护理单元 床号:79 病历号:

教育时间	教育项目	内容	教育对象		教育时机		宣教方式			评价		教育者	宣教对象	评价者
			病人	家属	首次宣教	再次宣教	书写\印刷	口述\讨论	示范	口述理解	会演示	需强化			
2017-04-05	护理,治疗,术后,术前,介入,心理,饮食,入院,疾病	术后床上肢体功能锻炼的目的、意义、方法。	●	●				●		●			马××		盛××
2017-04-05	护理,治疗,术后,术前,介入,心理,饮食,入院,疾病	低盐低脂治疗饮食的目的、意义。	●	●				●		●			马××		盛××
2017-04-05	护理,治疗,术后,术前,介入,心理,饮食,入院,疾病	冠脉介入手术或特殊检查的术前、中、后注意事项。	●	●				●		●			马××		盛××
2017-04-05	护理,治疗,术后,术前,介入,心理,饮食,入院,疾病	介入术后输入抗凝药物的作用、使用方法、注意事项。	●	●				●		●			马××		盛××
2017-04-05	护理,治疗,术后,术前,介入,心理,饮食,入院,疾病	冠心病及介入治疗并发症状、体征的原因与注意事项。	●	●				●		●			马××		盛××
2017-04-05	护理,治疗,术后,术前,介入,心理,饮食,入院,疾病	冠心病自我保健的意义、方法。	●	●				●		●			马××		盛××
2017-04-05	护理,治疗,术后,术前,介入,心理,饮食,入院,疾病	水电空调管理、就餐宣教、被服衣物更换时间、穿病号服禁出治疗区。	●	●				●		●			马××		盛××
2017-04-05	护理,治疗,术后,术前,介入,心理,饮食,入院,疾病	血、大小便三大标本留取的意义、方法。	●	●				●		●			马××		盛××
2017-04-05	护理,治疗,术后,术前,介入,心理,饮食,入院,疾病	管床医生及护士。	●	●				●		●			马××		盛××

续表

教育时间	教育项目	内容	教育对象		教育时机		宣教方式				评价			教育者	宣教对象	评价者
			病人	家属	首次宣教	再次宣教	书写\印刷	口述\讨论	示范	口述理解	会演示	需强化				
2017-04-05	护理,治疗,术后,术前,介入,心理,饮食,入院,疾病	<u>冠心病</u>疾病的原因、症状治疗、护理、预防。	●	●	●			●		●			马××		盛××
2017-04-05	护理,治疗,术后,术前,介入,心理,饮食,入院,疾病	住院管理规定、探视陪护(含军人和公务员)制度。	●	●	●			●		●			马××		盛××
2017-04-05	护理,治疗,术后,术前,介入,心理,饮食,入院,疾病	外出请假制度;防火、防盗、防烫伤、防跌倒。	●	●	●			●		●			马××		盛××
2017-04-11	其他,饮食,疾病,出院,康复	病区联系方法和电话号码:	●	●		●		●		●			贾××		李××
2017-04-11	其他,饮食,疾病,出院,康复	休息与活动的原则。	●	●		●		●		●			贾××		李××
2017-04-11	其他,饮食,疾病,出院,康复	出院后低盐/低脂/糖尿病饮食要求。	●	●		●		●		●			贾××		李××
2017-04-11	其他,饮食,疾病,出院,康复	出院带药:口服药物的用法、注意事项。	●	●		●		●		●			贾××		李××
2017-04-11	其他,饮食,疾病,出院,康复	出院后定期门诊随访的意义、要求,复诊的指征。	●	●		●		●		●			贾××		李××
2017-04-11	其他,饮食,疾病,出院,康复	疾病保健知识。	●	●		●		●		●			贾××		李××

附录五 电子护理病历范本

生命体征观察单

姓名 周×× 　　科室 心血管内科护理单元 　　床号 43 　　住院号 _____

日期时间	体温(℃)	脉搏(次/分)	呼吸(次/分)	血压(mmHg)	神志	左瞳大小	右瞳大小	左瞳反光	右瞳反光	血氧饱和度(%)	签名
2021-5-21 19:36:00	36.0	106	18	71/52							易××
2021-5-21 22:00:00	36.2	107	22	128/92							盛××
2021-5-22 2:00:00	36.5	101	22	111/84						100	彭××
2021-5-22 6:00:00	36.4	101	27	111/79							彭××
2021-5-22 10:00:00	36.9	94	25	120/79							商××
2021-5-22 14:00:00	36.9	88	29	121/70							
2021-5-22 18:00:00	36.8	80	27	98/45						100	彭××
2021-5-22 22:00:00	36.5	79	27	104/54						100	刘××
2021-5-23 2:00:00	37.1		27	119/63						100	徐××
2021-5-23 6:00:00	36.9	85	18	135/64							徐××
2021-5-23 10:00:00	36.5	83	21	118/60							彭××
2021-5-23 14:00:00	36.9	76	22	112/62							雷××
2021-5-23 18:00:00	37.0	72	30	106/62							吴××
2021-5-23 22:00:00	36.9		28	93/52						100	吴××
2021-5-24 2:00:00	36.7		26	120/71							商××
2021-5-24 6:00:00	36.5	68	25	102/68							曾××
2021-5-24 10:00:00	36.5	69	18	106/64							孙××
2021-5-24 14:00:00	36.5	71	20	91/53							罗××
2021-5-24 18:00:00	36.8	70	22	108/63							商××
2021-5-24 22:00:00	36.5	74	23	107/54							商××
2021-5-25 2:00:00	36.6		22	95/60						100	王××
2021-5-25 6:00:00	36.7	75	18	113/56							孙××

(续表)

生命体征观察单

姓名 周×× 　　科室 心血管内科护理单元 　　床号 43 　　住院号 _____

日期时间	体温(℃)	脉搏(次/分)	呼吸(次/分)	血压(mmHg)	神志	左瞳大小	右瞳大小	左瞳反光	右瞳反光	血氧饱和度(%)	签名
2021-5-25 10:00:00	36.6	78	18	114/58							彭××
2021-5-25 14:00:00	36.3	79	23	102/69							刘××
2021-5-25 18:00:00	36.9	85	21	118/67							王××
2021-5-26 6:00:00	36.6	81	18	109/71							彭××
2021-5-26 10:00:00	36.7	84	22	121/87							曾××
2021-5-26 14:00:00	36.5	89	20	106/71							商××
2021-5-26 18:00:00	36.6	99	18	120/77							彭××
2021-5-27 6:00:00	36.3	81	20	108/71							刘××
2021-5-27 10:00:00	36.6	84	21	114/77							彭××
2021-5-27 14:00:00	36.5	64	16								肖××
2021-5-27 18:00:00	36.6	90	19	94/67							戴××
2021-5-28 6:00:00	36.5	85	18	112/77							伍××
2021-5-28 10:00:00	36.8	87	17								刘××
2021-5-28 14:00:00	36.6	68	18								蒋××
2021-5-28 18:00:00	36.6	85	17	109/61							伍××
2021-5-29 6:00:00	36.3	92	18	119/80							肖××
2021-5-29 10:00:00	36.5	88	18								刘××
2021-5-29 14:00:00	36.9	85	18								刘××
2021-5-29 18:00:00	36.1	91	18	109/79							肖××
2021-5-30 6:00:00	36.5	86	16	112/81							刘××
2021-5-30 10:00:00	36.7	80	18								刘××
2021-5-30 14:00:00	36.5	88	20								贾××

(续表)

生命体征观察单

姓名 周×× 　　科室 心血管内科护理单元 　　床号 43 　　住院号 _____

日期时间	体温（℃）	脉搏（次/分）	呼吸（次/分）	血压（mmHg）	神志	左瞳大小	右瞳大小	左瞳反光	右瞳反光	血氧饱和度(%)	签名
2021-5-30 18:00:00	36.8	91	16	100/69							刘××
2021-5-31 6:00:00	36.8	97	18	103/83							吴××
2021-5-31 10:00:00	36.9	82	18								李××
2021-5-31 14:00:00	36.9	82	19								李××
2021-5-31 18:00:00	36.3	63	18	97/73							蒋××
2021-6-1 6:00:00	36.2	84	19	97/74							贾××
2021-6-1 10:00:00	36.8	80	16								刘××
2021-6-1 14:00:00	36.9	65	16								肖××
2021-6-1 18:00:00	36.3	89	18	87/69							王××
2021-6-2 6:00:00	36.8	86	17	95/78							徐××
2021-6-2 10:00:00	36.2	88	16								戴××
2021-6-2 14:00:00	36.4	79	19								刘××
2021-6-2 18:00:00	36.5	82	18	96/77							刘××
2021-6-3 6:00:00	36.0	92	18	94/66							伍××
2021-6-3 10:00:00	36.4	88	16								贾××
2021-6-3 14:00:00	36.3	92	16								肖××
2021-6-3 20:00:00	36.9	75	17	83/60							李××
2021-6-3 21:00:00				89/69							李××
2021-6-4 1600:00	36.5	93	16	91/65							肖××
2021-6-4 10:00:00	36.0	80	18								刘××
2021-6-4 18:00:00	36.5	75	19	91/52							刘××
2021-6-5 6:00:00		83		90/63							刘××

血压监测记录单

姓名 周××   科室 心血管内科护理单元   床号 43   住院号 _____

日期	时间	血压（mmHg）	签名	日期	时间	血压（mmHg）	签名
2021-05-21	19:36	71/52	易××	2021-05-21	22:00	128/92	盛××
2021-05-22	02:00	111/84	彭××	2021-05-22	06:00	111/79	彭××
2021-05-22	10:00	120/79	商××	2021-05-22	14:00	121/70	商××
2021-05-22	18:00	98/45	彭××	2021-05-22	22:00	104/54	刘××
2021-05-23	02:00	119/63	徐××	2021-05-23	06:00	135/64	徐××
2021-05-23	10:00	118/60	彭××	2021-05-23	14:00	112/62	雷××
2021-05-23	18:00	106/62	吴××	2021-05-23	22:00	93/52	吴××
2021-05-24	02:00	120/71	商××	2021-05-24	06:00	102/68	曾××
2021-05-24	10:00	106/64	孙××	2021-05-24	14:00	91/53	罗××
2021-05-24	18:00	108/63	商××	2021-05-24	22:00	107/54	商××
2021-05-25	02:00	95/60	王××	2021-05-25	06:00	113/56	孙××
2021-05-25	10:00	114/58	彭××	2021-05-25	14:00	102/69	刘××
2021-05-25	18:00	118/67	王××	2021-05-26	06:00	109/71	彭××
2021-05-26	10:00	121/87	曾××	2021-05-26	14:00	106/71	商××
2021-05-26	18:00	120/77	彭××	2021-05-27	06:00	108/71	刘××
2021-05-27	10:00	114/77	彭××	2021-05-27	18:00	94/67	戴××
2021-05-28	06:00	112/77	伍××	2021-05-28	18:00	109/61	伍××
2021-05-29	06:00	119/80	肖××	2021-05-29	18:00	109/79	肖××
2021-05-30	06:00	112/81	刘××	2021-05-30	18:00	100/69	刘××
2021-05-31	06:00	103/83	吴××	2021-05-31	18:00	97/73	蒋××
2021-06-01	06:00	97/74	贾××	2021-06-01	18:00	87/69	王××
2021-06-02	06:00	95/78	徐××	2021-06-02	18:00	96/77	刘××
2021-06-03	06:00	94/66	伍××	2021-06-03	20:00	83/60	李××
2021-06-03	21:00	89/69	李××	2021-06-04	06:00	91/65	肖××
2021-06-04	18:00	91/52	刘××	2021-06-05	06:00	90/63	刘××

附录五 电子护理病历范本

血糖监测记录单

姓名 周×× 　　　　科室 心血管内科护理单元 　　　　床号 43 　　　　住院号 _____

日期	时间	血糖(mmol/L)	签名	日期	时间	血糖(mmol/L)	签名
2021-05-21	21:30	23.7	盛××	2021-05-22	00:30	24.6	盛××
2021-05-22	01:30	25.3	盛××	2021-05-22	02:30	24.0	彭××
2021-05-22	03:30	24.2	彭××	2021-05-22	06:00 空腹	21.9	彭××
2021-05-22	07:30	18.3	彭××	2021-05-22	08:30	11.4	商××
2021-05-22	09:30	11.4	商××	2021-05-22	10:30	18.0	商××
2021-05-22	13:00 随机	15.6	商××	2021-05-22	19:30 晚餐后	17.3	商××
2021-05-23	06:00 早餐前	14.3	徐××	2021-05-23	10:00 早餐后	12.8	彭××
2021-05-23	14:00 午餐后	11.8	雷××	2021-05-23	19:30 晚餐后	13.0	吴××
2021-05-24	06:00 早餐前	7.8	曾××	2021-05-24	10:00 早餐后	8.6	盛××
2021-05-24	13:00 午餐后	9.9	罗××	2021-05-24	19:00 晚餐后	7.5	商××
2021-05-25	06:00 早餐前	5.9	孙××	2021-05-25	09:30	7.2	彭××
2021-05-25	13:00 午餐后	6.4	刘××	2021-05-25	17:26 无	8.0	盛××
2021-05-25	20:00 晚餐后	6.9	王××	2021-05-26	06:00 空腹	5.6	彭××
2021-05-26	09:39 早餐后	6.5	曾××	2021-05-26	10:00 早餐后	6.5	商××
2021-05-26	13:30 午餐后	9.2	商××	2021-05-26	19:30 晚餐后	10.5	刘××
2021-05-27	06:00 早餐前	7.6	刘××	2021-05-27	09:30 早餐后	10.1	彭××
2021-05-27	14:00 午餐后	10.7	彭××	2021-05-27	18:00 晚餐后	11.3	戴××
2021-05-28	06:00 早餐前	7.7	伍××	2021-05-28	09:30 早餐后	12.3	刘××
2021-05-28	14:00 午餐后	10.1	蒋××	2021-05-28	19:00 晚餐后	10.6	伍××
2021-05-29	06:00 早餐前	9.0	肖××	2021-05-29	09:30 早餐后	9.5	贾××
2021-05-29	14:00 午餐后	9.1	刘××	2021-05-29	19:30 晚餐后	10.4	肖××
2021-05-30	06:00 早餐前	8.3	刘××	2021-05-30	10:00 早餐后	11.5	刘××
2021-05-30	14:00 午餐后	9.0	贾××	2021-05-30	19:30 晚餐后	11.4	易××
2021-05-31	06:00 早餐前	8.9	吴××	2021-05-31	09:30 早餐后	11.8	李××
2021-05-31	14:00 午餐后	13.5	伍××	2021-06-01	06:00 早餐前	11.3	贾××
2021-06-01	10:00 早餐后	9.1	舒××	2021-06-01	14:00 午餐后	11.9	伍××
2021-06-01	19:30 晚餐后	13.7	贾××	2021-06-02	06:00 早餐前	10.0	刘××
2021-06-02	10:00 早餐后	9.1	肖××	2021-06-02	14:00 午餐后	11.1	肖××
2021-06-02	19:00 晚餐后	12.4	涂××	2021-06-03	06:00 早餐前	6.9	伍××
2021-06-03	10:00 早餐后	8.4	蒋××	2021-06-03	14:00 午餐后	11.3	贾××
2021-06-03	19:00 晚餐后	8.8	李××	2021-06-04	06:00 早餐前	8.1	肖××
2021-06-04	09:00 早餐后	9.7	蒋××	2021-06-04	13:30 午餐后	10.7	李××
2021-06-04	19:30 晚餐后	10.1	肖××	2021-06-05	06:00 空腹	7.8	舒××

中心静脉压监测记录单

科室 心血管内科护理单元　　住院号_____　　床号 43　　姓名 周××

日期	时间	中心静脉压（cmH$_2$O）	签名	日期	时间	中心静脉压（cmH$_2$O）	签名
2021-05-21	22:45	18.0	盛××	2021-05-22	06:00	20.5	彭××
2021-05-22	15:00	13.5	商××	2021-05-23	06:00	15.0	徐××
2021-05-24	06:00	15.0	曾××	2021-05-24	15:00	7.5	罗××
2021-05-25	06:00	10.0	孙××	2021-05-25	15:00	11.0	刘××
2021-05-26	06:00	17.0	王××	2021-05-26	15:00	5.5	商××
2021-05-27	06:00	4.0	罗××	2021-05-27	14:00	8.0	徐××
2021-05-28	06:00	11.5	伍××				

附录五　电子护理病历范本

入院须知

尊敬的病友及家属：

　　欢迎您入住我院,感谢您给予我们的信任,我们将竭诚为您提供悉心周到的医疗、护理和生活等服务。为了帮助您尽快适应医院住院环境与工作程序,更好地配合医疗护理工作,确保您安全和顺利康复,现将有关住院须知告知如下,请您及亲属给予配合和理解,谢谢您的支持。

　　一、入院接诊时,接诊护士会为您详细介绍医院环境、医疗护理服务和住院管理规定,请您配合,如有疑问请您随时联系所在科室医护人员或随时翻阅病房内的医院《住院指南》手册。

　　二、为确保各项治疗护理的准确无误,病人住院期间必须按规定穿病员服,戴手腕识别带。为了便于及时与您的亲属沟通联系,确保各项治疗的及时进行,请您及亲属留下准有效的联系方式(联系人、电话)和病人本人身份证号码。

　　三、为确保您的安全,病人住院期间离开病房实行请销假制度。即病人离开病房外查、治疗时必须告知当班护士后方可离开;到院内散步或离开医院必须经医生、护士同并填写请假申请书后,方可离开。病人未经请假而擅自离院,或者超过请假时间未返回将情况及时告知医院,视为病人与医院的医疗服务合同关系暂时中止,病人从离开病房返回病房期间的一切个人行为(包括但不限于自杀、自残等)以及可能产生的一切人身危险(如交通意外、被骗、被拐等)、一切健康安全危险(如突发疾病、病情恶化等)病人自行负责,相关法律后果由病人自行承担,与医院无关。

　　四、请妥善保管好您的个人贵重物品(如钱、手机、金银手饰等),以防丢失。注意节约用电和爱护公物,损坏和丢失公物者要照价赔偿。

　　五、为确保您及亲属的安全,请您不要在病房内使用大功率电器,同时,病区内装有氧气,请您及亲属不要在病房内吸烟,以免引发爆炸、火灾,以及其他不良事件。

　　六、为预防交叉感染,请不要互串病房,陪人不允许睡或坐在病床上休息,每名病人只限留1名陪人。

　　七、病区作息时间:6:00~7:00起床、7:00~8:00早餐、8:00~11:50诊疗、11:00~12:00中餐、12:00~14:30午休、14:30~17:20诊疗、17:00~18:00晚餐、18:00~21:30病区活动、21:30~6:00就寝。请保持病区安静、整洁,上午为查房、诊疗时间,请病人不要离开病房,上午查房时、中午和晚夜间休息时不开收录机、电视机或进行文娱活动。以免影响治疗和其他病友休息。

　　八、其他。

　　再次感谢您及亲属的支持和配合,祝您早日康复!

病人或家属签名:　　　　日期:2017-04-05
接诊护士签名:马××　　日期:2017-04-05
×××××医院

住院安全告知书

科室:心血管内科一病区	床号:79	患者姓名:张××
☐1. 家属陪护告知： 　　由于患者： ☐年老体弱 ☐婴幼儿或未成年 ☑生活不能自理 ☑病情危重或特殊 ☐智障或精神障碍 ☐情绪不稳定,有轻生倾向 　　患者在我院住院治疗需要24小时不间断留陪,陪护人员必须身心健康,并遵守院规,服从医护人员管理和指导。		☐4. 防自杀 ①严禁携带刀、剪、玻璃瓶等锐器入病房。 ②请留陪人24小时不间断严密看护,发现异样请及时通知医护人员。 ③药物及时服用,避免累积。 ④关好门窗,特别是中午、夜间休息时间。 ⑤做好心理抚慰工作,使病人情绪保持稳定。
☐2. 防烫伤、冻伤措施告知： ①请勿自行使用热水袋、冰袋。昏迷、截瘫、麻醉后24小时内及有感、知觉功能障碍的病人限用热水袋、冰袋。 ②热水袋的水温要低于50℃,热水袋及冰袋不能与皮肤直接接触,应装入干燥的套(袋)内使用,用前检查有无漏水现象。 ③耳廓、枕后、阴囊、心前区、腹部、足底禁用袋。 ④请将热水瓶放在不易碰到的位置。倒开水时防热蒸汽及开水烫伤。 ⑤洗澡前调节好水温,以免烫伤。 ⑥照红光、热敷、灸疗、拔火罐等物理治疗时,勿自行调节热疗的温度时间及接触皮肤距离;意识不清、躁动或不配合治疗的病人要专人守候,防烫伤。		☑5. 防跌倒、坠床及其他损伤 为预防跌倒、坠床及意外损伤,请配合做好以下工作： ①坐起、站立动作要慢,切忌突然蹲下、起立。使用阿普唑仑、左旋多巴、安定、咪唑安定、硝酸甘油(含气雾剂)及部分降压药后请尽量在床上休息。 ②鞋底要防滑,在病区走动时请不要着拖鞋。起立、走动时要借助扶手等并有人陪伴,必要时由陪人协助入厕、洗浴,情况不允许时协助在床上擦浴及大小便,有需要请一定按铃叫护士,值班护士也会按时巡视病房。 ③地板湿、有水时请勿走动,卫生员拖地后请勿马上走动;病人睡觉时请上好床栏,防坠床。 ④一级护理以上的病人请勿离开病区。 ⑤躁动者请使用约束带。约束带不可过紧并定时松开约束带,松开约束带时要看护好病人,防止意外损伤。 ⑥输液过程中,如有疑问请及时与医护人员联系严禁非本科室当班医护人员自行调整输液速度,以免引起意外。 ⑦配合护理人员定期修剪指、趾甲。特殊情况戴手套防抓伤。 ⑧有活动义齿注意防误吞,有锡纸包装的药物应剔除外包装后方可口服。 ⑨痴呆、精神障碍患者病房内请勿放刀、剪等锐器及易碎品,防止病人自伤、伤人。
☐3. 防走失 ①留陪护,严密照看,家属留好有效联系电话。 ②关好门窗。 ③严禁请假外出、外宿、院内活动、进餐、检查有人陪伴。 ④夜间加床挡,陪伴床放在病床旁。 ⑤按要求着病号服、佩戴防走失手环。		
病人入院后存在　　　　方面的安全问题,护士已将需要病人、家属、陪人配合实施的安全措施进行告知,请配合做好相关工作。 护士签名：　　　　　　　病人签名：　　　　　　　家属签名： 陪人签名：　　　　　　　时间:2017-04-05		

患者跌倒风险告知书

科室:心血管内科一病区　　床号:79　　姓名:张××　　性别:男　　年龄:57岁　　住院号:

诊断:胸痛查因

尊敬的病友:

　　经评估,您存在跌倒风险,跌倒风险评估为2分,为跌倒高风险人员。为预防跌倒损伤,请配合做好以下工作:

　　一、家属告知:

　　由于患者是跌倒高风险人员,患者在我院住院治疗需要24小时不间断留陪人。陪护人员必须身心健康,并遵守院规,服从医护人员管理和指导。

　　二、患者要注意的事项:

　　1. 下床:当您需要下床时,请先在床上坐5分钟,再把双脚下垂坐5分钟,然后站立5分钟后才开始走动。若感到头晕、虚弱或头痛,请一定要寻求陪人或护理人员的帮忙,不可以自行下床。

　　2. 走动:请尽量使用拐杖、扶手或其他辅助性设施与设备。行动有困难的患者应请人扶助。当发现地面有水渍时,请告诉工作人员擦干,并避免在有水渍处行走。

　　3. 如厕:行动不便时请人陪伴,必要时在床上使用便器,如厕后请扶着扶手站起来,站立动作要缓慢,站立5分钟后再开始走动。晚上尽量在床上使用便器。

　　4. 洗浴:行动不便时请人陪伴,洗浴时请打开排气扇,水温不要过热,洗浴时不要赤脚站在浴缸上,出浴缸时要扶着扶手,洗浴后不要坐在浴缸边缘穿衣物,以防滑倒。病情不允许洗浴者,应改为擦浴。

　　5. 求助:如有以下情况,请立即呼叫护理人员。

　　(1)当您需要任何协助而无家属或陪人在旁。

　　(2)如有任何不适时,应卧床休息或停止走动,并立即呼叫护理人员。

　　(3)使用床栏要下床时,请先通知护士将床栏放下,切勿翻越。

　　6. 衣着:请不要穿过长或大的衣裤。

　　7. 鞋子:请穿着防滑、适当的鞋子,不要穿松软的拖鞋、袜子、过大的鞋子或打赤脚。

　　8. 用物:请确定叫人铃、电话和您平时所常用的物品放置于随手可拿到之处。热水瓶请放在固定位置,不要放在床头柜桌面上、床上、及通道上,热的食物或饮料要放置在远离患者的地方。请把物品尽量收入柜内,以保持走道宽敞。

　　9. 使用阿普唑仑、左洛复、安定、咪唑安定、硝酸甘油(含气雾剂)及部分降压药后请尽量在床上休息。

　　10. 其他:

　　三、陪人要注意的事项:

　　1. 照顾:

　　(1)请不要让患者单独活动、独处或离开你的视线。

　　(2)患者起床、走动、使用浴厕时,请一定要有家属全程陪伴,必要时请按叫人铃寻求协助。

　　(3)患者入睡前或家属离开前请先协助患者上厕所排尿。如患者尿频请多使用床旁便器(如尿壶、便盆或便盆椅)。

　　(4)若您有事要短暂外出,请务必告知护士多加巡视协助,并将呼叫铃放在患者伸手可及处。

　　(5)鼓励患者穿着止滑拖鞋或鞋子。

　　(6)如患者有任何不适或您有需要协助时,请立即告知护理人员,寻求护理人员的帮助。

　　2. 环境:

　　(1)请保持病室清洁、通畅、无障碍物。

　　(2)发现地板潮湿或有溢出东西时,请立即告知工作人员清理。

　　(3)随时将病床放低到小腿高度。

　　(4)任何设施有功能不当时,请立即通知工作人员前往处理。

　　(5)晚上睡觉时请开床头灯或洗手台小灯。

3. 自身防护：请注意自身也要注意防跌倒。

4. 其他：

医院会根据病人的病情积极采取相应的预防措施，但由于患者未遵守预防跌倒的注意事项和自身病情或基础条件等不可抗拒因素的影响，经采取预防措施后仍有可能出现跌倒。跌倒一旦发生，可出现软组织挫伤、骨折、颅内出血等并发症，甚至危及患者生命。

一旦发生上述并发症，我们将以高度的责任心，竭尽全力进行处理，为了充分尊重病人或其家属的知情权，特此告知。

本告知书一式两份。医院、患者家属各保留一份。

医生：　　　　　　　　　责任护士：马××　　　　　　日期：2017－04－05

我们已经详细了解跌倒风险的情况，并同意配合医院治疗，如果不幸出现跌倒，我们将表示谅解，并积极配合治疗护理。

患者/家属签名：　　　　　与患者关系：　　　　　　　日期：2017－04－05

参考文献

[1] 吴殿源,戴志鑫.病历书写基本规范实用手册[M].北京:军事医学科学出版社,2004
[2] 杨顺秋,吴殿源.现代实用护理管理[M].北京:军事医学科学出版社,2003
[3] 杨顺秋,石敏,戴志鑫.亚热带地区战时护理技术规范[M].北京:军事医学科学出版社,2007
[4] 仲剑平.医疗护理技术操作常规[M].第四版.北京:人民军医出版社,2003
[5] 姜安丽.新编护理学基础[M].北京:人民卫生出版社,2006
[6] 黄津芳.住院病人健康教育指南[M].北京:人民军医出版社,2007
[7] 王耀辉,邓梅云,冯梅.整体护理程序与操作[M].长沙:湖南科学技术出版社,2001
[8] 吴燕子,张军辉,赵新和.医院护理工作手册[M].北京:中国中医药出版社,2008
[9] 湖南省卫生厅.护理文书书写规范及管理规定[M].长沙:湖南科学技术出版社,2004
[10] 李小萍.基础护理学[M].北京:人民卫生出版社,2006
[11] 卫生部.病历书写基本规范.2010.3.1
[12] 凌云霞,杨顺秋.护理文书书写基本规范.北京:军事医学科学出版社,2010.
[13] 常艳群.最新病历书写基本规范解读.北京:军事医学科学出版社,2011.